部分膝关节置换术
Partial Knee Arthroplasty

原著　Keith R. Berend
　　　Fred D. Cushner

主译　郭万首

主审　李子荣

译者　郭万首　程立明
　　　刘朝晖　张启栋

北京大学医学出版社

BUFEN XIGUANJIE ZHIHUANSHU

图书在版编目（CIP）数据

部分膝关节置换术 /（美）贝伦德 (Berend,K.R.)，
（美）库什纳 (Cushner,F.D.) 著；郭万首主译 . —北京：北
京大学医学出版社，2013.7
书名原文：Partial Knee Arthroplasty
ISBN 978-7-5659-0599-5

Ⅰ.①部…　Ⅱ.①贝…　②库…　③郭…　Ⅲ.①人
工关节—膝关节—移植术（医学）　Ⅳ.① R687.4

中国版本图书馆 CIP 数据核字 (2013) 第 139826 号

北京市版权局著作权合同登记号：图字：01-2012-6758

Partial Knee Arthroplasty: Techniques for Optimal Outcome
Keith R. Berend, Fred D. Cushner
ISBN-13: 978-1-4377-1756-3
Copyright © 2012 by Saunders, an imprint of Elsevier Inc. All rights reserved.

Authorized Simplified Chinese translation from English language edition published by the Proprietor.

Elsevier (Singapore) Pte Ltd.
3 Killiney Road, #08-01 Winsland House I, Singapore 239519
Tel: (65) 6349-0200, Fax: (65) 6733-1817
First Published 2014
2014 年初版

部分膝关节置换术

主　　译：郭万首
出版发行：北京大学医学出版社（电话：010-82802230）
地　　址：(100191) 北京市海淀区学院路 38 号 北京大学医学部院内
网　　址：http://www.pumpress.com.cn
E－mail：booksale@bjmu.edu.cn
印　　刷：北京圣彩虹制版印刷技术有限公司
经　　销：新华书店
责任编辑：冯智勇　责任校对：金彤文　责任印制：张京生
开　　本：889mm×1194mm　1/16　印张：15　字数：514 千字
版　　次：2014 年 1 月第 1 版　2014 年 1 月第 1 次印刷
书　　号：ISBN 978-7-5659-0599-5
定　　价：178.00 元

版权所有，违者必究
（凡属质量问题请与本社发行部联系退换）

原 著 者

Jean-Noël Argenson, MD, PhD
Professor of Orthopaedic Surgery, Faculty of Medecine, University of the Mediterranée; Chairman of the Hospital for Arthritis Surgery, Sainte Marguerite Hospital, Universitary Hospital of Marseille, Marseille, France
Medial Unicompartmental Knee Arthroplasty: Fixed-Bearing Techniques

Wael K. Barsoum, MD
Chairman, Surgical Operations, Vice Chairman, Orthopaedic Surgery, and Fellowship Director, Section of Adult Reconstruction, Cleveland Clinic, Cleveland, Ohio
Lateral Unicompartmental Knee Arthroplasty

Erhan Basad, MD
Assistant Professor, Giessen University Faculty of Medicine; Assistant Medical Director, Department of Orthopaedic Surgery, Giessen-Marburg University Hospital GmbH, Giessen, Germany
Spacer Devices—Old and New

Keith R. Berend, MD
Associate, Joint Implant Surgeons, Inc., New Albany; Associate Professor, Department of Orthopaedic Surgery, The Ohio State University, Columbus, Ohio
The Patella in Medial Unicompartmental Knee Arthroplasty

Michael E. Berend, MD
Volunteer, Indiana University School of Medicine, Indianapolis; Orthopaedic Biomechanical Engineering Laboratory, Rose-Hulman Institute of Technology, Terre Haute, Indiana; Orthopaedic Surgeon, St. Francis Hospital Center for Hip and Knee Surgery, Joint Replacement Surgeons of Indiana, Mooresville, Indiana
The Painful Medial Unicompartmental Knee Arthroplasty

Richard A. Berger, MD
Assistant Professor of Orthopedic Surgery, Rush University Medical Center, Chicago, Illinois
Anesthesia, Pain Management, and Early Discharge for Partial Knee Arthroplasty

Jack M. Bert, MD
Adjunct Clinical Professor, University of Minnesota School of Medicine, Minneapolis, Minnesota; Summit Orthopedics, Ltd., St. Paul, Minnesota
Failure Modes of Unicompartmental Arthroplasty

Nicholas Bottomley, MBBS, MRCS
Clinical Research Fellow, Nuffield Orthopaedic Centre, Oxford, United Kingdom
Indications for Unicompartmental Knee Arthroplasty; Medial Unicompartmental Knee Replacement: Cementless Options; Mobile-Bearing Uni: Long-Term Outcomes

William D. Bugbee, MD
Attending Physician, Division of Orthopaedics, Scripps Clinic, La Jolla, California; Associate Professor, Department of Orthopaedic Surgery, University of California, San Diego, San Diego, California
Allografts for the Arthritic Knee

Thomas M. Coon, MD
Founder and Director, Coon Joint Replacement Institute, St. Helena Hospital, St. Helena, California
Computer-Guided Partial Knee Replacement

Fred D. Cushner, MD
Director, Insall Scott Kelly Institute; Chairman, Orthopaedic Surgery, Southside Hospital, New York, New York
Surgical Pearls for Fixed-Bearing Medial Unicompartmental Knee Arthroplasty

David F. Dalury, MD
Assistant Professor, Orthopedic Surgery, Johns Hopkins School of Medicine, Baltimore, Maryland; Chief, Adult Reconstructive Surgery, St. Joseph Medical Center, Towson, Maryland
Fixed-Bearing Uni: Long-Term Outcomes; Practical Issues in Unicompartmental Knee Arthroplasty—The Secrets for Success

Jeffrey H. DeClaire, MD
Clinical Assistant Professor, Oakland University; Chief, Department of Surgery and Department of Orthopaedic Surgery, Crittenton Hospital Medical Center, Rochester Hills, Michigan; Bald Mountain Surgical Center, Lake Orion, Michigan
Patellofemoral Arthroplasty: Indications and Outcomes; The Failed Uni

Craig J. Della Valle, MD
Associate Professor of Orthopaedic Surgery, and Director, Adult Reconstruction Fellowship, Rush University Medical Center, Chicago, Illinois
Long-Term Patellofemoral Progression

Allison J. De Young, BS
Clinical Research Assistant, Shiley Center for Orthopaedic Research and Education (SCORE) at Scripps Clinic, La Jolla, California
Allografts for the Arthritic Knee

Christopher Dodd, MB, ChB, FRCS
Consultant Knee Surgeon, Nuffield Orthopaedic Centre, Headington, Oxford, UK
Indications for Unicompartmental Knee Arthroplasty; Medial Unicompartmental Knee Replacement: Cementless Options; Mobile-Bearing Uni: Long-Term Outcomes

Karim Elsharkawy, MD, 7MRCS (Eng)
Resident of Orthopaedic Surgery, Cleveland Clinic Foundation, Cleveland, Ohio
Lateral Unicompartmental Knee Arthroplasty

Gerard A. Engh, MD
Director, Knee Research, Anderson Orthopaedic Research Institute, Alexandria, Virginia
Uni: History and Look to the Future

Wolfgang Fitz, MD
Clinical Instructor in Orthopaedic Surgery, Harvard Medical School; Associate Orthopaedic Surgeon, Department of Orthopaedic Surgery, Brigham and Women's Hospital, Boston, Massachusetts
Individualized Unicompartmental Knee Arthroplasty

Jared R.H. Foran, MD
Panorama Orthopedics and Spine Center, Golden, Colorado
Long-Term Patellofemoral Progression

Simon Görtz, MD
Research Fellow, Department of Orthopaedic Surgery, University of California, San Diego School of Medicine, San Diego, California
Osteochondral Allografting Plug Technique (Video)

Amrit Goyal, MBBS, MS (Ortho)
Lecturer, S.N. Medical College, Agra, India
Minimally Invasive Surgery: Medial Fixed-Bearing Onlay Unicompartmental Knee Arthroplasty

Jason M. Hurst, MD
Director, Joint Preservation Institute at Joint Implant Surgeons, Inc., New Albany, Ohio
Nonarthroplasty Treatment Options for Unicompartmental Degenerative Joint Disease

William A. Jiranek, MD
Professor of Orthopaedics and Chief of Adult Reconstruction, Department of Orthopaedic Surgery, Virginia Commonwealth University Health System, Richmond, Virginia
Incidence of Partial Knee Arthroplasty: A Growing Phenomenon?

Todd C. Kelley, MD
Assistant Professor of Orthopaedic Surgery, University of Cincinnati College of Medicine, Cincinnati, Ohio
Fixed-Bearing Uni: Long-Term Outcomes

Benjamin Kendrick, MRCS (Eng)
Clinical Research Fellow, Nuffield Orthopaedic Centre, Oxford, United Kingdom
Indications for Unicompartmental Knee Arthroplasty; Medial Unicompartmental Knee Replacement: Cementless Options; Mobile-Bearing Uni: Long-Term Outcomes

Franz Xaver Koeck, MD
Teacher for General Orthopaedics, Orthopaedic Surgery, Orthopaedic Rheumatology, and Bone and Joint Infections, Foot and Ankle Faculty, and Member of ComGen of AE (Arthroplasty Work Group of German Orthopaedic Society), University of Regensburg, Regensburg, Germany; Assistant Medical Director, Department of Orthopaedic Surgery, Asklepios Klinikum, Bad Abbach, Germany
Spacer Devices—Old and New

Adolph V. Lombardi, Jr., MD, FACS
Clinical Assistant Professor, Department of Orthopaedics and Department of Biomedical Engineering, The Ohio State University, Columbus, Ohio; President and Attending Surgeon, Joint Implant Surgeons, Inc., Mount Carmel Health System, New Albany, Ohio
Deep Vein Thrombosis Prophylaxis following Unicompartmental Knee Arthroplasty

William J. Long, MD, FRCSC
GME Committee Member, Lenox Hill Hospital, North Shore–Long Island Jewish Hospital System; Attending Orthopaedic Surgeon, Insall Scott Kelly Institute, New York, New York
Use of Biologics for Degenerative Joint Disease of the Knee

Jess H. Lonner, MD
Associate Professor of Orthopaedic Surgery, Thomas Jefferson University, Philadelphia, Pennsylvania; Bryn Mawr Hospital, Bryn Mawr, Pennsylvania
Modular Bicompartmental Knee Arthroplasty

William Macaulay, MD
Nas S. Eftekhar Professor of Clinical Orthopaedic Surgery, Columbia University; Chef, Division of Adult Reconstruction, and Director, Center for Hip and Knee Replacement, New York Presbyterian Hospital at Columbia University, New York, New York
Minimally Invasive Surgery: Medial Fixed-Bearing Onlay Unicompartmental Knee Arthroplasty

Michael J. Morris, MD
Associate, Joint Implant Surgeons, Inc., New Albany, Ohio
Unicompartmental Knee Arthroplasty: Mobile-Bearing Techniques

David Murray, MA, MD, FRCS (Orth)
Consultant Orthopaedic Surgeon, Nuffield Department of Orthopaedics, Rheumatology and Musculoskeletal Sciences, Nuffield Orthopaedic Centre, Headington, Oxford, UK
Indications for Unicompartmental Knee Arthroplasty; Medial Unicompartmental Knee Replacement: Cementless Options; Mobile-Bearing Uni: Long-Term Outcomes

Michael P. Nett, MD
Orthopedic Surgeon, Insall Scott Kelly Institute, Southside Hospital, Bay Shore, New York
A Multimodal Approach to Transfusion Avoidance and Blood Loss Management in Partial Knee Arthroplasty

Vincent Y. Ng, MD
Clinical Instructor, Department of Orthopaedics, The Ohio State University, Columbus, Ohio
Deep Vein Thrombosis Prophylaxis following Unicompartmental Knee Arthroplasty

Hemant Pandit, FRCS (Orth), DPhil (Oxon)
Senior Research Fellow, Nuffield Department of Orthopaedics, Rheumatology and Musculoskeletal Sciences, University of Oxford; Orthopaedic Surgeon, Nuffield Orthopaedic Centre, Oxford, United Kingdom
Indications for Unicompartmental Knee Arthroplasty; Medial Unicompartmental Knee Replacement: Cementless Options; Mobile-Bearing Uni: Long-Term Outcomes

Sébastien Parratte, MD, PhD
Assistant Professor of Orthopaedic Surgery, Faculty of Medecine, University of the Mediterranée; Consultant in the Hospital for Arthritis Surgery, Sainte Marguerite Hospital, Universitary Hospital of Marseille, Marseille, France
Medial Unicompartmental Knee Arthroplasty: Fixed-Bearing Techniques

Andrew Price, DPhil, FRCS (Orth)
Reader in Musculoskeletal Science, Nuffield Department of Orthopaedics, Rheumatology and Musculoskeletal Sciences, University of Oxford; Consultant Orthopaedic Surgeon, Nuffield Orthopaedic Centre, Oxford, United Kingdom
Indications for Unicompartmental Knee Arthroplasty; Medial Unicompartmental Knee Replacement: Cementless Options; Mobile-Bearing Uni: Long-Term Outcomes

Daniel L. Riddle, PT, PhD
Otto D. Payton Professor, Departments of Physical Therapy and Orthopaedic Surgery, Virginia Commonwealth University, Richmond, Virginia
Incidence of Partial Knee Arthroplasty: A Growing Phenomenon?

Lindsey Rolston, MD
University of Indiana (affiliate); Board Certified Orthopedic Surgery (ABOS), Henry County Center for Orthopedics and Sports Medicine, New Castle, Indiana
Hybrid Arthroplasty: Two-Compartment Approach

Erik P. Severson, MD
Director of Orthopaedic Outcomes, Department of Orthopaedic Surgery, Minnesota Center for Orthopaedics (MCO), Cuyuna Regional Medical Center and Riverwood Hospitals, Crosby, Minnesota
Bilateral Unicompartmental Knee Arthroplasty

Neil P. Sheth, MD
Attending Orthopaedic Surgeon, OrthoCarolina, Charlotte, North Carolina
Long-Term Patellofemoral Progression

Rafael J. Sierra, MD
Associate Professor, Mayo Clinic College of Medicine; Consultant Orthopedic Surgeon, Mayo Clinic, Rochester, Minnesota
Bilateral Unicompartmental Knee Arthroplasty

Alfred J. Tria, Jr., AB, MD
Clinical Professor of Orthopaedic Surgery, Robert Wood Johnson Medical School; Chief of Orthopaedic Surgery, St. Peter's University Hospital, New Brunswick, New Jersey
Classical Patient Selection for Unicondylar Knee Arthroplasty

Creighton C. Tubb, MD
Adjunct Assistant Professor of Surgery, Uniformed Services University of the Health Sciences, Bethesda, Maryland; Orthopaedic Surgeon, Madigan Army Medical Center, Tacoma, Washington
Lateral Unicompartmental Knee Arthroplasty

John H. Velyvis, MD
Director of Clinical Research, Coon Joint Replacement Institute, St. Helena Hospital, St. Helena, California
Computer-Guided Partial Knee Replacement

译者前言

　　以最小的创伤获取最佳的治疗收益，这种微创理念由来已久。近期微创外科得到迅速发展，引起无数医生及患者的青睐。部分膝关节置换术就是以治疗关节病变间室、保存正常关节结构为目的的手术技术。由于这种有限手术给患者带来的创伤较小，术后康复快，因此，对于特定的患者群可彰显出其独特的优势。

　　回顾关节置换的历史，部分膝关节置换术的发展几乎与全膝关节置换术同时起步。但两者相比，全膝关节置换发展迅速，技术成熟，疗效肯定，应用最为普遍；而部分膝关节置换历经了初期的冷落、徘徊和近期复苏等不同阶段。其原因一方面是由于部分膝关节置换术初期假体设计、患者选择以及手术技术存在问题，影响了手术疗效，令术者及患者产生更多的担忧；另一方面是大多数骨科医生看好全膝关节置换的优良结果及发展势头，以更广泛的兴致和更多的精力投入到全膝关节置换实践之中。然而，数十年来，通过无数前辈、学者及大师们的不懈努力，部分膝关节置换的假体设计日臻完善，尤其是近年来手术器械的开发，使得手术能够更加精细化。加之患者选择更加合理，手术技术也不断提高，部分膝关节置换的临床效果发生了不同寻常的改变，在一定意义上与全膝关节置换技术相媲美，对于部分患者可以实现延缓或避免全膝关节置换。

　　目前，有关膝关节置换的书籍种类众多，内容丰富，形式多样，为广大的骨关节科医生提供了便利的阅读条件，读者可以随时随地索取所需知识，不断地充实与丰富个人的基础理论知识与专业技能，并用于临床实践。不可否认，这些专业书籍对于膝关节置换技术的普及与发展起到了重要的推动作用，而与之相反，当前关于部分膝关节置换的书籍却是凤毛麟角，难以寻觅。随着部分膝关节置换技术在国内的不断开展，越来越多的骨科医生更加关注该项技术，也希望能够更加全面地了解其相关知识。鉴于当前的情况，有必要向大家推荐一部全面介绍部分膝关节置换技术的书籍。

　　由 Berend K R 和 Cushner F D 主编的《部分膝关节置换术》一书，是当今在部分膝关节置换领域中造诣精深、经验丰富、有影响力的专家共同完成的一部专著。本书内容浅显易懂，图文并茂，并收集了大量的实例及临床数据，让每一位读者更易于深入理解部分膝关节置换的基础理论与临床技术。书中每一章的开头处，均列出该专题的关键点，引导读者阅读，揭示精髓内容。《部分膝关节置换术》是一部指导临床实践很有价值的参考书。我们试图把它译成中文，希望让更多关注部分膝关节置换术的骨科医生能够从中获益，解决亟待解决的临床问题。

　　本书的每一位译者都有过参加部分膝关节置换手术的临床经验，专业英语基础较好，有过译书的经历，尤为重要的是大家对部分膝关节置换均有共同的志趣，相信译文与原著会比较贴切。为更加准确地把握此书的翻译质量，我们对译稿多次审核，但由于时间短、译者水平有限，本书仍可能存在许多不足，敬请同道阅读时批评指正。

中日友好医院骨关节外科

郭万首

2013 年 10 月 北京

原著前言

在此，我们非常感谢所有的朋友和同行，他们不仅为本书的出版提供了很大的帮助，还为我们的 CIPKA 年会和 SOURCE 小组提供了巨大支持。除此之外，我们还要衷心感谢我们骨科同事们的努力工作和密切合作。

部分关节置换术是仅对病变累及的膝关节间室进行置换。本书所包括的其他治疗，如关节炎的保守治疗、关节镜治疗、单髁或双髁关节置换，但都不如全膝关节置换术。

CIPKA（Current Issues in Partial Knee Arthroplasty），即部分关节置换论坛，已经成功举办 4 年。这是一个关于部分关节置换术培训和进展研讨的会议，为期 3 天。由于 Adolph Lombardi 的出席，我们的会议取得很大成功。Adolph Lombardi 是我们的合作主席，他不仅为我们带来丰富的知识和无穷的欢乐，更为我们的会议组织提供了帮助。另外，我们的会议能取得成功，更是得力于我们著名的全体教员的辛勤努力，他们放弃工作和家庭生活，每年都来参加我们的会议。

SOURCE（the Study Group of Unicompartmental Research and Continuing Education），在早期阶段，这是指单髁研究与继续教育学习小组，后期进一步发展成为对部分关节置换感兴趣的医生的连接纽带，在这里可以进一步交流思想，深入研究。在这个项目中，我们对部分膝关节置换的适应证、结果、手术技术进行了多中心研究。

通过本书及 CIPKA 年会和 SOURCE 小组正在进行的项目，作者希望继续努力帮助读者提高认识水平，以更好地服务患者。同时，希望推动部分膝关节置换术的进步和发展。

Keith R. Berend
Fred D. Cushner

目 录

第一部分
单间室膝关节置换历史

第 1 章
单间室膝关节置换：历史与未来

Gerard A. Engh

要 点

- 单间室膝关节置换早期的临床结果来自双髁关节置换，它是用两个独立的单髁假体进行胫股间室双髁置换。

- 应用厚度小于 6mm 的聚乙烯衬垫和没有金属托的胫骨假体，是 Marmor 单髁假体早期失败的原因，目前 FDA 要求聚乙烯衬垫最小厚度大于 6mm。

- 导致单间室膝关节置换高失败率的因素包括年轻、男性、用 γ 射线灭菌（重要因素），以及库存放置时间过久造成胫骨聚乙烯垫的氧化降解。

- 单间室膝关节置换早期失败多与手术技术失误和假体位置放置不良有关。

- 外科医生存在这样的偏见：反对对未明原因的疼痛的全膝关节置换进行翻修，但很少反对对疼痛的单间室膝关节置换进行翻修。

单间室膝关节置换的早期临床经验

初期，通常采用两个非连接的单髁假体进行双间室关节置换治疗膝关节病。1971 年报道了多曲径膝关节置换以恢复正常膝运动[1]。Mayo 中心报道自 1970 年 7 月至 1971 年 11 月完成的首批 209 个多曲径膝 10 年成功率为 66%[2]。单间室膝关节置换的结果与其相似[3]。随后在双髁及单髁关节炎的治疗中，单一半径的股骨假体被摒弃。

在同一时期，采用 Marmor（Richarks，Memphis，TN）假体单间室膝关节置换获得了早期的临床成功。然而，临床结果却没有及时在文献中出现。1981 年，Scott 和 Santore 报道了首批 100 例患者的单间室膝关节置换的早期结果，结果令人鼓舞，只有 3 例翻修[4]。遗憾的是这些好的结果被其他人糟糕的结果遮盖了。1976 年，Insall 和 Walker 报道了 19 例不同设计的内侧单间室膝关节置换，失败率较高[5]。作者对 5 例外侧单间室膝关节置换的结果很满意，并推断未来单间室膝关节置换将只适用于外侧单间室病变。以后他们又对同样这批患者随访，7 例翻修。另外一组 22 膝中 14 膝结果一般或差[6]。他们的假体设计冠状面是弧形设计，22 膝的 12 膝同时进行髌骨截骨。Laskin 报道了 37 例单间室膝关节置换的结果也很糟糕，出现了反复疼痛、假体位置不良以及关节炎进展[7]。

在传统的固定型衬垫单髁假体被使用 10 年后，Oxford 半月板衬垫面市了。1986 年 Goodfellow 和 O'Connor 最早报道了 125 例患者 2 ～ 6 年随访的结果[8]。这些早期病例也是应用单髁假体进行了双侧间室的关节置换。具有完整的前交叉韧带（anterior cruciate ligaments，ACL）者，早期的翻修率为 4.8%。所有骨关节炎膝 6 年的生存率为 83%。随后 Goodfellow 和 O'Connor 通过对 301 膝进行 9 年随访，进一步强调了完整的 ACL 对活动型衬垫单间室膝关节置换的重要性[9]。ACL 损伤或缺失，6 年生存率只有 81%。301 例患者中有 205 例的双侧间室分别进行了单间室膝关节置换。与此对照，Murray 等报道了 143 例具有完整 ACL 的内侧单间室膝关节置换的结果[10]。在这份 1998 年的报道中，10 年生存率为 98%。

瑞典膝关节置换登记中心：早期报道

瑞典膝关节置换登记中心于 1981 年开始，提供了极有价值的信息，因其总结了膝置换的结果，并探讨了影响临床结果的一些问题。Knutson 等报道了 1976—1992 年全国范围内 30 000 多例膝关节的手术结果[11]。全膝关节置换（total knee arthroplasty，TKA）生存率逐渐提高，而单间室膝关节置换（也称单髁膝关节置换，

Unicomparmental knee arthroplasty，UKA）并非如此。作者认为失败率高的部分原因归于单间室假体设计不佳。对 1981—1995 年手术的所有存活患者进行的调查登记，强调再次手术和患者满意度[12]，95% 的患者完成调查，8% 的患者不满意。对翻修病例，内侧单间室膝关节置换后翻修的患者满意度比例高于全膝关节置换后翻修者。另一项瑞典登记中心的数据比较了 699 膝牛津型 UKA（Biomet，Bridgend，UK）与 Marmor 型 UKA（Smith-Nephew Richard5，Orthez，France）的结果[13]，6 年后，前组翻修率比后组高 2 倍。牛津型组 50 例翻修病例中，失败的两大原因为半月板衬垫脱位和假体松动。

单间室膝关节置换：20 世纪 90 年代

在 20 世纪 90 年代，大多数医生放弃了单间室膝关节置换。1991 年，Scott 等报道在 70 年代用髁假体完成的双间室膝关节置换有更长的生存率[14]。在这项研究中，100 例单间室膝关节置换的 10 年生存率为 85%。Kozinn 和 Scott 也报道了单间室膝关节置换的严格患者选择标准：体重小于 80kg、非炎性关节炎、ACL 完整、对侧间室及髌股关节间室退变不大于 II 级[15]。作者认为严格的适应证是很重要的，可以避免疾病进展导致的失败以及假体松动。使用如此严格的适应证限制了单间室膝关节置换患者的入选，适合单间室膝关节置换的患者比例不足 5%。在美国，大多数骨科医师每年完成全膝关节置换术小于 20 例，如按严格的手术适应证，1 年内只有 1～2 例单间室膝关节置换的机会，这就很难保证达到技术熟练及获得好的临床结果。Padge 等认为单间室膝关节置换失败翻修并不是一个简单的操作[16]，19 例翻修病例中 76% 存在骨缺损，2 例需要再次翻修。

少数医生坚持对单间室病变采用 UKA 治疗，并不断报道其结果。与 TKA 相比，UKA 创伤小，失血少，术后有更大屈曲度，爬楼更有力，更少需步行器，更好地从疼痛中恢复。这些优点在下面的研究中得以证实。Cobb 等比较了 42 例患者，一侧做 TKA，另一侧做 UKA[17]。Rongraff 等比较了 120 例 UKA 和 81 例 TKA[18]。Laurencin 等在同一家医院对 23 例患者自身对照，一侧做 UKA，另一侧做 TKA[19]。Knutson 等根据瑞典膝关节置换登记得出结论：单间室膝关节置换感染率比全膝关节置换减少 50% 以上（UKA 0.8% vs TKA 2%）[20]。

20 世纪 90 年代单间室膝关节置换开展很少，尽管

患者的满意度高，但是翻修率相对较高，其中一些失败源于假体设计。例如，Robert-Brigham 假体的胫骨金属垫厚度为 6mm，而聚乙烯垫只有 4mm 厚。最初的 Marmor 假体中，胫骨侧为全聚乙烯，厚度小于 6mm，这些假体有高失败率，而从市场撤出。早在 1991 年，Knutson 等就报道了 2 年内 6mm 厚单髁假体在 1/3 的类风湿关节炎患者和 1/5 的骨关节炎患者中失败的结果。6mm 假体有比较高的松动率，美国食品和药品管理局（FDA）随后设定 6mm 作为胫骨聚乙烯组件的最小厚度。另一项设计错误是期望增加假体冠状面的曲度来减少接触应力。Insall 和 Aglietti 最初应用的就是这类假体[6]。PCA 单髁假体也是类似于 Insall 最初应用的假体，冠状面上假体接触面弧形设计，这种假体在挪威和芬兰膝关节置换登记中有难以接受的高失败率[22]。将这种假体在冠状面上正确安放并容许充分的屈膝和轴位的旋转，在技术上是很困难的。

Anderson 骨科研究所的结果

1984—1998 年，Anderson 临床中心完成了 411 例内侧单间室膝关节置换[22]，假体为来自 6 个厂家的 12 种假体。以假体翻修作为生存终点，Kaplan-Meier 生存分析 9 年生存率为 80%。此时，人们并没有因为难以接受的翻修率而放弃单间室膝关节置换，而是对其翻修的危险因素进行分析，采用多变量数据重新分析单间室膝关节置换治疗孤立的单间室关节炎的危险因素。危险因素分为患者的因素，包括年龄、体重、性别；以及假体因素，包括聚乙烯厚度、灭菌方法、聚乙烯库存放置时间、假体的设计等。以翻修为终点，采用 Cox 危险回归分析，3 个变量有统计学意义：年龄轻（$P<0.01$）、薄的聚乙烯垫（$P<0.01$）以及库存放置时间（$P<0.01$）。411 例内侧单间室膝关节置换中 152 例库存放置时间小于 1 年，聚乙烯厚度至少 8mm，这一组的生存率为 95%。通过应用足够厚的聚乙烯垫并避免氧化降解，恢复了对单间室膝关节置换手术的信心。

在对取出的假体的回顾研究中，记录了氧化对假体失败的影响。1986—2000 年 Anderson 临床中心对 42 个翻修的单髁假体进行了分类以分析翻修原因，并分析了磨损情况，71% 的翻修源于聚乙烯磨损。很多聚乙烯出现严重的疲劳磨损与层裂，一些聚乙烯被完全磨透。411 例中有 42 例不是采用假体放置空气中 γ 射线灭菌法，结果没有翻修[23]。在另一项研究中，Blunn 等检查了 26 例 Marmor 单髁假体在术后 1～13 年的原位

情况[24]，这些没有放射过的胫骨聚乙烯假体没有层裂现象。与此不同的是，1998 年 Williams 等发现空气中 γ 射线灭菌的聚乙烯垫中 80% 出现了以表面下白带为特征的层裂现象[25]。在他们的研究中，32 个用乙烯氧化灭菌的聚乙烯假体没有出现层裂或氧化现象。库存放置时间过久导致聚乙烯氧化，并且对单髁假体生存率的影响更大。假体一般是大批量地生产和灭菌。全膝关节假体库存放置时间短，更新频繁。在 Anderson 临床中心，单髁假体平均在架放置时间为 2±1.9 年。这比全膝关节假体平均多 0.9+1.0 年（AORI 膝关节临床数据）。有两个研究很好地显示了库存在架时间对假体生存率的影响。在第一个研究中，100 例连续 SCR（Osteonics，Allendale，NJ）UKA 假体，空气中 γ 射线灭菌后，平均放置在架 1.7 年，平均分成两组：大于 1.7 年组与小于 1.7 年组，两组 6 年生存率分别为 71% 和 96%（P<0.01）[26]。第二个研究回顾了 75 例 Duracon 单髁假体（Stryker Osteonics Howmedica，Rutherford，NJ）（图 1-1）[27]，73% 的假体在架放置时间为 4.5～6.5 年，截至发稿，有 65 例在不到 5 年的时间即假体翻修，所有翻修均是因为聚乙烯磨损。

20 世纪 90 年代单间室膝关节置换的成功

从历史角度看，20 世纪 80 年代至 90 年代应用固定型衬垫单髁假体的结果相当好。Squire 等以翻修为终点，采用胫骨侧全聚乙烯 Marmor 型假体，22 年生存率为 88%[28]。这种假体的适配性虽然小，成功率却较高，这可能源于非 γ 射线灭菌以及由一位高年资有经

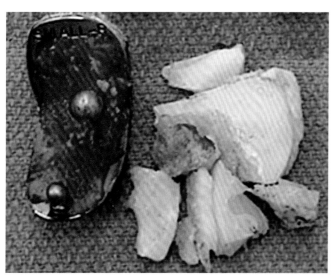

图 1-1　一个失败的 UKA 置入只有 18 个月，延长库存放置时间（4.5 年）引发脆化。

验医师完成的精细技术。Berger 等报道 51 例患者采用 Miller-Galante 假体，10 年生存率 98%[29]。聚乙烯灭菌的方法没有提及，即使经过 γ 射线灭菌，但由于是外科医师（也是设计者）的早期临床实践，聚乙烯的搁置时间也很短。在另外一项研究中，Pennington 等针对年轻活跃患者（平均 54 岁）也采用 Miller-Galante 假体进行手术，11 年假体生存率达到 98%[30]。一些活动型衬垫的结果也相当不错。Murray 等报道牛津活动型衬垫单髁膝 10 年生存率达 98%[31]，这也是一组外科医师兼设计师选择患者完成的病例，这些患者都具备完整的 ACL。在设计方面，假体间有更好的接触应力，减少疲劳性磨损。活动型衬垫假体低接触应力可能是 Svard 和 Price 报道 124 例牛津型假体 10～15 年优良生存率的原因[32]。

尽管 UKA 在文献里呈现出优良的结果，但其他研究和关节登记中心的数据继续支持 TKA。接触这些报道的读者既可能简单地接受这些结论，也可能用探究的眼光审视这些结论的数据来源，从而判断 UKA 治疗单间室关节炎的合理性。2003 年 Gioe 等根据一个区域的关节登记中心数据报道 516 例 UKA 与 4654 例 TKA[33]，比较 10 年生存率，UKA 10 年生存率为 88%，同期 TKA 为 94.8%。两个混杂因素可能影响此结果。首先，作者报道中有 2/3 的 UKA 采用空气中 γ 射线灭菌，但没有提及聚乙烯库存时间，更进一步的可能是，UKA 假体的库存时间明显长于 TKA 假体。第二个混杂因素是 516 例 UKA 中的 34 例额外使用了克氏针，该研究中 UKA 失败病例的 38%（15/39）归咎于它，如果将这 34 个克氏针置入的 UKA 从分析中排除，UKA 的翻修率将是 5%（24/482），10 年生存是 95%，这将与 TKA 的生存率相似。

微创 UKA

微创技术使 UKA 被普遍接受。John Repicci 原是一名牙医，后来转成骨科医师，报道了他实施内侧单间室膝关节置换的经验。他的切口只有 7.5cm，患者手术当日或次日出院，恢复很快。微创手术概念对骨科医师很有吸引力，患者有需求，制造商也有市场。不过，制造商的最初重点是通过改进器械以使外科医生通过有限切口完成全膝关节置换。"股四头肌外入路"和"股内侧肌微切口入路"描述了这种外科手术方法。许多外科医生发现微创切口行 TKA 困难且对临床结果有影响。而单间室膝关节置换更易用微创完成，因为单髁假

体较小，更容易通过小切口置入，这又激发了一些人对单髁关节微创置换手术的兴趣。

微创技术的普及和需求导致引进新的单髁假体和操作器械，改良微创手术。外科医生正在学习一种新的没有或很少有传统的单髁手术经验的手术操作。早期单髁手术的临床结果反映了这些变量的影响。在某些情况下，这些并发症明显源于有限的手术暴露。Hamilton 等报道微创技术较以往传统手术增加了新的并发症和失败模式[34]。伤口并发症，大多数原因是小切口过分牵拉软组织造成。残留骨水泥碎片，通常不是传统手术遇到的风险，却常继发于有限的手术暴露。股骨假体松动可能源于为适应微创手术需求的假体设计和器械的改变。Hamilton 等研究中作为一个示例，单一平行后髁的股骨假体栓设计使假体插入变得更容易，但却不是最优股骨组件固定方式。假体和操作器械的改良导致截骨非常薄，不能暴露足够的松质骨，骨水泥不能最佳渗透，易造成早期股骨假体松动。现在提倡在骨硬化区钻多个小洞，方便骨水泥渗透来解决早期假体松动的问题（图 1-2）。

手术经验的影响在关节注册中心的数据上得到最好反映。瑞典膝关节置换登记中心报道每年少于 23 例牛津型单间室膝关节置换手术的科室其翻修率高出 3 倍[35]。经验有限对临床结果的影响也可以明显地从其他注册中心数据得出。2004 年澳大利亚膝关节注册中心报道植入物翻修率为 5.9%～7.4%，每年翻修超过 100 例。新西兰注册中心 2000—2006 年的报道，翻修率为 3.4%～6.4%。根本原因是，外科医生缺少单间室膝关节置换手术经验，却使用新设计、新工具完成微创技术。在美国，大约 8% 的膝关节置换病例是单间室膝关节置换，

一名外科医生使用传统指征，每年做 100 例膝关节置换的话，也就是每月做 7～8 例 TKA，而单间室膝关节置换每月只有 1 例。一个仍悬而未决的问题是：完成多少例单间室膝关节置换才可获得充分的技术经验？

单间室膝关节置换：今天

关节外科医生现在必须面对从注册中心的原始数据所验证的问题：单间室膝关节置换后 5～10 年有更高的失败率。瑞典膝关节置换登记中心报道 2007 年所有 UKAs 10 年翻修率为 10%，相比，TKAs 10 年内翻修率为 5%[36]。10 年期的失败某种程度上反映了 20 世纪 80、90 年代植入的聚乙烯衬垫的结果，那时采用空气中 γ 辐射灭菌导致聚乙烯氧化。但这不能解释单间室膝关节置换早期的失败。我们通过仔细审查 2000 年后膝关节注册中心数据，解释了单间室膝关节置换早期高失败率的原因。一个显著的区别是曲线斜率的第一个 4 年，UKAs 具有更高的早期失败率（图 1-3）。早期的失败通常与外科手术技术错误相关。三个常见的假体失败类型是感染导致的早期失败、无菌性松动以及疾病进展。因为我们知道 UKA 感染率更低，故造成失败大多因松动和疾病进展。早期的失败最有可能是手术技术的错误。人工关节行业需要把重点放在改良器械和增加手术技术培训上来解决这一问题。根据患者变量以及已知的影响结果的外科医师经验变量来调整结果，注册中心 10 年的数据有确凿事实支持单间室膝关节置换。UKA 患者的基本情况有很大差别。在瑞典注册中心最常见的年龄组是在 60 岁以下，有将近一半在这个年龄段。60 岁以下做 TKAs 10 年翻修率是 13%[37]。UKAs 与 TKAs 不同，不能用于炎症疾病的患者。Mayo 医学中心的研究报道女性患者行 TKA 有更高的生存率[38]。女性相对男性接受 TKA 的比率大约为 2∶1。2006 年，澳大利亚关节注册中心报道 50% 的 UKA 是男性（比率 1∶1），2007 年瑞典注册中心报道 40% 的 UKA 是男性。男性，特别是年轻男性，在统计学上 TKA 的翻修率高[38]。

UKA 翻修率较高的另外的解释是，在大部分的研究中，大约 10%UKA 效果一般或效果不佳的病例，对主观感觉的失败，没有给出明确的原因。对疼痛性因素，与 TKA 相比，医生通常对 UKA 有更强的翻修偏见（图 1-4）。外科医生会对不明原因的 TKA 术后疼痛是否翻修犹豫不决，因为这样一个翻修手术的成功率只有 25%[39]，但他们在 UKA 术后遇到此情况是不会犹豫

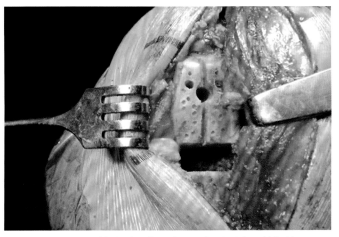

图 1-2　骨面钻孔增强水泥渗透和加强固定股骨假体。

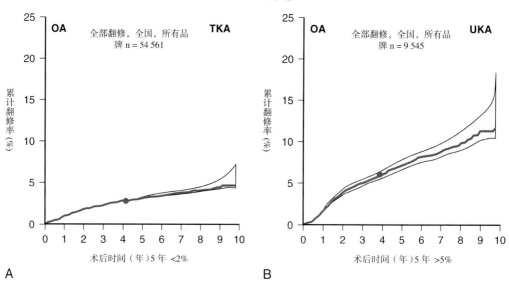

图 1-3　单间室膝关节置换在第一个 4 年有高的失败率。(Reprinted with permission from Department of Orthopedics. The Swedish Knee Arthroplasty Registry — Annual Report 2007 – Part II. Lund, Sweden: Lund University Hospital, 2007, pp 26, 29.)

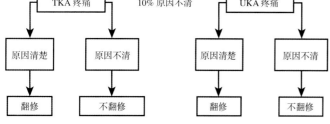

图 1-4　膝关节置换术后不明原因疼痛的处理。

的，会将 UKA 翻修到 TKA。

UKA 与 TKA 翻修

在瑞典登记注册中心，UKA 失败而进行 TKA 翻修的结果与初次 TKA 相似。而失败 TKA 的翻修结果却完全不同。多数情况下 UKA 进行翻修采用初次 TKA 假体。TKA 翻修的原因有感染、磨损和溶骨等，这与 UKA 翻修原因大不相同。越复杂的翻修手术，结果可能越差。单间室膝关节置换的翻修多为不明原因的疼痛，通常是因病情进展。在这些病例，骨量丢失通常不是需处理的问题，昂贵的长柄假体翻修也不需要。

UKA 未来（见视频 1-1）

直到 2000 年，单间室膝关节置换才成为骨科界普遍接受的手术。在一定程度上讲，UKA 假体、操作器械和手术经验还处于起步阶段。Newman 等最近报道了 15 年的前瞻性随机研究结果数据，如果 UKA 手术正确操作，结果与 TKA 相当或比 TKA 更好[40]。文献支持固定或活动型衬垫而用骨水泥固定的单间室膝关节置换的优良结果。准确的假体与假体间对位是 UKA 的影响变量，这个问题不存在于 TKA，其完成主要靠手术经验与传统操作工具。对侧间室疾病进展似乎是一种少见现象，但尝试全面恢复矫正机械力线而过度填充是不容许的。对于一个成功的单间室膝关节置换，髌股和对侧胫股间室可接受的病变程度仍存争议，需要未来随机研究提供的关键数据。然而最大的挑战，似乎是手术医生这个变量因素（表 1-1）。

只有通过器械操作改进、最佳假体力线、恢复患者功能活动的生物力学特征，注册中心持续报告的早期失败方能纠正。认识到这一目标，骨面准备必须在膝关

表 1-1　在手术中手术医生的变量影响
未来的关节置换将会集中于手术医生这一变量
● 降低潜在的手术技术失误
● 保护软组织
● 控制假体与假体对位
● 最佳化生物力学特征

节屈曲和伸展的各个位置保持关节一定的张力。在手术过程中器械可以提供手术医生反馈，以整合骨骼和软组织的张力关系，通过膝关节置换术全面恢复年轻、活跃患者的功能活动。

成像技术的进步使放置假体更准确。个体化假体设计可以基于 CT 或 MRI，重建患者的个体化解剖。通髁线等解剖标志明显且容易确定，以用于创建特定的假体成像，来完成精确的截骨。本质上，基于成像技术进步而发展起来的个体化假体促使手术导航产生更精确、更个性化的操作。

机器人可利用成像技术来创建一个在手术过程中控制截骨和准确放置假体的手术计划。手术导航以骨性标志为参考，编制工作程序，进行手术。这种技术为手术增加了一个安全因素，医生需要在安全区域以内进行骨面准备。

单间室膝关节置换的最终目标是，为早发创伤性或退行性单间室关节炎的年轻患者开发生物型假体。退行性病变特别是单处孤立性病变的异体移植重建被证明是成功的。但大规模满意的供体材料获得是生物重建的限制。真正的生物假体将是利用在培养基中培养基质的软骨细胞，植入关节表面，用透明软骨恢复关节炎的关节面形态。有待发展的技术能够对退变关节面进行恰当准备、黏合生物假体，并保护生物假体，直到其结构能融为一体且具有生物活性。

（刘朝晖 译 程立明 校）

参考文献

1. Gunston FH. Polycentric knee arthroplasty. J Bone Joint Surg [Br] 1971;53:272-277.
2. Lewallen DG, Bryan RS, Peterson LF. Polycentric total knee arthroplasty: a ten year follow-up study. J Bone Joint Surg [Am] 1984;66:1211-1218.
3. Insall JN, Ranawat CS, Aglietti P, et al. A comparison of four models of total knee-replacement prostheses. J Bone Joint Surg [Am] 1976;58:754-765.
4. Scott RD, Santore RF. Unicondylar unicompartmental replacement for osteoarthritis of the knee. J Bone Joint Surg [Am] 1981;63:536-544.
5. Insall JN, Walker P. Unicondylar knee replacement. Clin Orthop Relat Res 1976;(120):83-85.
6. Insall JN, Aglietti P. A five to seven-year follow-up of unicondylar arthroplasty. J Bone Joint Surg [Am] 1980;62:1329-1337.
7. Laskin RS. Unicompartmental tibiofemoral resurfacing arthroplasty. J Bone Joint Surg [Am] 1978;60:182-185.
8. Goodfellow JW, O'Connor J. Clinical results of the Oxford knee: surface arthroplasty of the tibiofemoral joint with a meniscal bearing prosthesis. Clin Orthop Relat Res 1986;(205):21-42.
9. Goodfellow JW, O'Connor J. The anterior cruciate ligament in knee arthroplasty: a risk factor with unconstrained meniscal prostheses. Clin Orthop Relat Res 1992;(276):245-252.
10. Murray DW, Goodfellow JW, O'Connor J. The Oxford medial unicompartmental arthroplasty: a ten-year survival study. J Bone Joint Surg [Br] 1998;80:983-989.
11. Knutson K, Lewold S, Robertsson O, et al. The Swedish Knee Arthroplasty Register: a nation-wide study of 30,003 knees 1976–1992. Acta Orthop Scand 1994;65:375-386.
12. Robertsson O, Dunbar M, Pehrsson T, et al. Patient satisfaction after knee arthroplasty: a report on 27,372 knees operated on between 1981 and 1995 in Sweden. Acta Orthop Scand 2000;71:262-267.
13. Lewold S, Goodman S, Knutson K, et al. Oxford meniscal bearing knee versus the Marmor knee in unicompartmental arthroplasty for arthrosis: a Swedish multicenter survival study. J Arthroplasty 1995;10:722-731.
14. Scott RD, Cobb AG, McQueary FG, et al. Unicompartmental knee arthroplasty: eight- to 12-year follow-up evaluation with survivorship analysis. Clin Orthop Relat Res 1991;(271):96-100.
15. Kozinn SC, Scott RD. Unicondylar knee arthroplasty. J Bone Joint Surg [Am] 1989;71:145-150.
16. Padgett DE, Stern SH, Insall JN. Revision total knee arthroplasty for failed unicondylar replacement. J Bone Joint Surg [Am] 1991;73:186-190.
17. Cobb AG, Kozinn SC, Scott RD. Unicondylar or total knee replacement: the patient's preference. J Bone Joint Surg [Br] 1990;70:166.
18. Rougraff BT, Heck DA, Gibson AE. A comparison of tricompartmental and unicompartmental arthroplasty for the treatment of gonarthrosis. Clin Orthop Relat Res 1991;(273):157-164.
19. Laurencin CT, Zelicof SB, Scott RD, et al. Unicompartmental versus total knee arthroplasty in the same patient. Clin Orthop Relat Res 1991;(273):151-156.
20. Knutson K, Lindstrand A, Lidgren L. Survival of knee arthroplasties: a nation-wide multicentre investigation of 8000 cases. J Bone Joint Surg [Br] 1986;68:795-803.
21. Knutson K, Jonsson G, Langer Anderson J, et al. Deformation and loosening of the tibial component in knee arthroplasty with unicompartmental endoprostheses. Acta Orthop Scand 1981;52:667-673.
22. Koskinen E, Paavolainen P, Eskelinen A, et al. Unicondylar knee replacement for primary osteoarthritis: a prospective follow-up study of 1,819 patients from the Finnish Arthroplasty Register. Acta Orthop Scand 2007;78:128-135.
23. Eickmann TH, Collier MB, Sukezaki F, et al. Survival of medial unicondylar arthroplasties placed by one surgeon 1984–1998. Clin Orthop Relat Res 2006;(452):143-149.
24. Blunn GW, Joshi AB, Lilley PA, et al. Polyethylene wear in unicondylar knee prostheses: 106 retrieved Marmor, PCA, and St Georg tibial components compared. Acta Orthop Scand 1992;63:247-255.
25. Williams IR, Mayor MB, Collier JP. The impact of sterilization method on wear in knee arthroplasty. Clin Orthop Relat Res

1998;(356):170-180.

26. Collier MB, Engh CA Jr, Engh GA. Shelf age of the polyethylene tibial component and outcome of unicondylar knee arthroplasty. J Bone Joint Surg [Am] 2004:86:763-769.

27. McGovern TF, Ammeen DJ, Collier JP, et al. Rapid polyethylene failure of unicondylar tibial components sterilized with gamma irradiation in air and implanted after a long shelf life. J Bone Joint Surg [Am] 2002;84:901-906.

28. Squire MW, Callaghan JJ, Goetz DD, et al. Unicompartmental knee replacement: a minimum 15 year followup study. Clin Orthop Relat Res 1999;(367):61-72.

29. Berger RA, Nedeff DD, Barden RM, et al. Unicompartmental knee arthroplasty: clinical experience at 6- to 10-year followup. Clin Orthop Relat Res 1999;(367):50-60.

30. Pennington DW, Swienckowski JJ, Lutes WB, et al. Unicompartmental knee arthroplasty in patients sixty years of age or younger. J Bone Joint Surg [Am] 2003;85:1968-1973.

31. Murray DW, Goodfellow JW, O'Connor JJ. The Oxford medial unicompartmental arthroplasty. J Bone Joint Surg [Br] 1998;80: 983-989.

32. Svard UCG, Price AJ. Oxford medial unicompartmental knee arthroplasty: a survival study. J Bone Joint Surg [Br] 2001;83:191-194.

33. Gioe TJ, Killeen KK, Hoeffel DP, et al. Analysis of unicompart-mental knee arthroplasty in a community-based implant registry. Clin Orthop Relat Res 2003;(416):111-119.

34. Hamilton WG, Collier MB, Tarabee E, et al. Incidence and reasons for reoperation after minimally invasive unicompartmental knee arthroplasty. J Arthroplasty 2006;21(6 Suppl 2):98-107.

35. Department of Orthopedics. The Swedish Knee Arthroplasty Register—Annual Report 2004, Part I. Lund, Sweden: Lund University Hospital, 2004, p 6.

36. Department of Orthopedics. The Swedish Knee Arthroplasty Register—Annual Report 2007, Part II. Lund, Sweden: Lund University Hospital, 2007, pp 26-29.

37. Harrysson OLA, Robertsson O, Nayfeh JF. Higher cumulative revision rate of knee arthroplasties in younger patients with osteoarthritis. Clin Orthop Relat Res 2004;(421):162-168.

38. Rand JA, Trousdale RT, Ilstrup DM, et al. Factors affecting the durability of primary total knee prostheses. J Bone Joint Surg [Am] 2003;85:259-265.

39. Mont MA, Serna FK, Krackow KA, et al. Exploration of radiographically normal total knee replacements for unexplained pain. Clin Orthop Relat Res 1996;(331):216-220.

40. Newman J, Pydisetty RV, Ackroyd C. Unicompartmental or total knee replacement: the 15-year results of a prospective randomized controlled trial. J Bone Joint Surg [Br] 2009;91:52-57.

第 2 章
单间室膝关节置换的经典指征

Alfred J. Tria, Jr.

要 点

- 在内翻膝，在内侧关节线患者能够明确指出疼痛部位。
- 体格检查必须证实在内侧关节线上的压痛点，在其他位置没有或不明显。
- 膝内翻能被外翻应力可纠正至中立位。
- ACL 应该完整（即使在 MRI 检查中 ACL 缺如，前抽屉试验应该保证是阴性）。
- X 线片应显示所有平面的畸形不大于 10°，股骨胫骨之间没有错位。

引 言

自 20 世纪 70 年代初开始进行单间室膝关节置换（UKA），UKA 发展经历了两个阶段。第一阶段，出现了假体设计和患者选择方面的相关问题[1-4]。假体设计者手术操作后 10 年的结果显示优良。在第二个 10 年，UKA 的结果往往会逐渐变差，不能再跟全膝关节置换术（TKA）一样好。普通骨科医生很难重复设计者的UKA 结果，在 80 年代末、90 年代初人们对 UKA 的兴趣降低。Insall 的数据显示，只有 6% 的膝符合 UKA 标准，他更倾向于 TKA[7]。

在 20 世纪 90 年代初，Repicci 介绍了 UKA 有限手术入路（微创手术，或 MIS，minimally invasive surgery），2000 年后微创理念更得到发展[8-13]。牛津活动型衬垫 UKA 成为欧洲和美国很受欢迎的假体[14-15]。随着新一轮兴趣兴起，医生努力探索如何改善 UKA 临床结果，并审视了患者选择标准、手术方法和操作器械。如果患者选择不当，尽管有良好的手术技术和假体设计，其结果也不会理想。本章概述患者选择过程所涉及的因素，以期获得更令人满意的总体结果。

历 史

重要的是要了解膝关节炎患者的主诉和关节炎导致的残疾。询问关节炎的导致原因。炎性关节病通常不可进行 UKA，因为在炎性关节病，滑膜反应往往以同样的方式累及膝关节其他间室，部分置换将不足以解决问题。既往感染史、肥胖（BMI>33 或体重 >100kg）、膝关节多处韧带损伤是相对禁忌证。患者应该能够明确指出关节内侧或外侧疼痛的位置。如果患者不能指明疼痛位置或很模糊，不应进行 UKA。髌股症状是相对的禁忌，如果患者更多的症状与爬楼梯相关，而不是在水平地面活动时，UKA 可能没有指征。有一些报道认为，活动型衬垫 UKA 可忽略或淡化髌股关节的重要性，但其他作者则表示髌股关节病变会引起明显症状，导致手术失败。

如果对侧膝关节已被置换，医生应评估患者的效果。如果以前的手术效果很好，此次当然应该考虑做与上次相同的手术，因为以前膝的优异结果将成为比较标准，本次难以保证结果与对侧等同，当然更难保证超过。如果以前结果是模棱两可的，此次的选择要容易得多。患者应是疼痛局限，活动时加重和休息时缓解。如果疼痛在睡眠休息和晚上加剧，应全面评估是否存在其他任何疾患，如感染或炎症性关节炎。如果患者既往没有做过关节置换，也应对对侧进行同样的评估。

实验室检查

为了确保 UKA 的临床结果，必须行一些相关的检查。如红细胞沉降率和 C- 反应蛋白两者升高，必须排除潜在的感染。患者存在血清阳性炎症性关节炎（类风湿关节炎、红斑狼疮、痛风），应为 UKA 禁忌，因为整个关节存在滑膜炎。

体格检查

　　体格检查应包括步态，并应对双下肢进行全面评估。患者通常存在疼痛步态，应特别注意站立位股骨在胫骨上的错动（Thrust 征 +）。随着畸形的发展，无论是在膝内翻还是膝外翻，侧副韧带在压应力侧缩短，在张力侧拉长。这最终导致膝内翻时胫骨髁间棘外侧撞击股骨外侧髁，膝外翻时胫骨髁间棘内侧撞击股骨内侧髁（图 2-1）。膝内翻，在触地相时，相对于内翻畸形时股骨的向外侧突和外翻畸形时股骨的向内侧突，出现胫骨位移（图 2-2）。这一体征是 UKA 相对禁忌证，并注意体征与站立位 X 线正位像的关系。

　　膝关节运动范围应至少有 5° ~ 105° 屈曲。5° 屈曲挛缩可通过 UKA 部分纠正；然而，更大些的畸形无法被矫正，而且会导致手术过程中调整屈伸平衡困难，不能获得正常屈曲。105° 将允许手术中适当的屈曲暴露，满足以后的功能需求。UKA 不会增加已存在的活动度。

　　理想的关节置换，膝关节韧带应该是完整的。当内

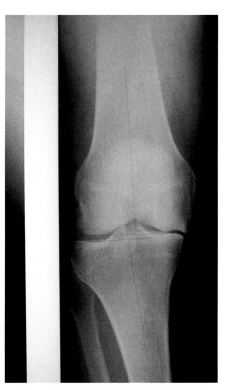

图 2-1　下方的胫骨移位，胫骨髁间棘外侧撞击股骨外侧髁。

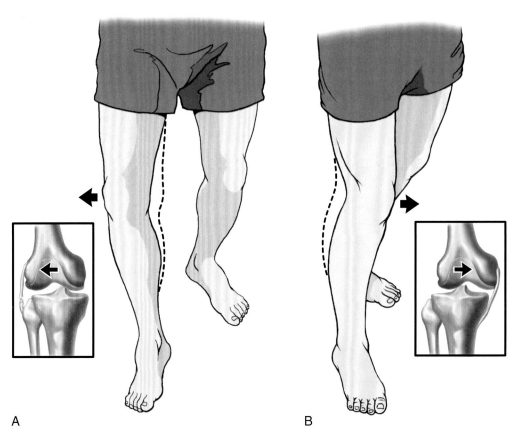

　　A　　　　　　　　　　　　　　　　　　B

图 2-2　（A）膝内翻，在步态着地相股骨相对胫骨外移，畸形增加。（B）膝外翻，步态着地相股骨相对胫骨内移，畸形增加。

翻或外翻畸形矫正后，肯定会伴随韧带的一些松弛；然而，侧副韧带应力试验应该有一个确定度。理想的情况下，内翻畸形应不超过 5°，并可在应力试验下纠正至中立位。标准 UKA 不应该像 TKA 那样松解副韧带（见视频 2-1 和 2-2）。

如果畸形固定且大于 5°，为了适应假体，势必增加胫骨截骨。增加截骨，将导致骨量丢失，并可导致干骺端骨折（图 2-3）。外翻畸形可至 10°，但应可在应力下纠正到 5°。

交叉韧带缺失是相对禁忌。当后交叉韧带撕裂时，胫骨会向后错动，导致整个聚乙烯表面磨损增加和早期失效。如果前交叉韧带（ACL）撕裂，前抽屉试验或 Lachman 试验中膝关节有过度移动，UKA 是禁忌。然而，在大多数情况下，手术中 ACL 可能被撕裂，但查体没有明显的松弛。由于膝关节炎进展，骨刺和关节面不规则会限制多余的运动，在这种情况下，ACL 缺失不是 UKA 禁忌。

在膝内翻，大多数压痛应沿内侧关节线。膝外翻时在外侧关节线有压痛。这些查体的结果应该与患者对疼痛的描述相一致。有可能存在少量积液；但积液量大，应怀疑涉及三间室疾病。伸膝装置应是正常的，不应有髌骨轨迹外移（尤其是在外翻膝）。轻微髌骨摩擦音可以接受，但如有明显的与髌骨运动相关的摩擦音，则应仔细检查髌股关节情况。

影像学

首先拍摄站立位全长 X 线片，以确定下肢机械轴及关节内或外侧关节间隙变窄程度。测量解剖轴和机械轴是有价值的。内翻不应大于 5°，外翻不应大于 10°（图 2-4）。应与体格检查结果相一致。站立位胫骨相对股骨移位提示病变牵涉到对侧间室（图 2-1）。如此情况为相对禁忌。正位屈曲像将显示更多股骨后髁间窝细节，屈曲后前像将提示内侧或外侧间隙变窄的更多细节。侧位像将显示髌股关节病变的程度，如果有轻度受累，应再次对患者进行体检和询问，要确保髌股关节仅有轻微症状。同样，如胫股关节对侧间室 X 线片有轻度病变，也应再次询问病史和体检。毫无疑问，整个膝关节总会存在一定程度的关节炎；然而，主要的病变应局限在内侧或外侧胫股间室。

磁共振成像（MRI）已成为常用的膝关节评价工具。通常情况下，在拍摄 X 线片前即行 MRI 是错误的诊断流程。但有时，MRI 结合适当的 X 线片是有价值的。膝关节内侧明显疼痛突然发作常与缺血坏死相关，MRI 对于获得这个诊断是重要的手段。如果骨坏死是近期发生，会有股骨内侧髁出血或（较少见）胫骨干骺端出血（图 2-5）。在考虑进行 UKA 之前，骨坏死早期保护性负重是必要的。如果出血是在早期阶段，手术干预可能会导致涉及区域的大量骨丢失，可能需要一个复

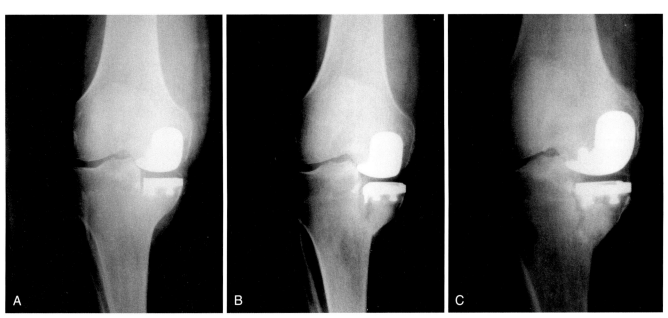

图 2-3　（A）UKA 术后正位 X 线片显示力线很好，但由于固定畸形 10° 胫骨截骨水平过低。（B）胫骨干骺端骨折并远端移位，但无呈角畸形。（C）骨折愈合，无需再手术。

杂垫块的全膝关节置换术以解决骨缺损问题。缺血性坏死晚期，造成的骨缺损将是相当明显的，它通常被硬化骨包围，更适合 UKA。有时，患者可能存在内侧关节疼痛和可能继发于外侧间室病变的不稳定。笔者不赞成在 UKA 时例行关节镜检查，也不赞成常规 MRI 检查。然而，当临床上怀疑外侧间室和外侧半月板病变时，

MRI 是一个很好的评估手段。如果 MRI 显示外侧半月板撕裂和外侧间室存在关节炎，医生应该反思 UKA 是

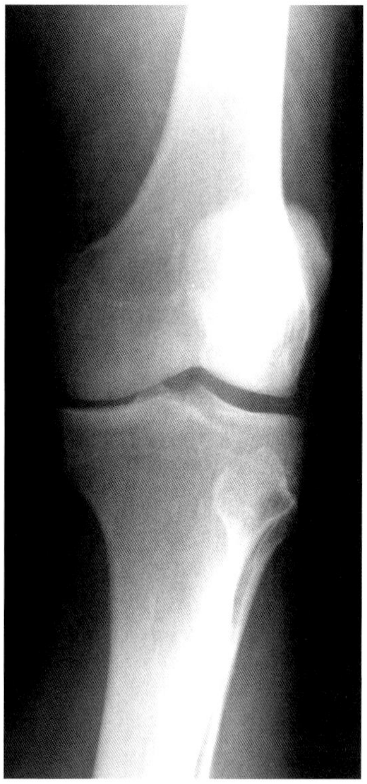

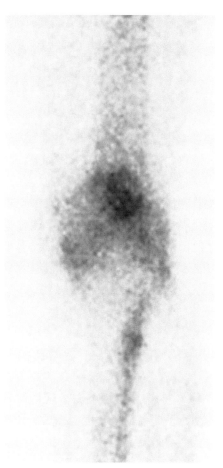

图 2-6　内翻膝锝扫描显示髌股关节病变比内侧关节更严重，不太适合 UKA。

图 2-4　理想的 UKA 手术内翻膝应内侧关节间隙狭窄，内翻畸形小于 5°。

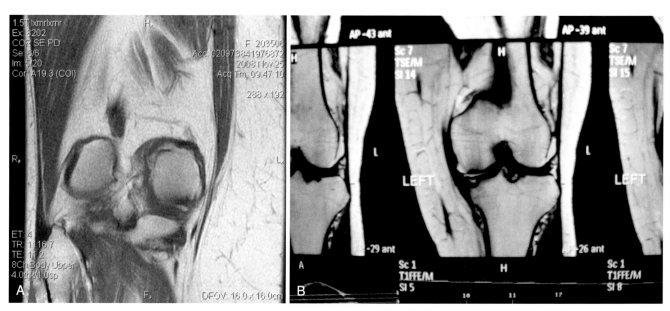

图 2-5　（A）在缓解期的内侧股骨髁缺血性坏死。（B）在缓解期的内侧胫骨平台缺血性坏死。

否合适，并考虑全膝关节置换术。

　　CT 或膝关节造影很少用到，但对安有心脏起搏器和不能接受 MRI 检查的患者可以使用。锝膝关节扫描对弄清原发性关节炎区域，比较其他区域情况，有时有一定价值（图 2-6）。

结　　论

　　如严格按照手术指征，UKA 同样可获得与 TKA 一样成功的结果 [10]。UKA 占膝关节置换手术的 10% ~ 15%。病史、体格检查及影像学是评估手术指征的三个重要手段，需要相互结合。任何一个因素存在疑问时，最好放弃 UKA 而考虑 TKA。但如在三个因素中仅有一个相对禁忌，UKA 可获优良结果。犹豫不决的医生往往会找到放弃 UKA 的理由，尽管此患者可能是 UKA 很好的适应证。笔者从未在手术过程中放弃 UKA，所有决定均在手术前做出。医生和患者都应对术后处理和治疗做好充分的准备。

（刘朝晖　译　程立明　校）

参考文献

1. Marmor L. Marmor modular knee in unicompartmental disease: minimum four-year follow-up. J Bone Joint Surg [Am] 1979;61: 347-353.
2. Insall J, Walker P. Unicondylar knee replacement. Clin Orthop Relat Res 1976;(120):83-85.
3. Laskin RS. Unicompartment tibiofemoral resurfacing arthroplasty. J Bone Joint Surg [Am] 1978;60:182-185.
4. Goodfellow J, O'Connor J. The mechanics of the knee and prosthesis design. J Bone Joint Surg [Br] 1978;60:358-369.
5. Marmor L. Unicompartmental arthroplasty of the knee with a minimum of 10-year follow-up. Clin Orthop Relat Res 1988;(228): 171-177.
6. Scott RD, Cobb AG, McQueary FG, Thornhill TS. Unicompartmental knee arthroplasty: eight to twelve year follow-up with survivorship analysis. Clin Orthop Relat Res 1991;(271):96-100.
7. Stern SH, Becker MW, Insall J. Unicompartmental knee arthroplasty: an evaluation of selection criteria. Clin Orthop Relat Res 1993;(286):143-148.
8. Repicci JA, Eberle RW. Minimally invasive surgical technique for unicondylar knee arthroplasty. J South Orthop Assoc 1999;8(1):20-27.
9. Romanowski MR, Repicci JA. Minimally invasive unicondylar arthroplasty: eight year follow-up. J Knee Surg 2002;15:17-22.
10. Berger RA, Nedeff DD, Barden RN, et al. Unicompartmental knee arthroplasty. Clin Orthop Relat Res 1999;(367):50-60.
11. Svard UCG, Price AJ. Oxford medial unicompartmental knee arthroplasty: a survival analysis of an independent series. J Bone Joint Surg [Br] 2001;83:191-194.
12. Price AJ, Webb J, Topf H, et al, and the Oxford Hip and Knee Group. Rapid recovery after Oxford Unicompartmental Arthroplasty through a short incision. J Arthroplasty 2001;16:970-976.
13. Gesell MW, Tria AJ. MIS unicondylar knee arthroplasty: surgical approach and early results. Clin Orthop Rel Res 2004;(428): 53-60.
14. Beard DJ, Pandit H, Gill HS, et al. The influence of the presence and severity of pre-existing patellofemoral degenerative changes on the outcome of the Oxford medial unicompartmental knee replacement. J Bone Joint Surg [Br] 2007;89:1597-1601.
15. Beard DJ, Pandit H, Ostlere S, et al. Pre-operative clinical and radiological assessment of the patellofemoral joint in unicompartmental knee replacement and its influence on outcome. J Bone Joint Surg [Br] 2007;89:1602-1607.

第 3 章
单间室膝关节置换的适应证

Hemant Pandit, Benjamin Kendrick, Nicholas Bottomley,
Andrew Price, David Murray, Christopher Dodd

要　点

- 牛津膝独特的设计特征使磨损最低，假体与髌骨"很友好"。
- 内侧单间室膝关节置换的主要适应证是前内侧骨关节炎和缺血性坏死（又称自发性膝骨坏死）。
- 内侧间室出现"骨与骨"接触，但 ACL 功能完整，内翻畸形可以矫正。
- Kozinn 和 Scott 描述的禁忌证并不适合牛津膝。

引　言

本章回顾了单间室膝关节置换（UKA）的适应证和禁忌证，特别提到牛津膝的情况。牛津膝设计高度适配，可自由活动的半月板衬垫分别与球形股骨假体及平坦胫骨假体相适配，并可以自由地滑动和旋转，这种适配可以在膝关节运动的所有方位都能保持[1]。这些独特的设计特征使磨损最小化，假体与髌骨"很友好"。所以，本章中的 UKA 适应证，是特别针对牛津膝而言，概括所有类型的 UKA 的适应证是不可能的。

适应证

内侧牛津膝单间室膝关节置换的主要适应证是前内侧骨关节炎（antero-medial osteoarthritis，AMOA）（图 3-1）以及缺血性骨坏死（又称自发性膝骨坏死，spontaneous osteonecrosis of the knee，SONK）（图 3-2）。AMOA 是 UKA 最常见的适应证，此病具有独特的特点，容易诊断，其临床影像与引起的病理损害之间存在密切关联[1]。

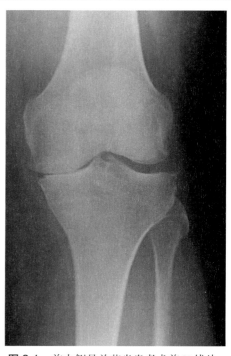

图 3-1　前内侧骨关节炎患者术前 X 线片。

主要体征

患者通常表现为站立或行走时膝疼痛，伴或不伴肿胀。检查显示小腿有 5° ~ 15° 内翻，在完全伸直位畸形不能矫正。然而在屈膝 20° 或更多时，畸形可以通过外翻应力矫正。在屈膝 90° 时，畸形可以自行矫正。

主要解剖特征

手术中，具有以上体征的膝通常有正常功能的交叉韧带，尽管前交叉韧带（ACL）可能有表面损坏。另外，胫骨侧关节软骨磨损，内侧平台的前内侧硬化骨暴露，范围向后延伸不等的距离，但是绝不会波及胫骨平台后缘。胫骨平台后部通常保留全厚的软骨。股骨内髁远端存在类似的软骨磨损，硬化骨暴露，股骨后髁保留全厚的软骨。外侧间室的关节软骨尽管出现纤维化，

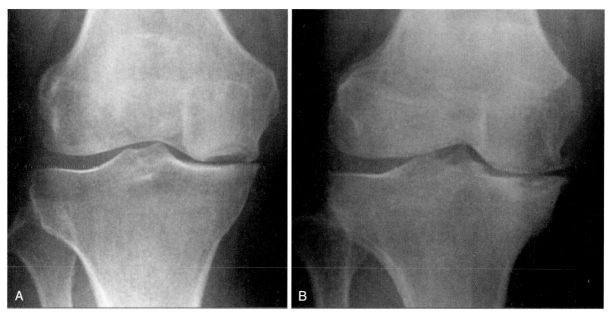

图 3-2　SONK 术前 X 线片显示波及的（A）股骨髁和（B）内侧胫骨平台病变。

但保留全层厚度。内侧副韧带（MCL）长度正常，但后关节囊有挛缩。

相互关联

完整的交叉韧带和内侧副韧带（MCL）可解释为什么会出现上述症状和体征[1]。交叉韧带保留了股骨在胫骨矢状面上正常的后滚模式（生理性后滚），也就造成了伸直时损害的接触区域（胫骨平台前部和股骨内侧髁远端）和屈膝时完好的接触区域（胫骨平台后部和股骨髁后表面）不同。后关节囊的短缩导致了屈曲畸形。伸膝时内翻畸形是由于伸膝时接触区域的软骨和骨质丢失造成的。内翻角度的大小取决于内侧骨量丢失的多少。若两个关节面都有骨裸露，软骨丢失的厚度为 5mm，导致大约 5° 的内翻。膝关节疼痛一般在负重时"骨与骨"接触的情况下加重。每 1mm 的骨磨损将增加 1° 的内翻畸形。

内翻畸形在屈膝 90° 时能自行矫正系因屈膝时接触面的关节软骨完整。屈膝时，MCL 都被牵张到正常长度，不会出现结构性短缩情况。完整的 ACL 确保了 MCL 保持正常长度，在屈膝 20° 时关节囊松弛，可以手法矫正内翻证实了此点。

AMOA 的诊断通常根据以上描述的临床表现来做出，放射学证据的支持也很有用。高质量的负重前后位像和侧位像将有助于判断内侧间室"骨与骨"的接触面情况和内翻畸形。如果因某些原因，放射学不能证实内侧间室"骨与骨"接触，也就是股骨侧及胫骨侧全层软骨丢失（full thickness cartilage loss，FTCL），可通过其他方法，如内翻应力像证实（图 3-3A）。拍摄此像时，屈膝 20° 使后关节囊松弛，操作者施加内翻应力拍摄前后位像，随之最好再拍摄一张外翻应力像（图 3-3B）。外翻应力像可以证实外侧间室存在全厚关节软骨。一些医生还喜欢拍张 Rosenberg 像，同样可以证实内侧间室存在 FTCL。如果以上检查证实股骨和胫骨侧存在 FTCL，并且患者的症状严重到需要关节置换，医生可以实施 UKA。如果不是这种情况，最好不要做 UKA，因效果不可靠。我们还没有发现其他检查手段（MRI、CT、骨扫描）在证实内侧间室存在 FTCL 的特定价值，然而，随着影像技术的进步，其可能性是存在的。

前交叉韧带（ACL）

1992 年，Goodfellow 等报道 ACL 的解剖状态是影响 UKA 长期效果的重要决定因素[1]。不考虑基础病和其他变量影响，术中有和无功能性 ACL 的牛津膝，7 年生存率相差 6 倍。AMOA 的患者 ACL 总是完整的。White 等描述了 46 个内侧牛津膝手术切除的胫骨内侧平台的情况，所有病例具有完整的 ACL，软骨磨损致软骨下骨裸露（Ahlback 2、3、4 期）[3]，磨损都位于前部和中部，很少延及平台的后 1/4，绝不会涉及关节后缘。其他学者也得出相似的结论，如 Harman 等人[4] 检查了 143 例 TKA 治疗的骨关节炎患者的胫骨平台情况，

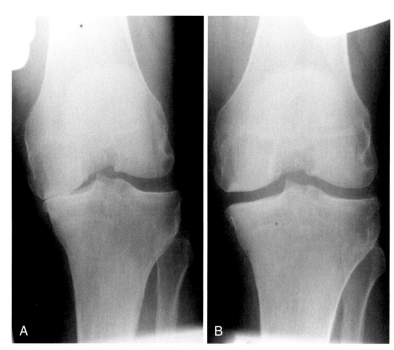

图 3-3　内翻（A）和外翻（B）应力像显示，在病变的内侧间室全层软骨丢失和外侧间室完整的软骨（B）。

发现 ACL 缺失的胫骨内侧平台磨损位置较 ACL 完整的膝平均后移 4mm，缺失 ACL 的膝内翻畸形更严重。胫骨磨损的位置和程度可从侧位片上可靠判断。根据此结果，Keyes 等人[5]研究 50 例骨关节炎患者术前侧位片，ACL 的状态在术中记录，由 4 名不知结果的观察者阅片，结果发现胫骨内侧平台后部保留与 ACL 完整性的相关性为 95%，胫骨平台后部磨损与 ACL 缺损或损害的相关性为 100%。这些相关性表明，ACL 保持完整，胫骨接触区域在膝伸直和屈曲时有差异。进行性骨丢失导致伸直位内翻畸形增加，但同时 ACL 保持其功能，屈膝时畸形自行矫正，但没有发现 MCL 结构性短缩。若此阶段没有治疗，ACL 通常会出现以下序列的损害：正常→滑膜覆盖丢失→始于远端→暴露的韧带纵形劈裂→牵拉并且胶原纤维束的力量丢失，导致韧带"脆弱和片段化"，ACL 最终断裂和缺失。

出于进行牛津 UKA 的目的，我们相信，只要 ACL 功能完整（如 ACL 正常或 ACL 表面滑膜不完整，或 ACL 裸露部分纵向劈裂），牛津 UKA 便可安全进行。如 ACL 功能不全，将会导致 AMOA 进展至后内侧，并可伴有股骨向后半脱位及 MCL 结构性短缩。Deschamps 和 Lapeyre[6]观察到 ACL 缺失的膝骨关节炎患者在伸膝时可有股骨在胫骨平台上向后半脱位。这种半脱位可导致胫骨平台后部的软骨被股骨下面股骨髁暴露的骨所磨损。同样，屈膝时股骨髁后面的软骨可被胫骨平台所磨损，而此时胫骨平台上没有任何软骨。这时内翻畸形在屈膝和伸膝时都可出现，MCL 可出现结构性短缩。

"禁忌证"

我们认为 AMOA 进行牛津 UKA 没有真正的禁忌证。这虽然听上去很有争议，但是我们会尽力提供证据。任何有"骨对骨"接触的 AMOA 及显著疼痛的患者都可接受 UKA，而患者年龄、活动度、肥胖度、软骨钙质沉着病、髌股关节骨关节炎和（或）术前的疼痛可较放心地忽略。这与 1989 年 Kozinn 和 Scott 的建议是矛盾的[7]。他们认为，年龄小于 60 岁、体重大于 82kg、髌股关节间室有软骨下骨裸露、活动较多或从事重体力活动的患者不适合进行 UKA。他们同时建议将软骨钙质沉着病作为一个相对禁忌证。必须指出的是，这些严格的选择标准是建立在固定型衬垫 UKA 的经验基础上的，并且通常认为是感性多于循证。牛津小组在过去 25 年忽略了这些所谓的禁忌证，从 1998 年开始引进第Ⅲ代牛津 UKA（微创手术植入）以来，我们已经收集了 1000 例牛津 UKA 术前和术后临床和放射学数据，这些证据支持我们的观点。

髌股关节骨裸露

在 1000 例连续进行的 UKA 中，接近四分之一的患者在髌骨或股骨滑车或两者有髌股关节（patellofemoral joint，PFJ）骨裸露。将这些患者和在 PFJ 中没有 FTCL 的患者比较，发现两组患者在假体生存率及临床评分上并没有显著差别。2007 年，我们小组发表了关于 824 例针对术前 PFJ 情况的膝牛津 UKA 经验[8, 9]。在这一病例系列中，我们指出在存在滑车表面有 FTCL 的 13% 病例中，髌骨内侧面的占 9%，髌骨外侧面的占 4%。和没有髌股关节骨关节炎的患者相比，这 13% 的患者疗效并没有显著差别。相似的，我们评价了单独的 100 例连续病例队列，有的患者术前存在膝前痛和（或）PFJ 退变的放射学证据。这些患者的临床疗效和是否存在术间膝前痛无关。术前放射学（在 PFJ 切线位上看）显示有退行性变的患者临床疗效与无退变的患者相比并没有显著差别，这在有内侧髌股间室退变的患者特别明显。然而，在有外侧髌股关节退变的患者中，牛津膝得分（Oxford knee score，OKS）分别为 38 分（外侧面 PFJ 关节炎）和 41 分（正常外侧面 PFJ）。因此我们建议：如果 PFJ 外侧面部分伴有骨缺损、沟槽或半脱位，则须进行 TKA。

年　龄

一些外科医生认为患者年轻（<60 岁）或年龄过大（>80 岁）是 UKA 的禁忌证。在年轻患者中容易出现磨损和假体松动，而在老年患者，不存在需要翻修的风险。牛津 UKA 独特设计的特点可将磨损最小化，并且磨损和衬垫厚度无关。这意味着可以使用最薄为 3mm 的衬垫而不会增加灾难性磨损或衬垫断裂的风险。手术可保留骨质，这在年轻患者是一个重要优势。国家关节登记中心的各种研究结果表明：与 TKA 相比，UKA 的并发症少，特别是死亡率较低、感染率较低，并能减少输血。住院期缩短、活动范围改善、恢复更快使得 UKA 成为老年患者理想的置换方式。在我们 1000 例 UKA 病例中，25% 的患者手术时年龄小于 60 岁，最后随访结果显示，年龄小于 60 岁组和大于 60 岁组，临床和功能疗效并没有明显统计学差异。2005 年，Price 比较了小于 60 岁与大于 60 岁的两组牛津 UKA 患者[10]，年轻组假体生存率是 91%，年龄较大组假体生存率是 96%。这些结果和年龄小于 60 岁的 TKA 结果具有可比性，另外，较年轻患者术后 10 年 HSS（Hospital for Special Surgery Score）评分是 94/100，而年龄较大患者评分是 86/100。

肥胖

固定型衬垫 UKA（部分是全聚乙烯胫骨平台）在肥胖患者应用效果不佳。主要归于灾难性失败和（或）胫骨平台假体松动所伴随的风险。牛津 UKA 高度适配，磨损小，因此磨损不是问题。金属平台托可降低胫骨平台松动的危险。在牛津病例系列中，将近 50% 的患者体重大于 82kg，因此根据 Kozinn 和 Scott 的标准，这些患者应该被认为是"欠理想"[7]。当这个队列的患者和体重小于 82kg 的患者组相比，两组的临床效果、功能结果以及失败率并没有显著差别[11]。Berend 回顾分析了一组连续病例经微创手术植入的两种固定型衬垫假体（EIUS，Stryker Orthopaedics；和 Repicci Ⅱ，Biomet）的早期效果[12]，术后平均随访 40.2 个月，作者在连续进行的 79 个 UKA 中有 16 例失败，最常见的原因为胫骨假体松动（6 例）。作者总结认为体质指数大于 32 可增加失败的风险。最近，有人发表了牛津 UKA 的结果，却发现体质指数大于 32 并不增加失败的风险[12]。

最近，我们提供了连续进行的近 600 例牛津 UKA 的结果[13]，术后随访最短为 5 年，根据 BMI 分为四组：1 组 <25，2 组 25~30，3 组 30~35，4 组 ≥ 35。这四组患者的假体 10 年生存率并没有显著差别，尽管第 4 组的生存率稍低。虽然 3 组和 4 组的 OKS 的变化与另外两组相似，但 3 组和 4 组患者的术前和术后早期牛津膝关节评分（Oxford Knee Score，OKS）均较低。类似的是，3 组和 4 组 AKSS（American Knee Society score）功能评分也较低，尽管功能评分的改变并没有显著差别。这些结果说明肥胖不应列为牛津 UKA 的禁忌证。

软骨钙质沉着病

在我们的牛津 UKA 病例系列中，13% 有明显的软骨钙质沉着病的放射学和组织学表现，但是他们的临床、功能、结果及生存率并没有显著差别[11]。Woods 在 1995 年发表了软骨钙质沉着病的 UKA 结果[14]，伴有或不伴有软骨钙质沉着病的两组患者在假体生存率方面并没有显著差别，临床结果和放射学结果也没有显著差异。

活动水平

什么样的活动水平适合关节置换一直存在争议。这显然取决于患者活动的类型、频率，同时取决于植入假体的类型。在我们的队列中，将近 10% 的患者活动水平达到 Tegner 5 级或更高。Tegner 5 级活动水平意味着他们通常进行重体力劳动（建筑或伐木），或竞技活动（骑车或滑雪），或娱乐性活动（一周至少在非平地上进行远足两次）。在这个队列的患者，OKS 和 AKSS 功能评分较高，失败率较低。仅有一个病例失败，他是 ACL 断裂的患者，需要进行韧带重建。对于牛津 OKA，所有这些都是非必要的禁忌，但如果严格按照 Kozinn 和 Scott 所建议的指征[9]，那么这些患者中有 70% 都不是 UKA 的合适人选。然而，相对于那些理想的患者，他们的功能结果或失败率并无显著差别。在这些有或没有可接受的禁忌的患者，12 年假体生存率为 96%（并无统计学差别）。

膝关节自发性骨坏死

UKA 适于治疗 SONK，各种研究表明其在治疗 SONK 时，具有很好的功能结果和生存率。从技术观点来看，UKA 植入是需要的，在使用假体植入治疗骨坏死时，一些因素必须加以考虑。最常见的骨缺损出现在伸膝时股骨内侧髁的承重区域，不注意到此处的凹陷可导致手术医生在打孔时进得过深，从而在股骨内侧髁磨去过多骨质，而导致伸膝时平衡失调。另外，由于周围存在骨硬化，因此要尽力全部清除股骨髁凹陷处或内侧胫骨平台的骨坏死灶，以使骨水泥能够渗入正常骨组织。大的骨缺损有必要用在术中收集的自体骨来移植填充。Langdown 评价了终末期 SONK 进行牛津 UKA 的效果[15]，并将结果与 AMOA 组比较，结果显示两组效果无明显差别。

胫骨高位截骨术病史

Rees 指出曾进行过胫骨高位截骨术（high tibial osteotomy，HTO）的患者再进行 UKA，术后 10 年累积生存率是 66%，明显低于 AMOA 患者生存率（96%）[16]。作者指出，持续疼痛和（或）早期骨关节炎进展至外侧间室是失败的最常见原因。我们认为疼痛、外侧间室磨损以及随后的失败的原因是：对于原发 AMOA 进行内侧 UKA 治疗可矫正内翻，重建下肢力线，但是，如果内翻畸形已通过 HTO 得到部分或全部关节外纠正，那么 UKA 对力线的任何进一步的纠正都可导致过度矫正。因此我们建议将曾行 HTO 作为牛津 UKA 的禁忌。如果 HTO 术后膝关节疼痛复发，行 TKA 更为有效。

ACL 缺陷

对于有症状的孤立性内侧间室骨关节炎并存 ACL 损害的年轻活跃患者，治疗方案的选择非常有限。假体预期寿命的有限性和患者高活动水平妨碍选择 TKA。由于韧带不稳定，胫骨截骨术和 UKA 效果都不确切。由于负荷偏移引起的磨损或胫骨假体松动可导致 UKA 失败。在原发创伤性 ACL 断裂并继发内侧间室骨关节炎的病例中，软骨缺损和骨磨损多在胫骨中央或后部（后内侧骨关节炎）。这可能是由于打软腿的重复结果，内侧间室股骨向后半脱位将承重负荷置于胫骨后方半月板和后方软骨，造成半月板撕裂和骨关节炎形成。在大部分病例中，其他膝关节结构保持完整，后交叉韧带没有短缩。这很可能是因为，伸膝时股骨远端完整的软骨和胫骨前方完整的软骨相接触，所以内翻畸形得到纠正而 MCL 保持正常长度。在这些年轻患者身上，我们进行 ACL 重建后再进行 UKA[17]。根据存在的症状，联合手术可一期完成或分期完成。对于疼痛是主要问题的患者，我们倾向于一期完成 ACL 重建和 UKA；而对于关节不稳定是主要症状的患者，我们倾向于分期手术：先进行 ACL 重建，如果几个月后疼痛成为主要问题则进行 UKA。

我们已经治疗了 50 例患者，治疗方式为 ACL 重建+UKA，这些患者的临床和功能效果都很好，假体生存率和具有完整 ACL 的 AMOA 患者没有差别。我们也评估了 ACL 完整和 ACL 重建后的牛津 UKA 膝关节的功能动力学，两组的运动力学类型和正常膝关节类似[18]。

小 结

UKA 的适应证和禁忌证因假体设计而有不同。对于牛津 UKA，只要患者为 AMOA，存在明显疼痛和"骨对骨"的证据，即可进行 UKA。尤其是我们可以忽略这些患者的年龄、活动水平、软骨钙质沉着病、术前疼痛部位及肥胖等因素。如果采用 Kozinn 和 Scott 提出的选择标准，那么只有 2%～10% 的患者符合标准，适合 UKA 术，而这意味着外科医师不能积累足够经验，提高他们 UKA 手术技能。当外科医师不常进行 UKA 时，手术效果可能会欠佳。反之，如果摒弃他们的标准，那么现在进行膝关节置换的患者中有三分之一（或更高比例）的人可进行 UKA。这将会使外科医师提高经验，而患者也将从中获益。

（刘朝晖 译 程立明 校）

参考文献

1. Goodfellow J, O'Connor J. The anterior cruciate ligament in knee arthroplasty: a risk factor with unconstrained meniscal prosthesis. Clin Orthop 1992;276:245-252.

2. Psychoyios V, Crawford RW, O'Connor JJ, Murray DW. Wear of congruent meniscal bearings in unicompartmental knee arthroplasty: a retrieval study of 16 specimens. J Bone Joint Surg [Br] 1998;80:976-982.

3. White SH, Ludkowski PF, Goodfellow JW. Anteromedial osteoarthritis of the knee. J Bone Joint Surg [Br] 1991;73:582-586.

4. Harman MK, Markovich GD, Banks SA, Hodge WA. Wear patterns on tibial plateaus from varus and valgus osteoarthritic knees. Clin Orthop 1998;325:149-158.

5. Keyes GW, Carr AJ, Miller RK, Goodfellow JW. The radiographic classifications of medial gonarthrosis. Correlation with operation methods in 200 knees. Acta Orthop Scand 1992;63:497-501.

6. Deschamps G, Lapeyre B. Rupture of the anterior cruciate ligament: a frequently unrecognised cause of failure of unicompartmental knee prostheses. Fr J Orthop Surg 1987;1:323-330.

7. Kozinn SC, Scott R. Unicondylar knee arthroplasty. J Bone Joint Surg [Am] 1989;71:145-150.

8. Beard DJ, Pandit H, Gill HS, et al. The influence of the presence and severity of pre-existing patellofemoral degenerative changes on the outcome of the Oxford medial unicompartmental knee replacement. J Bone Joint Surg [Br] 2007;89:1597-1601.

9. Beard DJ, Pandit H, Ostlere S, et al. Pre-operative clinical and radiological assessment of the patellofemoral joint in unicompartmental knee replacement and its influence on outcome. J Bone Joint Surg [Br] 2007;89:1602-1607.

10. Price AJ, Dodd CA, Svard UG, Murray DW. Oxford medial unicompartmental knee arthroplasty in patients younger and older than 60 years of age. J Bone Joint Surg [Br] 2005;87:1488-1492.

11. Pandit H, Jenkins C, Gill HS, et al. Unnecessary contraindications for mobile bearing unicompartmental knee replacement. Accepted for publication in J Bone Joint Surg Jan 2011.

12. Berend KR, Lombardi AV Jr, Adams JB. Total knee arthroplasty in patients with greater than 20 degrees flexion contracture. Clin Orthop Relat Res 2006;(452):83-87.

13. Ferguson J, Pandit H, Price AJ, et al. The impact of body mass index on the outcome of the unicompartmental knee arthroplasty. BASK, Oxford, March 2010.

14. Woods DA, Wallace DA, Woods CG, et al. Chondrocalcinosis and medial unicompartmental knee arthroplasty. Knee 1995;2:117-119.

15. Langdown AJ, Pandit H, Price AJ, et al. Oxford medial unicompartmental arthroplasty for focal spontaneous osteonecrosis of the knee. Acta Orthop 2005;76:688-692.

16. Rees JL, Price AJ, Lynskey TG, et al. Medial unicompartmental arthroplasty after failed high tibial osteotomy. J Bone Joint Surg [Br] 2001;83:1034-1036.

17. Pandit H, Beard DJ, Jenkins C, et al. Combined anterior cruciate reconstruction and Oxford unicompartmental knee arthroplasty. J Bone Joint Surg [Br] 2006;88:887-892.

18. Pandit H, Van Duren BH, Gallagher JA, et al. Combined anterior cruciate reconstruction and Oxford unicompartmental knee arthroplasty: in vivo kinematics. Knee 2008;15:101-106.

第 4 章
间隔器假体——过去与现在

Franz Xaver Koeck, Erhan Basad

要 点

- 保留骨和关节是单间室骨关节炎治疗特别是年轻患者治疗的主要目标。
- 外科治疗主要包括截骨术和单间室膝关节置换术。
- 截骨术可以矫正力线但不能修复磨损的关节软骨。
- 单间室膝关节置换需要切骨，并且比全膝关节置换术的生存期短。
- 早期单间室膝关节置换假体，例如 McKeever 胫骨半关节置换，强调不做骨切除，只做胫骨单一表面置换，长期效果也不错。后来引进了 UniSpacer，这是一个可移动自有中心的单间室金属置入物，但是由于力线不佳以及脱位的趋向性，结果不佳。
- 近期，基于假体的非固定原理，根据患者 MRI 数据进行个体化设计，模拟相应间室的形态，制作出金属置入物 iForma。iForma 假体只对一小部分单间室关节炎的患者适应，它可改善功能，减轻疼痛，但相对于传统的单间室膝关节置换，早期翻修率较高。

引 言

半关节置换术是单间室骨关节炎治疗的一种方法。50 多年前 McKeever 和 MacIntosh 设计的假体提供了半关节置换术的知识和临床基础。尽管这些手术效果不错，但由于手术技术难度大及全膝关节置换术获得极大成功，绝大多数骨科医生放弃了这项手术。然而面对更年轻、活动量大的年轻患者，需要采用微创和保留骨量的技术，这就促成间隔器假体（interpositional devices，iPDs）的发展，其也是原有假体继续改进的结果。本章将概述单间室骨关节炎治疗的间隔器假体治疗方法、设计及选择。

半关节置换早期的发展

对局限于单纯股胫间室的骨关节炎患者来说，金属半关节置换的概念有很长历史。使用 iPD 的概念几乎可追溯到 150 年前，首先由 Verneuil 提出[1]。他提出在髁间放置材料，减少磨损，防止粘连。随后多年，很多材料都尝试过，从 1918 年铬处理的猪膀胱到 1940 年的钴铬钼合金。1960 年 McKeever[2] 设计了可放置在股胫间室的金属假体，固定在胫骨平台（Howmedica，Rutherford，NJ）（图 4-1）。随后，MacIntosh 又改良了设计。20 世纪 50、60 年代，Mckeever[2] 和 MacIntosh[3] 将金属半关节置换引入骨科实践。MacIntosh 和 Hanter 描述半关节置换手术如下："半关节置换术是通过植入合适大小和厚度的胫骨平台假体重建磨损的关节，恢复膝的正常稳定性，缓解疼痛，改善功能和步态，并矫正内翻和外翻矫形。尽管站立时存在内、外翻畸形，但侧副韧带通常保持其长度，通过放入足够厚度的假体，可以矫正畸形，保持稳定并撑开松弛的侧副韧带。"[4]

以上两种假体早期的经验报道令人满意。两种假体的区别在于固定方式不同。McKeever 假体配有一个龙骨脊，插入到胫骨可提供机械固定。相比之下，MacIntosh 假体是平放在胫骨平台上，依靠侧副韧带的牵张来维持稳定，没有额外固定。假体顶部具有圆形的边缘，下表面具有多齿的平面以保证匹配和稳定[4]。对 75 例 MacIntosh 假体随访 10 年的报道中，Wordsworth 等发现 11 例（14.7%）翻修，并得出结论，"术前较大的成角畸形会降低中期成功的机会，5 年后的晚期置换失败是非常罕见的。"[5] 近期一个对 44 例 McKeever 假体平均 8 年随访的研究，Scott 等报道 70% 结果优良[6]。类似的是，Emerson 和 Potter 也报道了 61 例 McKeever 假体随访 13 年（平均 5 年）的结果，72% 的膝良好和优秀[7]。2006 年 Springer 出版的最新报道显示，

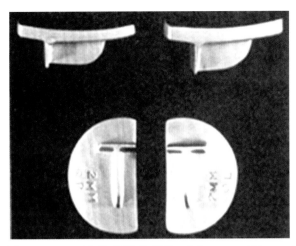

图 4-1　McKeever 半关节置换假体。（Courtesy of Howmedica, Rutherford, NJ.）

McKeever 假体长期结果良好[8]。尽管这些假体的早期经验的报道令人鼓舞，但由于其手术侵入特征及随后发展的全膝关节置换术，单间室膝关节置换只是局限在几个骨科中心使用。

最新进展

UniSpacer

几年前，半关节置换的基本概念在冷落了几十年后又重新出现。其中第一批投入市场的 iPD 是 UniSpacer（Zimmer, Warsaw, IN）。UniSpacer（图 4-2）是一个活动的 iPD，不像 McKeever 假体使用龙骨固定在胫骨平台，也不像 MacIntosh 假体有一个粗糙的底面。UniSpacer 设计采用顶面与股骨髁关节适配，底面可在胫骨平台上自由移动。UniSpacer 设计只在内侧使用，主要是因为在外侧间室，后滚（roll-back）可能导致假

体脱位或软组织撞击，或两者兼而有之。UniSpacer 可通过微创小切口置入[9]。Sisto 和 Mitchell 报道一组随访平均 26 个月的 37 例 UniSpacer[10]，平均 KSS 功能评分 Knee Society Function Score 为 69 分，KS 评分（Knee Score）为 72 分。12 膝翻修（35.4%），其中 6 例因为脱位（17.6%），另外 6 例因疼痛或其他原因（17.6%）。Friedman 对早期 23 例 UniSpacer 结果报道，其中总体翻修率为 34%，8% 是因为脱位[11]。这些医生的结果与假体开发商早期的报道是一致的。

OrthoGlide

另一个半关节 iPD 假体是 OrthoGlide 假体（Advanced BioSurfaces, Inc., Minnetonka, MN）。该假体（图 4-3）只可用于内侧间室，通过微创小切口植入到胫骨平台和股骨髁之间。该假体的目的在于"改善膝关节力线，让关节处于稍外翻位置。调整的膝关节力线旨在调整负重应力分布，帮助恢复关节面的正常关系及周围关节囊、韧带和肌肉结构。该假体具有摩擦系数低、高耐久性的特点，可以减轻疼痛"[12]。该假体的几何特征和韧带张力联合作用保持假体在位，连同后部"唇"状结构或突出部分阻止假体过度活动。

iForma

iForma 假体（ConforMIS, Burlington, MA）是一款个体化的 iPD，它可复制胫骨关节面，应用功能固定来保持假体的稳定，容许假体轻微的活动（图 4-4）。每个假体都是个体化的，以匹配不同患者的关节解剖。

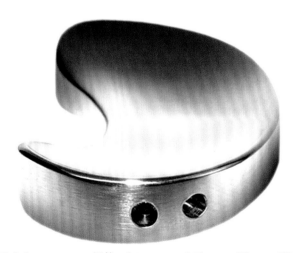

图 4-2　UniSpacer 假体。（Courtesy of Zimmer, Warsaw, IN.）

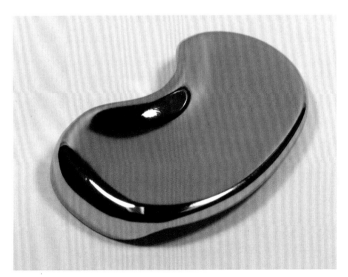

图 4-3　OrthoGlide 假体。（Courtesy of Advanced BioSurfaces, Inc., Minnetonka, MN.）

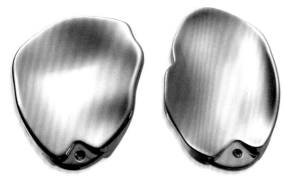

图 4-4　内侧和外侧 iForma 假体。注：生产商已不再提供这种产品。（Courtesy of ConforMIS, Burlington, MA.）

通过新型成像技术将患者关节软骨和软骨下骨的图像转换，为患者制造特定关节假体，这种技术是基于 MRI 技术发展而来。假体顶部表面形状与股骨髁形状相匹配，而假体底部形状和胫骨平台相匹配。由于 iForma 设计是为了复制患者独特的解剖，它既可以匹配内侧髁，也可以匹配外侧髁（图 4-5）。

间隔器假体或半关节置换假体，其治疗目标是重建或改进力线。在有关 iForma 的研究中评估了这种假体改善力线的作用。Koeck[13] 研究 27 例应用 iForma 假体患者的下肢力线，所有患者均患有早期或中期膝关节骨关节炎（Kellgren-Lawrence 3 期或更早期），手术由一名医师完成，其中 23 例内侧，4 例外侧，女性 15 名，男性 12 名，平均年龄 55.3 岁（38 ~ 67 岁）。手术侧肢体都在术前由两个不同的检查者拍摄了两次标准站立位下肢全长像及应力位像，术前确立的标准是将力线纠正至 0° 和（或）小于 2°。27 名患者中的 23 位（85.2%）达到了上述目标。由设计指数决定的假体代偿和力线矫正程度之间的矫正指数是 0.838。

2005 年 6 月到 2008 年 6 月间对 iForma 假体植入的安全性和有效性进行了一项多中心研究[14]，共 78 名患者（42 名男性，36 名女性），平均年龄为 53 岁，平均体质指数 29.0。研究调查 WOMAC 评分、疼痛视觉类比量表（VAS）和膝关节协会评分（KSS）。平均随访 16.4 年。WOMAC 膝关节评分从术前 48.3 分增加到术后 24 个月的 71.3 分。疼痛视觉类比量表提示通过 5 种疼痛测量方法均可达到减轻疼痛的目标。KSS 评分从术前 39.2 分提高到术后 24 个月的 61.9 分。KSS 功能评分从术前 64.5 分提高到术后 24 个月的 82.5 分。术前活动范围可以得到恢复。总翻修率是 24%。15 膝假体早期被取出，4 膝翻修但没有取出假体。iForma 对于单间室病变这样较少适应证的患者，可以改善膝关节功能、减轻疼痛，然而与传统关节置换术相比，其早期翻修风险要高很多。如果忽略这些局限性，其对于年轻而不适于行关节置换或有胫骨高位截骨术禁忌的骨关节炎患者来说，是一种可选择的治疗方案；并且，和其他治疗方法相比，iForam 具有省时、省费用的优势。

讨　论

在治疗胫股单间室骨关节炎方面，半关节置换重新兴起，McKeever 和 MacIntosh 的设想也逐步发展到几个新颖的选择。现已证实活动型假体缺乏适应性，并且容易后移和脱位。个体化活动型假体出现后，由于其精确的解剖匹配，因此可以提供更好的功能固定。因此，个体化活动型假体为单间室骨关节炎患者提供了微创治疗选择（见视频 4-1）。为了避免较高的早期翻修率，也需要对所治疗的间室假体的稳定性和压力分布进行生物学检测。长时间的随访有待进行以评估新一代假体的适应证和实用性。表 4-1 列出了当前可用的假体特征。

表 4-1	当前可用的半关节置换假体设计特征比较				
设计	FDA 批准?	材料	个体化 设计?	机械固定?	用于外侧?
iForma	是	钴铬合金	是	否	是
OrthoGlide	是	钴铬合金	否	是，部分	否
UniSpacer	是	钴铬合金	否	否	否

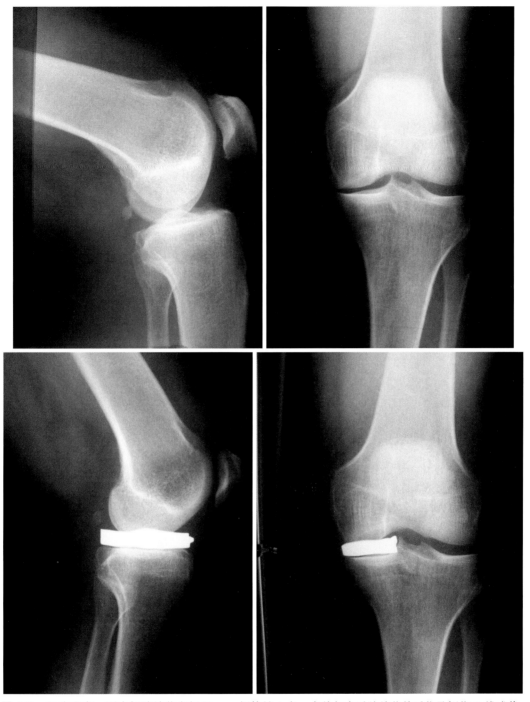

图 4-5　52 岁患者，因内侧膝关节炎行 iForma 假体植入术，术前与术后膝关节前后位及侧位 X 线成像。

（刘朝晖　译　程立明　校）

参考文献

1. Verneuil AS. De la création d'une fausse articulation par section ou resection partielle de l'os maxillaire inférieur, comme moyen de rémedier a l'ankylose vraie ou fausse de la machoire inférieure. Arch Gen Med 1860;15:174-179.

2. McKeever DC. Tibial plateau prosthesis. Clin Orthop Relat Res 1960;(18):86-95.

3. MacIntosh DL. Hemi-arthroplasty of the knee using a space occupying prosthesis for painful varus and valgus deformities. Proceedings of the Joint Meeting of Orthopaedic Associations of the English Speaking World. J Bone Joint Surg [Am] 1958;40:1431.

4. MacIntosh DL, Hunter GA. The use of the hemiarthroplasty prosthesis for advanced osteoarthritis and rheumatoid arthritis of the knee. J Bone Joint Surg [Br] 1972;54:244-255.

5. Wordsworth BP, Shakespeare DT, Mowat AG. MacIntosh arthroplasty for the rheumatoid knee: a 10-year follow up. Ann Rheum Dis 1985;44:738-741.

6. Scott RD, Joyce MS, Ewald FC, Thomas WH. McKeever metallic hemiarthroplasty of the knee in unicompartmental degenerative arthritis. J Bone Joint Surg [Am] 1985;67:203-207.

7. Emerson R, Potter T. The use of the McKeever metallic hemiarthroplasty for unicompartmental arthritis. J Bone Joint Surg [Am] 1985;67:208-212.

8. Springer BD, Scott RD, Sah AP, Carrington R. McKeever hemiarthroplasty of the knee in subjects less than sixty years old. J Bone Joint Surg [Am] 2006;88:366-371.

9. Scott RD. The UniSpacer: insufficient data to support its widespread use. Clin Orthop Relat Res 2003;(416):164-166.

10. Sisto DJ, Mitchell IL. UniSpacer arthroplasty of the knee. J Bone Joint Surg [Am] 2005;87:1706-1711.

11. Friedman MJ. Unispacer. Arthrosc 2003;19(Suppl):120-121.

12. Pre-Market Notification. 510(k) Summary, Advanced Bio-Surfaces, Inc. OrthoGlide® (Medial Knee Implant, K053094), Feb. 6, 2006. Available at: www.accessdata.fda.gov/scripts/cdrh/cfdocs/cfPMN/pmn.cfm?ID=19941

13. Koeck FX, Perlick L, Luring C, et al. Leg axis correction with ConforMIS iForma (interpositional device) in unicompartmental arthritis of the knee. Int Orthop 2009;33:955-960.

14. Koeck FX, Luring C, Goetz J, et al. Prospective single-arm, multicenter trial of a patient-specific interpositional knee implant: Early clinical results. Open Orthop J 2011;5:37-43.

第 5 章

部分膝关节置换术：不断增长的现象？

William A. Jiranek, Daniel L. Riddle

要 点

- 从 1998 年至 2005 年，美国部分膝关节置换术的例数增长了 3 倍。
- 2005 年，美国部分膝关节置换术占所有膝关节置换术的比例大约为 9%。
- 根据其他国家提供的数据，膝关节置换术中部分关节置换所占比例从英国的 8% 到加拿大的 19% 不等。
- 部分膝关节置换术具有可行性，但在世界范围内并未得到充分开展。
- 在全球范围，部分膝关节置换的广泛开展具有可行性，具有很大潜力。

引 言

由于膝关节骨关节炎是人类最常见的疾病之一，所以关节置换术例数的相关数据对于估计治疗这类疾病的社会价值是很重要的。建有关节置换登记中心的国家的数据比较清晰，而美国由于没有国家关节置换登记，缺乏这方面的数据。尽管医学机构提供了一些数据，但部分膝关节置换术和全膝关节置换术并没有区分，并且只采集了享受医疗保障的患者的资料（通常是 65 岁以上人群）。膝关节部分置换可通过几种不同的方式来描述，包括其在所有的膝关节置换中所占的百分比及患者中有孤立的单间室骨关节炎者所占的百分比。相应于施行部分膝关节置换术的外科医生数量增加，部分膝关节置换术出现了高峰，相应地还有失败率的增加。

尽管有症状的骨关节炎患者数目显著增加，似乎关节炎局限于一个间室（适于行部分膝关节置换术）的患者比例相对不变，约占 30%。本章主要报道了关节置换登记中心的数据。对于美国，由于其没有登记中心，我们通过间接方式（包括主要厂家的假体销售数据）估计单间室膝关节置换例数[1]。我们通过有关商业数据来估计市场份额[2]。

美国 PKA 的增长

为了估计每年 PKA 的数量，我们采用回顾横断面设计。我们征求了来自美国四家主要 PKA 厂家的销售数据，包括 Biomet（Warsaw，IN）、Zimmer（Warsaw，IN）、Depuy Orthopaedics（Warsaw，IN）及 Stryker 公司（Mahwah，NJ）。Stryker 公司没有提供销售数据。我们综合分析公司（DataMonitor，New York，NY）所提供的基于单间室膝关节置换假体销售的各个公司的市场份额，可以使我们得以确定销售总量。使用销售数据和市场份额来评估单髁假体的植入数量，2003 年占 83% 市场份额，2004 年为 74%，2005 年为 87%。我们通过回顾分析来估计 1998—2002 年的销售数量，然后采用国家医院出院调查（National Hospital Discharge Survey，NHDS）所提供的数据研究美国总的膝关节置换数量，减去全膝关节置换数量，即可估计单间室膝关节置换数量。估计单间室膝关节置换的例数从 1998 年的 6 570 例增加至 2005 年的 44 990 例，然而全膝关节置换的例数从 1998 年的 259 000 例增加至 2004 年的 441 000 例（没有 2005 年 NHDS 数据）。单间室膝关节置换在所有膝关节置换中的比例从 1998 年的 2.5% 增加至 2005 年的 9.8%。从 1998 年至 2005 年，PKA 平均每年增加 30%。

斯堪的纳维亚的 PKA 例数

瑞典关节成形中心制作了 1998—2005 年间的年度报道[3]。2002—2005 年，UKA 在所有关节置换中所占的比例在 9.4% ~ 11.7%。在 1998 年，进行了 4 400 例膝关节置换术和大约 1 000 例 UKA，在 2006 年总的膝关节置换术增加至 9 700 例，而 UKA 数目相对减少至 900 例。在此期间，登记中心发布了几个手术失败率相对较高的报道，而这可能影响了 UKA 数量的增长，因为在关节置换登记中心公布的失败率较低的芬兰和挪威，UKA 的增长率较高。挪威在 2008 年的报道中，UKA 数量从 1998 年的 87 例增长至 2005 年的 445 例，增长了 400%[4]。在同期，挪威的膝关节置换总量从 1998 年的 1 320 例增加到 2005 年的 2 800 例。芬兰关节登记中心没有在互联网上公布他们的数据，但在他们发表的文献上有一些数据。从 1988 年至 1995 年，进行了 540 例 UKA，而 TKA 总量为 12 480 例；从 1996 年至 2003 年，UKA 总量增加至 1 251 例，而 TKA 总量为 34 132 例。

其他国家 PKA 的数据

澳大利亚关节登记中心报道称其每年单间室膝关节置换例数从 2000 年的 6 700 例增加至 2008 年的 28 822 例，增长了 4 倍[5]。而同期 TKA 总量从 36442 例增长至 197 301 例，增长了 5 倍。在这一时期，部分膝关节置换术例数在膝关节置换术总数的比例从 19% 下降至 16%。

新西兰关节登记中心报道称其单间室膝关节置换

从 2000 年至 2003 年增长了 1 倍，在 2004 年至 2008 年略有下降[6]。虽然如此，2000 年在 3 015 例膝关节置换术中，单间室膝关节置换所占的比例为 11%，而 2008 年所占比例为 10%。英国关节成形中心在 2009 年报道称从 2000 年至 2009 年单间室膝关节置换在膝关节置换总数中的比例为 8%[7]。在 2008 年，英国关节登记中心有 71 527 例初次膝关节置换，其中 5 573 例是单间室膝关节置换（占总量的 8%），其中 1 030 例是髌股关节置换（占总量的 1%）。因此 9% 的膝关节置换是部分膝关节置换，从 2000 年开始，这个比例保持不变。

加拿大关节成形中心报道称他们每年的膝关节置换总量从 1998 年的 16 709 例增加至 2008 年的 38 922 例，增加了 125%[8]。在这些数据中，部分膝关节置换在膝关节置换总量的比例在 2004 年为 8%，2005 年为 9%，2007 年为 8%。

小 结

部分膝关节置换术的应用在 20 世纪 90 年代稳步增长，但在 21 世纪前 10 年在全球范围内保持稳定。膝关节部分置换例数占膝关节置换总数的比例大约为 10%。那些报道 PKA 应用相对减少的中心报道其部分膝关节置换术失败率都较高，而这可能影响那些国家 PKA 的应用。世界范围内 PKA 例数的稳定比例说明 PKA 是膝关节单间室关节炎患者可行的治疗方法。

（刘朝晖 译 程立明 校）

参考文献

1. Riddle DL, Jiranek WA, McGlynn FJ. Yearly incidence of unicompartmental knee replacement in the United States. J Arthroplasty 2008;23:408-412.
2. DataMonitor. Hip and knee replacement market: overview of the US and European markets—growth in a mature market, 2006.
3. The Swedish Knee Arthroplasty Register, Annual report 2006. http://www.knee.nko.se/english/online/thePages/contact.php
4. The Norwegian Arthroplasty Register. 2008 Annual report. http://nrlweb.ihelse.net/eng/
5. Hip and Knee Arthroplasty National Joint Replacement Registry. 2008 Annual report. www.aoa.org.au/ or www.dmac.adelaide.edu.au/aoanjrr/
6. New Zealand National Joint Register. http://www.cdhb.govt.nz/njr/
7. National Joint Registry. http://www.njrcentre.org.uk/njrcentre/default.aspx
8. Canadian Joint Replacement Registry. www.cihi.ca/cjrr

第二部分
生物学治疗

第6章
生物学疗法治疗膝关节退行性疾病
William J. Long

要　点
- 对膝关节全层软骨损伤病变的治疗，当今以软骨为基础的技术提供了可改善临床结果的方法。
- 一些新型技术也有不错的效果，如微创技术，尽管目前只研究了短期效果。
- 当前尚无能重建膝关节天然透明软骨关节面的技术。

引　言

膝关节疾病的治疗在两个方面取得了明显进展：一是治疗关节损伤的关节镜技术，二是治疗终末期骨关节炎的关节置换技术。其交叉点是对关节缺损部位的处理。对关节疾病治疗的目标是重建一个稳定、耐用、透明软骨样的关节支架而且能矫正任何不稳和力线异常（这可能导致损伤的出现）。治疗必须能让患者恢复到他们所期望的功能水平，尽管有关对患者进行相关膝关节修复和一定程度的活动调整的教育是有用的。

分　类

治疗软骨损伤的方案包括姑息治疗、促进自身修复、全部组织移植（自体或异体）、修复关节面、细胞为基础修复及联合疗法。个体化治疗方案的选择必须考虑到特定的风险、收益以及每种技术在特定患者身上的情况。

自然病史

约60%关节镜手术治疗的膝关节有关节软骨改变[1]。这些损伤中多仅是部分损伤，其伴随症状的时间到长期进展至软骨全层损伤的趋势并不确定。在美国每年由于软骨全层损伤而进行治疗的病例达40万例。本章将回顾基于这些病例所形成的治疗方案。

治疗方案

姑息方案：清理术

清理和灌洗术在短期内改善患者症状。通过灌洗可清除炎症介质和软骨碎片。软骨清理可清除任何在活动过程中可造成机械梗阻或刺激的软骨碎片。这项技术主要是姑息治疗，对于软骨修复或重新生长没有帮助。

增加自身修复：微骨折

由于软骨被潮线阻挡且没有血管，故软骨再生潜能有限。打破此屏障，血运和所伴随的愈合及炎症介质可到达病灶。此修复过程与非关节部位损伤愈合过程相似：形成凝块、化生及塑形。再后形成瘢痕区域或非透明软骨，为关节提供衬垫及支持结构，从而缓解症状。

现行的微骨折技术是基于其内源性再生潜能，最早由Purdie提出[3]，Steadman和他的同事最早描述[4]。

适应证

膝关节症状性全层软骨损伤可用微骨折技术来治疗。

手术技术

病灶必须适当地暴露。仔细清除所有覆盖的纤维组织、钙化的软骨以暴露健康的缺损床。必须造出一个垂直稳定的肩状边缘以保护愈合区域。然后将微型骨锥插入打洞，从外周开始逐渐移向中央。大小约3mm，深度3mm。关闭关节镜进水管道，骨洞可见渗血，这说明钻孔的深度适宜。

术后处理

经典的功能锻炼有一个严格的程序方案：术后6周内点状负重并持续被动运动（continuous passive motion, CPM）[5]。

动物模型显示持续的愈合期可达 12 周，因此提示长时间的限制性负重是有益的。相反，Marder 的临床研究是将此方案与另一种非限制性负重并不用 CPM 的股骨软骨损伤小于 2cm^2 的方案比较，经平均 4.2 年（2～9 年）的随访，发现两种方案在 Lysholm 和 Tegner 评分方面无差别[6]。

临床疗效

早期[7]、中期[8]和长期[9]随访显示用微骨折治疗在临床功能和缓解疼痛方面效果均较好。较好的充填度、较小的体重指数、年龄较小、没有伴随半月板或韧带损伤以及术前症状持续时间较短都预示术后结果较好。

传统的细胞为基础的技术：自体软骨细胞移植

适应证

膝关节任何部位 2～10cm^2 的病损都可用这种技术治疗。

手术技术

自体软骨细胞移植（autologous chondrocyte implantation，ACI）是一项分两期的技术，包括自体软骨的取材、培养及植入，最早在 1994 年由 Brittberg 描述[10]。首先，用关节镜评估患者是否适合 ACI；处理任何伴随的半月板病变；确定病损的大小、位置及形状；定位其他软骨病损；获得用作培养的软骨。一般来说，髁间窝的外侧缘，前交叉韧带髁间窝成形术部位，最适于进行软骨取材。使用小刮匙或圆凿取 2～3 块软骨样本，每个 3～5mm 大小。然后将样本送往中心实验室，在那里培养软骨细胞使其增殖 50 倍。储存软骨细胞以待移植。

利用关节镜操作收集的信息，设计合适大小和位置的微创关节切口。皮肤切口必须顾及关节切开、取骨膜补片及进一步手术操作的需要。因此常采用膝关节正中切口。暴露病损处后，切除病损直至稳定的边缘并向深处切至软骨下平台，但不切穿。测量完整的骨块并将其置于一张无菌纸片上。这被用来获取比病损处大 2mm 的骨膜瓣。骨膜瓣外层必须标记，以便深层或新生组织层贴于缺损处。

将骨膜片用 6-0 号可吸收缝线固定在缺损处。先缝合骨膜片的四个角有助于其良好地固定，然后以 2～3mm 针距简单间断缝合。上方留下 5mm 的开口以利于软骨培养细胞的植入。骨膜片残留边缘用纤维胶固定，

并用生理盐水检查其密封情况。适当加强固定。然后将培养的软骨细胞植入。最后用缝合线和纤维胶固定。活动膝关节以确定补片是否牢固及密封。

术后处理

术后立即开始限制性负重、早期活动及 CPM。逐步负重和功能锻炼方案取决于个体病灶的大小和位置。通常 ACI 术后 6～9 个月内限制撞击运动。

临床疗效

ACI 后长期结果可用其术后 10～20 年效果来证明[11]。随访平均 12.8 年，92% 的患者疗效满意并期望再一次手术。Vasiliadis 检查了 9～18 年病灶的磁共振图像，尽管一些退行性变，但所修复组织的质量仍和周围正常软骨相似[12]。在一个双盲的试验中，Knutsen 发现 ACI 和微骨折效果均很好，短期效果没有差别[13]。

正在出现和发展的技术

尽管当前传统技术临床上较为成功，它们仍有局限性：修复组织的生物力学特性较差[14]、修复组织的退变[15]、微骨折技术效果有限、骨膜自体移植组织来源受限。ACI 费用昂贵、费时较多并且需要进行两次手术：切取骨膜及关节切开。现行的新技术的发展分为多个时期，新技术将尝试扩展软骨病变的治疗选择。这些技术大致分为两类：细胞技术及非细胞技术。必须指出的是美国食品及药品管理局（FDA）并没有批准任何新技术。Carticel（Genzym，Cambridge，MA）在 1995 年被 FDA 批准的技术是当今这个领域唯一被批准的移植系统。对于新技术来说，没有支持其效果的长期数据。下面我们回顾一些主要的器械及技术。

改良 ACI 技术：复合基质软骨细胞移植（matrix-associated chondrocyte implantation，MACI）及透明质酸衍生物移植

这些技术包括将所采集的细胞置于猪的胶原膜中（MACI；Genzyme，Cambridge，MA）或透明质酸衍生物支架上（Hyalograft：Fidia Advanced Biopolymers，Abano Terme，Italy）。这些改良方法有更均一的细胞分配、更微创的关节切口，并且无需缝合，不需要采集骨膜。

术后治疗

康复方案和传统的 ACI 技术相似。竞技运动员的中期经验说明强化的康复训练可早期恢复运动并改善术后 5 年效果[16]。

临床疗效

Zeifang 在一个早期的随机试验比较了使用骨膜瓣的传统 ACI 和 MACI，发现两组患者的疗效没有显著差别[17]。在透明蛋白移植术后 2 ~ 7 年，单个病灶的效果均较好。但是，对于复杂性和抢救性的病例疗效则欠佳，说明这些技术仍有其局限性[18]。

支架技术

TruFit 骨生物柱

TruFit 骨移植替代柱（Smith and Nephew，Andover，MA）设计目的是填充在膝关节骨软骨移植病损处。填充物是多聚乙醇酸交酯、聚乙醇酸交酯纤维、硫酸钙的合成多聚物。填充物置于缺损处，为骨髓成分及周围软骨的长入提供支架。这些填充技术虽然在美国以外的地区（特别是欧洲）已被应用，但并未被 FDA 批准用来治疗原发性软骨损伤。

适应证

如上所述，这种技术的适应证主要是填补自体移植所造成的缺损，尽管它们还可用来治疗其他软骨损伤。这种技术尚未被 FAD 批准。

手术技术

关节镜手术中处理股骨髁的原发性软骨损伤时，可确定损伤的大小和部位（图 6-1）。垂直进入关节以使探子置于软骨周围。逐渐增加柱的直径以确定植入物为合适直径（图 6-2）。将填充置于钻管中并将其植入至损伤处。移除填充，保持切管不动将其槌至 10 ~ 12mm 深（图 6-3）。注意要确定钻管必须与损伤处垂直，如果不保持垂直可能损伤周围软骨、造成非管状的缺损并可能损坏钻管。手动钻孔直到钻孔器被钻管充满。取出钻管并检查所造成的缺损。

在四个象限，从损伤的底部至软骨表面进行测量（图 6-4）。钻孔适配其深度，并试着达到周围有软骨的合适位置。插入骨生物柱并通过适当的填充以达到适配。注意要确保骨生物柱是垂直插入，如果它和洞口不成一条直线则可能会破碎。对较大或椭圆形的病损可能

要钻多个孔。在各个孔之间必须有一个狭窄的骨桥（2 ~ 3mm 宽）以防止骨塌陷（图 6-5）。

术后治疗

治疗方案可根据损伤的大小和部位而改变。股骨髁损伤治疗后，患者可扶拐部分负重。使用 CPM 机约 3 周，可鼓励患者在一个静止的自行车上骑车以进行主动的无阻力活动。对于滑车或髌骨损伤的患者，术后即可负重。

临床疗效

TruFit 钻孔术后的效果十分有限[19]（图 6-6）。对于这项技术的使用必须谨慎，已有因填充手术的失败及因巨细胞反应而需进行翻修的病例报道[20]。对于较大的损伤可能需要延长理疗时间和恢复期[21]。

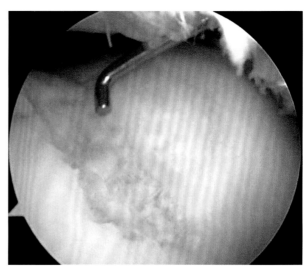

图 6-1 滑车巨大全层软骨损伤。

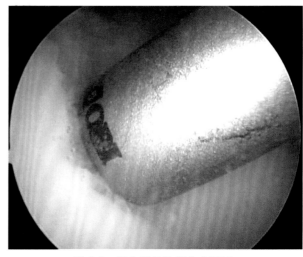

图 6-2 用作测量缺损大小压锤。

软骨修复柱

软骨修复柱（cartilage repair device，CRD）（Kensey Nash，Exton，PA）包含软骨区域 I 型胶原、β-磷酸钙及聚乳酸，在软骨下骨板区有相互连接的孔（图 6-7）。

适应证

这些钻孔术可治疗膝关节原发性全层软骨损伤。

手术技术

这项针对 CRD 的技术和 TruFit 骨生物柱类似。技术改良包括为钻管的插入提供引导针及通过骨髓吸引器将骨髓移入钻管中。这为修复提供了细胞基础。

临床疗效

在山羊和马模型上已获得了较好的临床效果（图 6-8）。2011 年在美国已获得 IDE 批准，比较这种 CRD 和微骨折对于软骨全层损伤疗效的临床研究已在进行中。

细胞技术

DeNovo 天然组织（natural tissue，NT）移植

DeNovo NT（Zimmer，Warsaw，IN；and ISTO Technologies，St. Louis，MO）移植物来源于少年异体软骨。软骨碎片被切碎置于悬液中（图 6-9）。因为它的使用和膝关节重建时的骨膜和韧带移植是相似的，所以它并不需 FDA 的批准。

适应证

DeNovo NT 适于治疗有症状的膝关节全层软骨损伤。

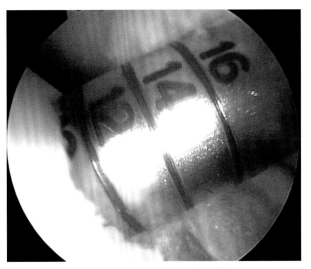

图 6-3　切管垂直进入病损的最终深度。

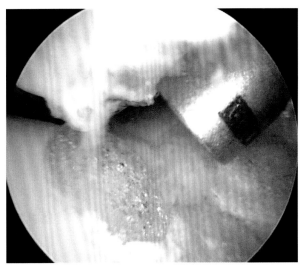

图 6-5　可见 3 个栓柱，压锤正在将第三个钻头压实。

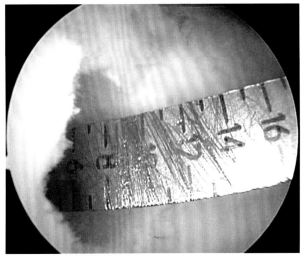

图 6-4　测量病损处四分区深度。

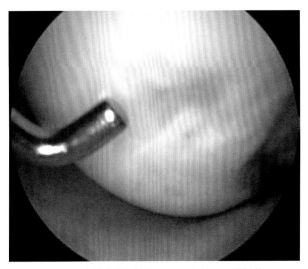

图 6-6　在关节镜下用 TruFit 治疗股骨髁损伤。

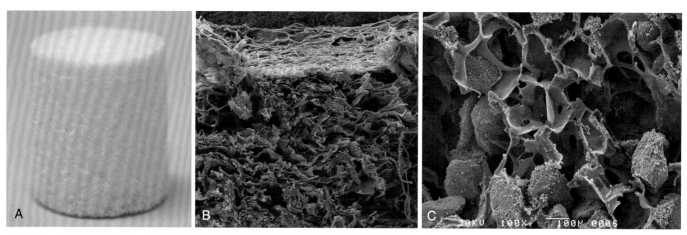

图 6-7　CRD 假体（A），电镜下图像（B、C）显示栓柱在两个阶段的不同特点。（Courtesy of Kensey Nash Corporation, Exton, PA.）

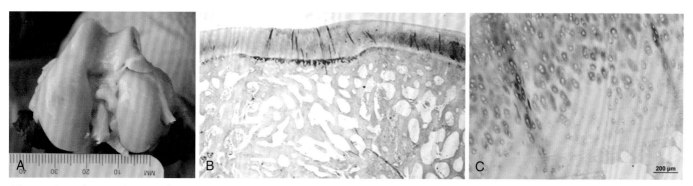

图 6-8　（A）术后 12 个月山羊软骨栓柱模型。（B）蛋白多糖番红精染色组织学检查。（C）修复组织染色深者为 II 型胶原。（Courtesy of Kensey Nash Corporation, Exton, PA.）

手术技术

利用外科关节镜来确定损伤，并检查伴随的半月板病变。然后进行微创关节切开以暴露损伤处。清除覆盖的纤维及钝化组织以分离出健康的周围带有软骨的底面。手术必须避免损伤软骨下骨层。冲洗损伤处并用一小层纤维胶来止血。用尺测量十字形的缺损处。每平方英寸（2.5cm^2）的缺损需用一个移植物。同时将软骨片悬液打开，用一个血液导管将储存液移出。将一箔片贴在损伤处以制成一个匹配的模型（图 6-10）。这个模型可用来制成软骨碎片的纤维胶体悬液。然后将碎片均匀地洒在薄片缺损处。用一层纤维胶填补缺损，填至模具深处的 3/4 处（图 6-11）。将此结构放置 10 分钟以使纤维完全置入，冲洗缺损处并吸干。在安上 DeNovo 结构后将第四层纤维胶贴在缺损处底部（图 6-12）。打孔时动作要轻柔。要有足够的时间以使纤维能置入。然后活动关节以确定植入物的稳定性。

DeNovo 工程组织（engineered tissue，ET）移植

DeNovo ET（Zimmer，Warsaw，IN；ISTO Technologies，St. Louis，MO）也采用少年异体软骨。将软骨细胞从移植软骨中分离置于细胞库中扩增。将这些细胞置于软骨诱导基质中可培养出透明软骨（图 6-13）。

适应证

DeNovo ET 的适应证同上面提到的 DeNovo NT 的适应证。

手术技术

和 DeNovw NT 相似，微创切口。位置准备好后，测量缺损或在纸上画出轮廓作为模板。切削移植物以使其与损伤处相匹配。冲洗缺损处并吸干。用纤维胶将植入物固定在缺损处。待纤维胶干后，活动膝关节以确保 DeNovw 膜已确实固定。

临床疗效

临床前试验表明 DeNovo ET 可填补主体缺损同时保留透明软骨部分[22]。这种产品及 DeNovo NT 的临床试验正在进行中。

联合治疗

本书第 7 章将回顾骨软骨移植。Lonner 的一项研究表明：股骨髁自体软骨移植对于髌股关节炎具有良好的早期效果[23]。本章回顾了将部分膝关节置换术和一项软骨技术相结合来治疗保留关节间室的较早期的损伤。这些新技术的长期疗效尚未可知。

相关治疗

关节切开术联合软骨重建纠正力线。若不能矫正关节结构畸形可引起受累间室负荷过重并导致治疗的早期失败。股骨远端、胫骨近端及胫骨髁切除都可减轻特定间室的负荷并改善膝关节的承重力学[24]。为了在损伤后提供稳定的关节并减少软骨损伤的复发，韧带重建是十分必要的[25]。其他软组织重建，包括近端力线重建也可改善髌骨力学特点从而减少髌股关节面的压力。

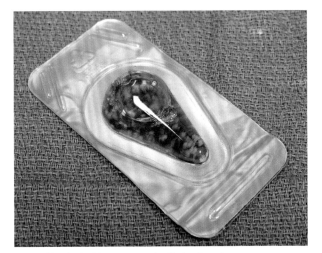

图 6-9 扩增中的 DeNovo 自然组织。（Courtesy of Zimmer, Warswaw, IN; and ISTO Technologies, St. Louis, MO.）

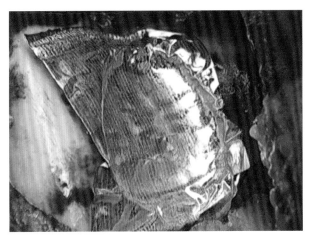

图 6-10 滑车缺损处的箔片垫片。（Courtesy of Zimmer, Warswaw, IN; and ISTO Technologies, St. Louis, MO.）

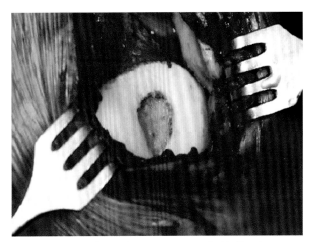

图 6-12 嵌入缺损处的 DeNovo NT 移植物。（Courtesy of Zimmer, Warswaw, IN; and ISTO Technologies, St. Louis, MO.）

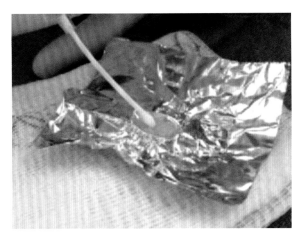

图 6-11 黏上纤维胶后的 DeNovo NT 移植物。（Courtesy of Zimmer, Warswaw, IN; and ISTO Technologies, St. Louis, MO.）

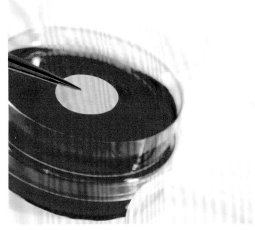

图 6-13 DeNovo ET 移植物。（Courtesy of Zimmer, Warswaw, IN; and ISTO Technologies, St. Louis, MO.）

患者教育

对所有患者都必须进行适当的膝关节健康教育。膝关节在日常活动中承受非常多样的重量。因此适当的体重调节及非撞击环境对于减轻疼痛和改善功能非常重要[26]。肌力锻炼，尤其是整个下肢肌力增强锻炼[27]，可显著降低关节炎患者的疼痛评分。我们鼓励所有有症状性软骨损伤及关节炎患者创造自我主导的非撞击环境，可进行每周 5 天、每天 30 分钟的室内非撞击健身运动，如踩踏静止自行车或椭圆训练器。

小　结

现行治疗全层软骨损伤的生物学技术在合适的条件下可有长期的成功疗效。将来，发明创造可长期存活的透明软骨层、重建最佳功能并阻止疾病进展的微创技术是这个领域的方向。

（刘朝晖　译　张启栋　校）

参考文献

1. Widuchowski W, Widuchowski J, Trzaska T. Articular cartilage defects: study of 25,124 knee arthroscopies. Knee 2007;14:177-182.
2. McNickle AG, Provencher MT, Cole BJ. Overview of existing cartilage repair technology. Sports Med Arthrosc 2008;16:196-201.
3. Insall JN. Intra-articular surgery for degenerative arthritis of the knee: a report of the work of the late K. H. Pridie. J Bone Joint Surg [Br] 1967;49:211-228.
4. Blevins FT, Steadman JR, Rodrigo JJ, Silliman J. Treatment of articular cartilage defects in athletes: an analysis of functional outcome and lesion appearance. Orthopedics 1998;21:761-767.
5. Mithoefer K, Williams RJ 3rd, Warren RF, et al. Chondral resurfacing of articular cartilage defects in the knee with the microfracture technique: surgical technique. J Bone Joint Surg [Am] 2006;88(Suppl 1 Pt 2):294-304.
6. Marder RA, Hopkins G Jr, Timmerman LA. Arthroscopic microfracture of chondral defects of the knee: a comparison of two postoperative treatments. Arthroscopy 2005;21:152-158.
7. Mithoefer K, Williams RJ 3rd, Warren RF, et al. The microfracture technique for the treatment of articular cartilage lesions in the knee: a prospective cohort study. J Bone Joint Surg [Am] 2005;87:1911-1920.
8. Asik M, Ciftci F, Sen C, et al. The microfracture technique for the treatment of full-thickness articular cartilage lesions of the knee: midterm results. Arthroscopy 2008;24:1214-1220.
9. Steadman JR, Briggs KK, Rodrigo JJ, et al. Outcomes of microfracture for traumatic chondral defects of the knee: average 11-year follow-up. Arthroscopy 2003;19:477-484.
10. Brittberg M, Lindahl A, Nilsson A, et al. Treatment of deep cartilage defects in the knee with autologous chondrocyte transplantation. N Engl J Med 1994;331:889-895.
11. Peterson L, Vasiliadis HS, Brittberg M, Lindahl A. Autologous chondrocyte implantation: a long-term follow-up. Am J Sports Med 2010;38:1117-1124.
12. Vasiliadis HS, Danielson B, Ljungberg M, et al. Autologous chondrocyte implantation in cartilage lesions of the knee: long-term evaluation with magnetic resonance imaging and delayed gadolinium-enhanced magnetic resonance imaging technique. Am J Sports Med 2010;38:943-949.
13. Knutsen G, Engebretsen L, Ludvigsen TC, et al. Autologous chondrocyte implantation compared with microfracture in the knee: a randomized trial. J Bone Joint Surg [Am] 2004;86:455-464.
14. Buckwalter JA, Martin JA, Olmstead M, et al. Osteochondral repair of primate knee femoral and patellar articular surfaces: implications for preventing post-traumatic osteoarthritis. Iowa Orthop J 2003;23:66-74.
15. Kreuz PC, Steinwachs MR, Erggelet C, et al. Results after microfracture of full-thickness chondral defects in different compartments in the knee. Osteoarthritis Cartilage 2006;14:1119-1125.
16. Della Villa S, Kon E, Filardo G, et al. Does intensive rehabilitation permit early return to sport without compromising the clinical outcome after arthroscopic autologous chondrocyte implantation in highly competitive athletes? Am J Sports Med 2010;38:68-77.
17. Zeifang F, Oberle D, Nierhoff C, et al. Autologous chondrocyte implantation using the original periosteum-cover technique versus matrix-associated autologous chondrocyte implantation: a randomized clinical trial. Am J Sports Med 2010;38:924-933.
18. Nehrer S, Dorotka R, Domayer S, et al. Treatment of full-thickness chondral defects with Hyalograft C in the knee: a prospective clinical case series with 2 to 7 years' follow-up. Am J Sports Med 2009;37(Suppl 1):81S-87S.
19. Melton JT, Wilson AJ, Chapman-Sheath P, Cossey AJ. TruFit CB bone plug: chondral repair, scaffold design, surgical technique and early experiences. Expert Rev Med Devices 2010;7:333-341.
20. Sgaglione NA, Florence AS. Bone graft substitute plug failure with giant cell reaction in the treatment of osteochondral lesions of the distal femur: a report of 2 cases with operative revision. Arthroscopy 2009;25:815-819.
21. Carmont MR, Carey-Smith R, Saithna A, et al. Delayed incorporation of a TruFit plug: perseverance is recommended. Arthroscopy 2009;25:810-814.
22. Lu Y, Adkisson HD, Bogdanske JP, et al. In vivo transplantation of neonatal ovine neocartilage allografts: determining the effectiveness of tissue transglutaminase. J Knee Surg 2005;18:31-42.
23. Lonner JH, Mehta S, Booth RE Jr. Ipsilateral patellofemoral arthroplasty and autogenous osteochondral femoral condylar transplantation. J Arthroplasty 2007;22:1130-1136.
24. Gardiner A, Gutiérrez Sevilla GR, Steiner ME, Richmond JC. Osteotomies about the knee for tibiofemoral malalignment in the athletic patient. Am J Sports Med 2010;38:1038-1047.
25. Granan LP, Bahr R, Lie SA, Engebretsen L. Timing of anterior cruciate ligament reconstructive surgery and risk of cartilage lesions and meniscal tears: a cohort study based on the Norwegian National Knee Ligament Registry. Am J Sports Med 2009;37:955-961.
26. Fransen M, McConnell S. Land-based exercise for osteoarthritis of the knee: a metaanalysis of randomized controlled trials. J Rheumatol 2009;36:1109-1117.
27. Thorp LE, Wimmer MA, Foucher KC, et al. The biomechanical effects of focused muscle training on medial knee loads in OA of the knee: a pilot, proof of concept study. J Musculoskelet Neuronal Interact 2010;10:166-173.

第 7 章
同种异体骨软骨移植治疗膝关节炎

William D. Bugbee, Allison J. De Young

要 点

- 对年轻、活跃患者，生物性关节修复是关节置换外的替代治疗。
- 仔细选择患者十分重要。
- 同种异体骨软骨移植特别适合治疗剥脱性骨软骨炎、骨坏死及创伤后关节周围畸形。
- 矫正力线不良和关节不稳定是成功的关键。
- 单面（单极）移植效果比双极或多间室移植要好。

引 言

同种异体骨软骨移植已成为复原和修复关节软骨不可或缺的治疗方法。采用同种异体骨软骨移植治疗局限性软骨及骨软骨损伤得到了很多临床经验及同行评议文献的支持[1-3]。但对较晚期的病变如骨关节炎，却证据不足。膝关节退行性变的年轻患者对于生物治疗的需求是十分明确的。虽然本章描述骨软骨移植手术的技术要素，但更重要的是理解与传统移植物相对的同种异体移植法的适应证。

从根本上来说，关节生物性重建适用于年轻或活跃又不适合关节置换的患者。选择标准常模糊不清，我们的经验是，年龄小于 50 岁的患者需评估是否适合生物性关节重建。500 例同种异体移植治疗的膝关节中，我们发现特定患者可获得良好的临床疗效，包括半月板切除术后关节炎或创伤后关节炎、原发性骨关节炎等，但同时需注意其他因素，如下肢力线、韧带情况。骨软骨移植的常规适应证在框 7-1 中列出。此表列出了较广泛的临床条件，但有必要指出，形成关节炎的原因很多，同种异体移植的应用具有争议，技术难度大，常需另加手术，如截骨术、韧带重建术或半月板移植术。

在治疗被认为适于生物重建的"关节炎"患者时，

下面是通用的诊断分类：原发性或类固醇激素相关性股骨髁骨坏死[4]；胫骨平台骨折、股骨髁骨折或髌骨骨折畸形愈合继发创伤后关节炎[5,6]；胫股关节[7]或髌股关节退行性关节病[8,9]。这些病变可能是原发性的，但对于年轻患者来说更多的是继发的，如半月板切除术或长期站立所致的软骨损伤等。骨软骨移植可能涉及一个关节面如股骨髁或胫骨平台，也可能是多部位，如股骨髁、滑车、内外双髁，或包括单间室的胫骨平台和股骨髁重建的所谓的"双极"移植。虽然移植的区域不同，但他们通常分为软骨柱移植或软骨片移植。软骨柱移植实际上是通过市场上可够得的器械在供体取一直径为 15 ~ 35mm 的移植物。软骨片移植物具有更复杂的几何形状，需手工制作。使用这些移植物来重建股骨髁（有些区域如后髁通常面积较大且难以到达）、髌骨及胫骨的关节面。表 7-1 列出了一般的诊断和移植物类型。

装置和设备

膝关节骨软骨移植的装置和单间室膝关节置换类似。我们倾向于在术后通过区域阻滞来止痛，但是麻醉方式是由手术医师和麻醉师决定。所有病例均使用止血带，用下肢定位器以使膝关节可屈曲至一定角度范围（70° ~ 130°），这对于手术到达病损处是非常必要的。

骨软骨移植术的关键是获得移植组织。骨软骨移植物的尺寸须与患者相匹配，并从组织库中获取，手术者应对复原、测试和获取新鲜骨软骨移植物有经验。为使软骨生存能力最大化，我们倾向于使用新鲜而不是冷冻的移植物，这样，将有活力的软骨应用在活体中[12,13]。切皮前，手术医师须检查移植物，以确保其形状和解剖结构符合手术要求。商业器械可用于大的棒状移植物，特别是股骨髁（图 7-1）。但是，在更大的、退行性变条件下，移植物常须用动力器械如电锯或电钻手工成

框 7-1	复杂性膝关节重建术骨软骨移植适应证

- 较大的、局限性软骨缺损
- 剥脱性骨软骨炎
- 对前次软骨手术进行补救
- 股骨髁骨坏死
- 创伤后重建
- 多灶性软骨疾病
- 单间室关节炎

表 7-1	膝关节退行性疾病的针对性软骨重建治疗
疾病	**重建选择**
1. 股骨内侧髁原发性骨坏死	局部移植，行或不行胫骨高位截骨
2. 类固醇相关性骨坏死	多个 软骨柱或软骨片移植
3. 胫骨平台骨折畸形愈合	胫骨平台及半月板联合移植，行或不行截骨
4. 单间室、胫骨股骨关节关节病（继发于半月板切除或反复软骨损伤）	如有适应证，可截骨矫正力线 －双极移植（带半月板的胫骨平台和软骨柱或软骨片股骨移植） －双极软骨柱或软骨片移植，行或不行胫骨结节截骨
5. 髌股关节病变	

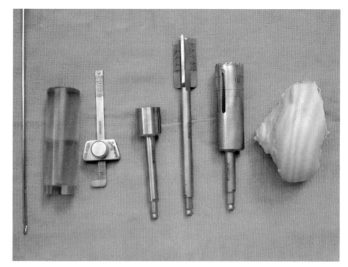

图 7-1　用于进行栓柱移植的标准、可购买的手术器械。

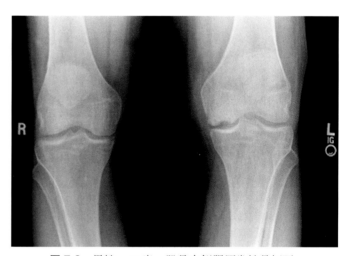

图 7-2　男性，48 岁，股骨内侧髁原发性骨坏死。

形。因此，手术医师必须有膝关节置换术的器械。X 线检查很有用，特别是对胫骨平台移植或对较大的股骨髁移植。固定钉状移植物可通过挤压而完成，视情况可使用或不使用生物可吸收钉或螺钉。在固定较大的壳状移植物时，必须准备 3.0mm 或 3.5mm 空心螺钉。

手术入路

　　骨软骨移植的手术入路通常是采用正中切口经支持带关节囊切开，从内侧还是从外侧进入取决于手术所涉及的关节间室。除非计划移植半月板，否则都要注意保护半月板。暴露关节后须活动髌骨，必要时可向近端延长切口。在凹陷处使用牵开器（注意不要损伤交叉韧带和胫骨软骨）并沿关节边缘暴露膝关节。然后将膝关节固定在合适的角度以使需要移植的关节面获得最佳暴露（见视频 7-1）。

手术技术

股骨髁软骨柱移植（图 7-2 ～图 7-6）

　　股骨髁的移植包括多个软骨柱移植或单独的软骨片移植。在软骨柱移植的病例，暴露股骨髁损伤处后，使

用测量钉画出病变股骨髁重建后图形。通常需要两个或更多的移植物来有效地重建整个股骨髁。在准备关节面之前，手术医师须计划这些钉的尺寸和位置，并按从前至后或从后至前的顺序进行手术。将一个导向钉钻透测量钉并将损伤处钻 5 ～ 7mm 深。准备的深度尽可能浅，只能在有明显骨质破坏时（通常见于骨坏死）深于 10mm。然后拔出引导针，测量并决定准备的深度，从移植物上取出第一个移植物。将受体的尺寸转换至移植物上，切除多余的骨质。充分冲洗移植物。接下来，将移植物置于准备好的位置，并轻柔打压，可通过活动膝关节施加力量或用锤子打压。注意不要打压太实以免损伤软骨。置入第一个移植物后，可并列或重叠嵌入第二个移植物。如有必要，可用一个生物可吸收螺钉或软骨钉增强固定。但是，注意在准备第二个移植物时不要移动第一个移植物位置。用同样方式将第二个移植物置

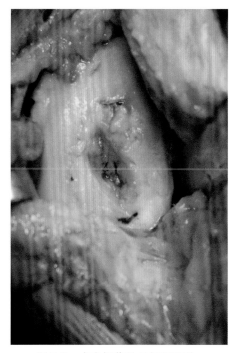

图 7-3　术中损伤处骨坏死照片。

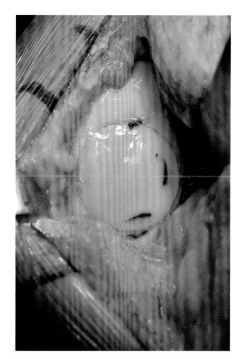

图 7-5　移植物已归位。尚未进行任何固定。

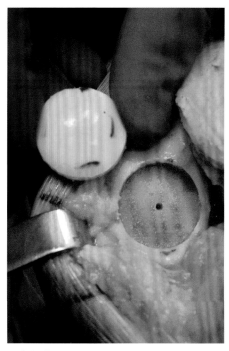

图 7-4　已准备损伤处，插入移植物之前。标记健康的软骨下骨及相对较浅的深度。

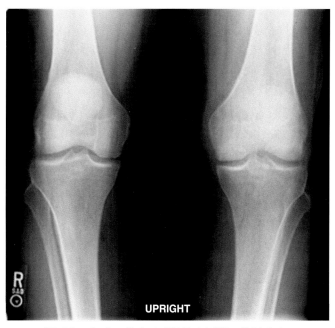

图 7-6　术后 X 线片显示股骨内侧髁已获得重建。

入，如果股骨髁获得重建，则冲洗伤口，干燥后常规缝合切口。

股骨髁软骨片移植

　　对于不适合软骨柱移植的病例，或软骨柱移植技术无法进行时，可采用软骨片移植。其可通过使用电锯或电锉来创造一个平坦的关节面，和膝关节置换时切除后髁或远端相似。但是，在所有移植术中，都是用手动操作器械，并且一旦进行切削后，就要测量所准备的关节面的长度和宽度。这些测量数据将转至移植物上，标记移植物后，再一次徒手切削以切去软骨需重建的部分。进行一系列初步固定，如果有必要可修整移植物。在此过程中，股骨髁长度、宽度、高度的重建十分重要。这可能需要进行 X 线透视辅助治疗。初步固定后，可通过活动膝关节以确认移植物没有过度填塞关节间室并且相对稳定。由于这些是非包容移植物，他们需要坚强固定，常使用生物可吸收螺钉或 3.0mm 空心螺钉在关节外固定以避免螺钉在关节面所造成的并发症。

胫骨平台同种异体移植（图 7-7～图 7-13）

胫骨平台同种异体移植对于创伤后（如胫骨平台骨折）病变进行重建很有用。这种技术和膝关节单间室膝关节置换中重建胫骨关节面很相似。在暴露关节后，必须决定是否置换半月板。我们最常使用胫骨平台移植物替代半月板，因为在创伤后关节炎或退行性关节炎中几乎普遍存在半月板病变。切除残余半月板后则可决定所累及的胫骨平台骨缺失的多少，然后使用往复锯垂直切削，再用单间室膝关节钩或徒手对胫骨平台进行有限截骨。截骨量的多少要仔细计划，因为频繁的骨缺失可导致胫骨平台高度的缺损，而这必须通过移植来重建。注意避免对胫骨平台过量截骨。

在完成截骨和去除残余半月板后，伸直膝关节，测量股骨髁和胫骨平台截骨面间的距离。测量数据为手术医师提供了所需准备的胫骨平台移植物的初步厚度。测量胫骨平台的长度和宽度，任何骨缺损必须刮除并进行植骨填充。所测得的长度、宽度及厚度将对

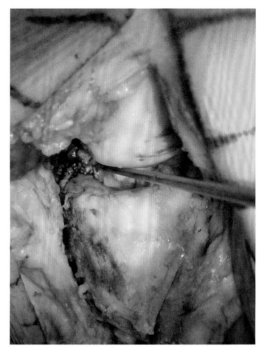

图 7-8　术中照片显示中央平台有塌陷和缺损。

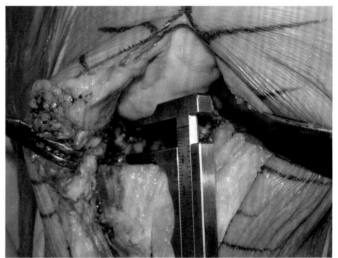

图 7-9　切除胫骨平台后，测量关节间隙以初步决定移植物厚度。

应于胫骨平台移植物。取到移植物，注意移植物必须包括半月板附属物。测量移植物，如有必要可进行修剪。小心地将半月板置于股骨髁下并活动膝关节以确定所涉及关节间室的平衡。必须进行 X 线摄像以确定重建胫骨平台高度和内翻-外翻角度。通常对移植物和受体的胫骨平台进行多处微小修饰可获得较好的适配以符合恰当的运动力学原则。达此目标后，通常用螺钉沿前面和冠状中位线将移植物固定至胫骨平台上，并按标准术式修复半月板。

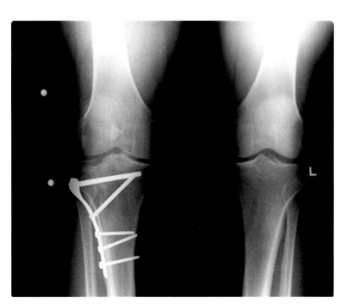

图 7-7　41 岁男性，胫骨平台外侧症状性畸形愈合并有创伤后关节炎。

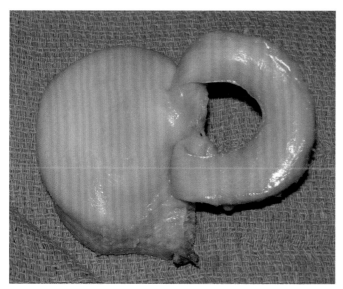

图 7-10　带有半月板的胫骨平台 shell 移植。

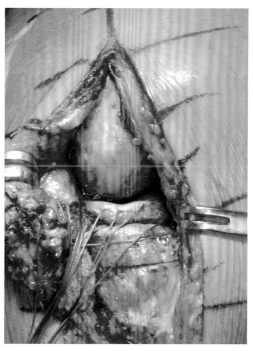

图 7-12　术中照相，移植物已置于正确位置。

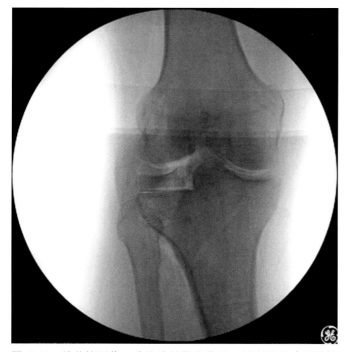

图 7-11　关节镜图像，确认移植物的位置、厚度及重建后的关节线，移植物尚未固定。

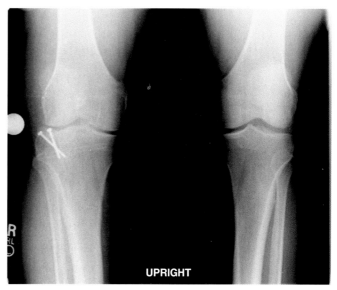

图 7-13　术后 1 年 X 线检查示胫骨平台移植物已愈合。

双极移植（图 7-14 ～ 图 7-19）

　　双极移植可用来治疗单间室关节炎或股骨、胫骨关节面的复合疾病，这种技术富有挑战性，必须谨慎进行[7,14]。每个移植的技术方面如上所述。手术操作步骤如下：胫骨关节面截骨，以方便到达股骨侧；初步准备胫骨移植物，完成股骨髁移植；最后，植入胫骨移植物。

特殊问题

　　涉及骨软骨移植的手术相对比较直接，但是生物重建的细微差别可能会使缺乏经验的手术医师退缩。有一两个细心的助手非常重要，他们帮助将下肢保持在适当的体位以利于重建和到达病损区。确保手头有合适的移植物。至少有重建需要的必需的移植材料。另外必须指出的是，单极移植和双极移植相比，前者相对更容易且

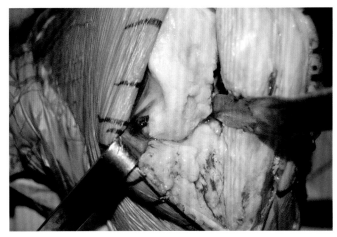

图 7-14 29 岁女性，进展期外侧间室关节炎。

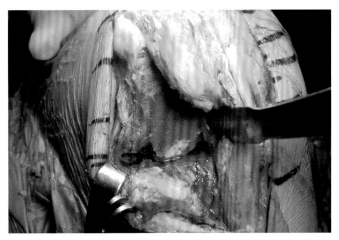

图 7-15 切除胫骨及股骨关节面，为双极 shell 移植物准备位置。

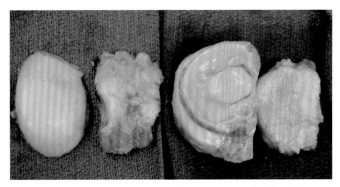

图 7-16 切除的关节面和准备移植的 shell 移植物比较。

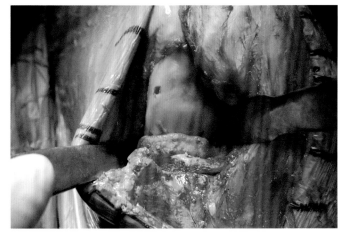

图 7-17 术中重建的关节外侧间室的外观。移植物用生物可吸收加压螺钉固定。

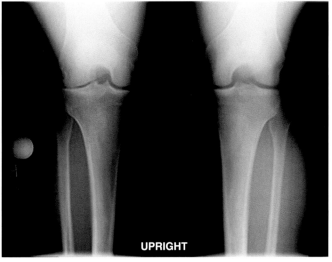

图 7-18 39 岁男性，半月板切除后继发关节炎，术前 X 线片。

疗效也好[10]。因此，在股骨髁坏死的病例中，即使胫骨平台有关节软骨病变，我们仍然不选择重建胫骨平台关节面。与之相对的是，对于伴有中度股骨髁关节面软骨病变的胫骨平台病变，我们会选择仅重建胫骨平台而不是进行双极移植。但是，对于两侧关节面都有骨显露的病例，进行双极移植比较恰当。如果有力线或韧带方面的缺陷，必须考虑进行纠正。

骨软骨移植和人工膝关节假体一样，力学环境不佳时会受影响。必须避免对移植关节同侧进行截骨（如股骨髁移植不能同时进行股骨远端截骨；胫骨平台移植不能同时进行胫骨近端截骨）。幸运的是，最常用的联合操作是：（1）股骨髁移植联合胫骨平台外翻高位截骨；（2）外侧胫骨平台移植联合股骨远端外翻截骨。在同样装置下可进行韧带重建和半月板移植，而这对于移植后康复并无严重影响。

术后随访

术后治疗包括一段时期的保护性负重。时间长短取决于移植的大小和程度，但是对于较大移植或晚期病变，术后保护性负重时间不能少于 6 周。对于进行半月

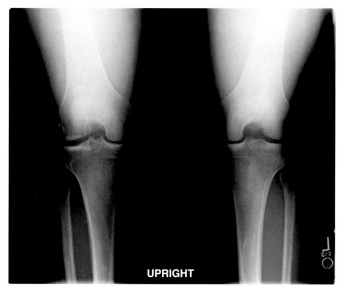

图 7-19　图 7-18 的患者，术后 2 年 X 线检查。外侧关节间隙已重建，移植物已愈合。（因患者下肢力线正常，故认为该患者不适于截骨术。）

板移植的病例，术后应限制活动，保护半月板的修复。在手术时，手术医师可确定术后恢复的标准，这就是说，如果移植物存在任何不稳定性，那么术后需调整治疗方案。我们通常鼓励早期活动以恢复膝关节功能，并开始进行屈伸运动 4～6 周（如骑自行车）。较大的移植需要延长保护性负重期时间，可延长至 3 个月，增加活动前必须有影像学证据支持。这些患者须在术后 4～6 周、3 个月、6 个月及以后每年进行放射学检查。

技术要点

- 合适的适应证是移植手术的关键。
- 仔细检查肢体力线、关节稳定性及半月板情况。
- 单极、单侧关节面移植优于双极或多处移植。
- 手术进行前，要确保移植物适合所计划的手术操作。
- 尽可能使用商用器械进行较大直径的钻孔移植。
- 除非需要修复骨缺损，移植骨的厚度要限制在 10mm 以内。
- 可应用 X 线确定移植物的位置，特别是在胫骨重建术中。
- 准备好螺钉固定移植物，保证稳定性。
- 早期活动及延迟负重是术后康复的基础。

（刘朝晖　译　张启栋　校）

参考文献

1. Emmerson BC, Gortz S, Jamali AA, et al. Fresh osteochondral allografting in the treatment of osteochondritis dissecans of the femoral condyle. Am J Sports Med 2007;35:907-914.
2. Gortz S, Bugbee WD. Allografts in articular cartilage repair. J Bone Joint Surg [Am] 2006;88:1374-1384.
3. Sgaglione NA, Chen E, Bert JM, et al. Current strategies for nonsurgical, arthroscopic, and minimally invasive surgical treatment of knee cartilage pathology. Instruct Course Lect 2010;59:157-180.
4. Gortz S, De Young AJ, Bugbee WD. Fresh osteochondral allografting for steroid-associated osteonecrosis of the femoral condyles. Clin Orthop Relat Res 2010;(468):1269-1278.
5. Gross AE, Kim W, Las Heras F, et al. Fresh osteochondral allografts for posttraumatic knee defects: long-term followup. Clin Orthop Relat Res 2008;(466):1863-1870.
6. Shasha N, Krywulak S, Backstein D, et al. Long-term follow-up of fresh tibial osteochondral allografts for failed tibial plateau fractures. J Bone Joint Surg [Am] 2003;85(Suppl 2):33-39.
7. Görtz S, De Young A, Bugbee WD. Fresh osteochondral allograft transplantation for biopolar cartilage lesions of the knee. Paper No 513, presented at the annual meeting of the American Academy of Orthopaedic Surgeons, Las Vegas, NV, February 25–28, 2009.
8. Jamali AA, Emmerson BC, Chung C, et al. Fresh osteochondral allografts: results in the patellofemoral joint. Clin Orthop Relat Res 2005;(437):176-185.
9. Torga Spak R, Teitge RA. Fresh osteochondral allografts for patellofemoral arthritis: long-term followup. Clin Orthop Relat Res 2006;(444):193-200.
10. Görtz S, Bugbee WD. Osteochondral grafts: diagnosis, operative techniques, clinical outcomes. In Noyes FR, Barber-Westin SD (eds): Knee Disorders: Surgery, Rehabilitation, Clinical Outcomes. Philadelphia: Elsevier, 2010, pp 948-960.
11. Dietrick TB, Bugbee WD. Fresh osteochondral allografting. In Scott WN (ed): Insall & Scott Surgery of the Knee, 4th ed (Vol 2). Philadelphia: Elsevier, 2006, pp 405-419.
12. Czitrom AA, Keating S, Gross AE. The viability of articular cartilage in fresh osteochondral allografts after clinical transplantation. J Bone Joint Surg Am 1990;72(4):574-581.
13. Williams SK, Amiel D, Ball ST, et al. Analysis of cartilage tissue on a cellular level in fresh osteochondral allograft retrievals. Am J Sports Med 2007;35:2022-2032.
14. Park DY, Chung DB, Bugbee WD. Fresh osteochondral allografts for younger, active individuals with osteoarthrosis of the knee. Presented at the International Cartilage Repair Society (ICRS) Meeting, San Diego, CA, January 9–11, 2006.

第 8 章
膝关节单间室退行性疾病的非关节置换疗法

Jason M. Hurst

要 点

- 保留关节治疗关节炎的方法有多种。
- 关节镜治疗关节炎，对机械问题非常有效，但对于疼痛问题效果不佳。
- 严重退行性病变是软骨重建的禁忌。
- 截骨术对年轻、活跃的患者效果较好。

引 言

关节保留法是对患者使用一系列手术或非手术疗法治疗关节炎的一种概念。在发展多样化治疗及关节保留的基础时必须考虑到症状的严重程度、关节炎分期及患者期望值。关节保留没有固定的治疗方法，其治疗通常从非手术疗法开始。口服止痛药、非甾体类抗炎药及理疗是已知的可减轻单间室关节炎所伴有的不适的方法。扶拐免负重是年轻、活跃的单间室疾病患者的一个很好的治疗选择。糖皮质激素及透明质酸注射可有效地减轻疼痛和改善关节功能。而在某些情况下，非关节置换的手术疗法可更好地减轻疼痛并改善功能。这些技术通常最适于年轻、活跃的单间室膝关节炎患者，患者的年龄和活动程度不适于行单间室膝关节置换。单间室疾病非关节置换的治疗选择包括关节镜清理术、软骨重建、胫骨高位截骨术及股骨远端截骨术。

关节镜清理术

半月板或软骨损伤所伴随的机械症状是关节镜清理术的最佳适应证。但是，必须弄清患者的期望值，患者必须清楚他们膝关节某个部位明显的疼痛可能是由于关节炎所引起。很多学者研究表明关节镜灌洗和清理术后膝关节骨关节炎患者评分增加、功能改善、抗炎药的使用减少、患者满意度较高[1-4]。Steadma 治疗膝关节退行性疾病的关节镜疗法包括：通过对挛缩关节进行松解而扩大关节间隙、去除游离体、有限软骨成形、切除造成不稳定的撕裂半月板、滑膜热消融及切除影响伸膝的骨赘[4]。他们发表的关节镜连续治疗的严重关节炎患者结果表明，超过 70% 的患者膝关节评分、满意度有显著提高，并且至少推迟关节置换术 3 年。

关节镜疗法失败的重要原因包括：力线偏移超过 5°、年龄大于 60 岁、症状持续超过 1 年、有膝关节手术史及膝关节间隙小于 2mm[5-9]。Steadman 补充，4 级骨赘吻合（"kissing"）损伤和关节严重挛缩是关节镜失败的独立因素。术前存在症状性机械损伤似乎是关节镜清理疗法的最可具重复的成功预测因子。很多作者提出半月板部分切除术对于半月板损伤和退行性改变有效，但是对于急性损伤的治疗效果比退行性变的效果要好[9-13]。

与众多对骨关节炎进行关节镜清理术的成功报道相反，Moseley 和 Kirkley 报道理疗和关节镜清理术具有同样的效果[14, 15]。Moseley 还报道了有安慰剂效果的 "虚拟手术"[14]。他们对于这些结果的解释导致许多临床医师质疑关节镜在治疗骨关节炎中的作用[14, 15]。但是，一些手术医师对这些研究存在质疑，认为他们的研究队列患者不是以机械障碍为主要症状的。这两项研究的随机特点确实说明对骨关节炎患者盲目应用关节镜清理术并不能带来比非手术疗法更好的疗效，因此强调严格分析患者症状及应用严格标准选择患者的重要性。

应用关节镜治疗骨关节炎仍有争议性，关节镜清理术的成功和以下因素有关：主要症状为机械障碍、患者年龄较轻、力线无偏移。Steadman 将他在关节镜治疗关节退行性疾病的成功部分归因于对所伴随的滑膜炎和关节纤维化的治疗。患者要求保持原有活动水平的期望很难满足，但这必须成为决定是否对骨关节炎行关节镜清理术的重要因素。

软骨重建

对于治疗全层软骨损伤，有很多成熟的重建方案。最常用的方法包括微骨折技术、骨软骨移植技术及自体骨软骨移植技术。尽管对于这些治疗方法的恰当的适应证和希望的长期疗效仍有争议，但是当其恰当用于急性软骨全层损伤的患者时，会有较好甚至极好的效果。相反，尝试应用软骨重建治疗严重退行性疾病多以失败告终。人们认为这些技术无助于治疗骨关节炎，因为退行性损伤周围的软骨太薄而无法修复，且周围的软骨会继续退变。在一份关于应用微骨折治疗膝关节退行性变的回顾研究中，Lysholm 评分获得明显提高，但是和"创伤"对照组比较，前者功能改善要差得多（图 8-1）[16]。病损大、年龄大、"退行性"病变而不是"创伤性"病变、双极损伤的患者，膝关节功能评分提高不大[16]。Andres 等回顾分析，自体骨软骨移植对于"孤立损伤"的治疗和"退行性损伤"相比，在缓解疼痛及改善功能方面的效果更明显[17]。在一组用自体骨软骨移植治疗的患者中，McNickle 发现年龄是术后 Lysholm 评分的独立影响因素，老龄患者的疗效较差[18]。

尽管大量证据反对对严重退行性关节疾病应用软骨重建，但这些技术的支持者仍将其看成关节保留治疗方式如胫骨高位截骨及半月板自体移植术的辅助技术。Gomoll 报道应用"三元软骨重建"技术（半月板自体移植、软骨修复及截骨术），术后 2 年结果良好[19]。骨髓刺激技术被证明可改善截骨术的早期疗效，二期行关节镜检查证实术后组织修复[20-22]。但是，Matsunaga 对截骨术的辅助疗法骨髓刺激技术表示质疑，因为应用骨髓刺激技术的患者和未用此技术的对照组进行比较，5年的临床疗效没有显著差别[22]。应用当前的重建技术治疗单间室疾病仍是一个挑战。生物支架、富血小板凝胶、干细胞扩增技术及关节移植技术的发展是治疗单间室疾病极富潜力的治疗方式，但是它们在当前的应用仍有争议性，且缺乏相关研究。

胫骨高位截骨术

胫骨高位截骨术适用于有明显内侧间室骨关节炎及伴有内翻畸形的患者。单间室膝关节置换的发展和疗效改善明显减少了胫骨高位截骨术的应用。另外，从胫骨高位截骨术转为全膝关节置换术原因很多而比较复杂，如内固定物存在、髌股关节解剖的改变、瘢痕形成及前次手术切口（图 8-2）。因此，胫骨高位截骨术的适应证范围较窄：年轻、活跃的孤立的内侧间室关节炎患者不适合行关节置换术。胫骨高位截骨术也适用于内侧间室作骨软骨移植或半月板移植后需减轻内侧间室负荷的辅助治疗。

胫骨高位截骨术长期临床效果的研究表明其可提高 Lysholm 膝关节评分，减少疼痛评分并且患者对其满意度较高[20, 21, 23-31]。5 年生存率和优良率在 80% ~ 90%，10 年生存率稳定在 50% ~ 60%[20, 23-27]。胫骨高位截骨术疗效持续的下降说明其只能推迟而不能避免行全膝关节置换术。

胫骨截骨术有多种方式，包括外侧闭合楔形截骨、内侧开放楔形截骨及球形截骨。另外，固定的类型可分为石膏外固定、外固定架固定及钢板固定。不管是何种技术，手术的最终目标是将机械轴线从病变的内侧间室转移至保持完好的外侧间室。普遍接受的标准是将力线矫正至轻度外翻，那样解剖外翻角为 8° ~ 10°[23, 28]。Fujisawa 发现术后的结果与机械轴线有关，机械轴线须

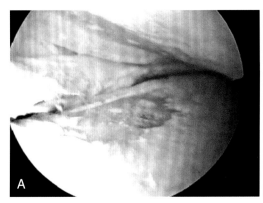
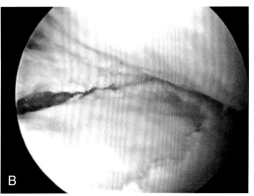

图 8-1　微骨折术前（A）及术后（B）治疗退行性软骨缺损。（Photos courtesy of Dr. William Sterett, Steadman-Hawkins Clinic, Vail, CO.）

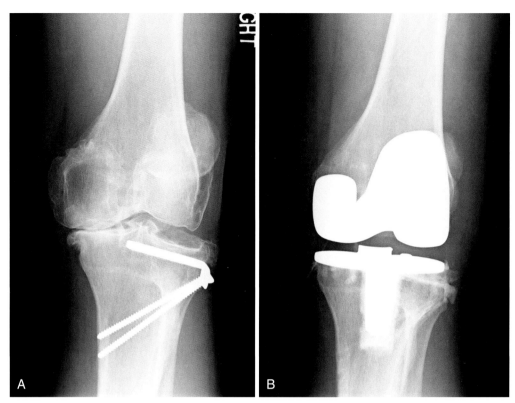

图 8-2 高位胫骨截骨术转为全膝关节置换术的术前（A）及术后（B）X 线像。

穿过外侧间室边缘和胫骨平台中心连线的外 30% ~ 40%（图 8-2A）[28]。精确矫正对于手术成功具有同等重要性，因为过度矫正或矫正不足会最终导致治疗的耐久性和满意度欠佳[29-31]。其他导致胫骨高位截骨术欠佳的因素包括：年龄大于 60 岁、韧带不稳定、肥胖、伴有外侧间室疾病、术前活动范围受限严重及术前成角畸形大于 12°[26, 31]。

将胫骨高位截骨翻修为全膝关节置换术，与初次全膝关节置换术相比在技术上要求更高。与传统的截骨术相比，胫骨结节平面的斜内侧开放楔形截骨对髌骨高度和胫骨后倾影响较小，因此转为膝关节置换术也较容易（图 8-1B）[32]。但是，请注意靠近外侧干骺端的倾斜截骨，通常在外侧关节线下约 2 ~ 3cm，否则在外侧皮质截骨太远，会导致失败（图 8-3）[32]。使用有或没有牵强性骨成的外固定可解决硬问题，但钉道感染是一个严重的问题，特别是将来可能要进行关节置换手术时。使用 PEEK（聚乙烯醚酮）或分隔材料进行生物相容性治疗可避免翻修手术时的硬部件问题；但是，目前没有此类植入物。

近年来，胫骨高位截骨的相对适应证已经发生了改变，使得人们很难在胫骨高位截骨术和单间室膝关节置换之间作出精确的比较。另外，尽管有共同的内侧骨关节炎的诊断，但两种治疗的理想患者之间差别很小。截骨术的理想患者是较年轻的、从事高强度的极端运动或体力劳动者，并且他们的满意度取决于他们能否继续他们高强度生活方式。相反，经典的单间室膝关节置换理想患者是中年或老年、活动强度较小的患者。这些患者中，中等强度的活动水平还是植入的禁忌证，并且治疗的主要目的是缓解疼痛而不是恢复高强度活动。因此，两种方案对单纯内侧间室关节病都有确切效果，可以通过关注患者的年龄、所期望的活动水平以及疼痛缓解和术后活动水平的期望值来选择最佳治疗方法。

股骨远端截骨

可形成内翻的股骨远端截骨术适用于有外侧间室疾病并伴有力线外翻的患者。和胫骨高位截骨相似，股骨远端截骨适用于年轻或活动水平高而禁忌单间室膝关节置换术的年轻患者。内侧闭合楔形截骨和外侧开放楔形截骨是最常用的术式，较严重的畸形最好通过外侧开放楔形截骨来治疗。和胫骨高位截骨相似，最初 5 年的效果很好，但 10 年后生存率下降[33, 34]。后期转为全膝关

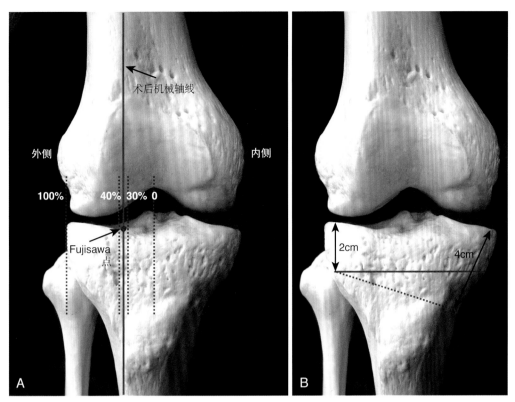

图 8-3　理想的胫骨高位截骨取决于对 Fujisawa 点的承重线进行轻微过度矫正（A），并进行倾斜截骨以限制低位髌骨（B）。（Images reproduced courtesy of Joint Implant Surgeons, Inc. ）

节置换术是一个挑战，并且治疗结果和初次膝关节置换术相比较差[35]。除了硬部件并发症及髓内定位困难外，此技术最常见的问题是需限制性假体来治疗关节不稳定，并可能将股骨假体安装成内翻[34]。因此，当将股骨远端截骨术转为全膝关节置换术时，髓内定位引导、计算机辅助技术或轴位成像系统都对手术有极大帮助。

初的治疗目标是缓解症状及改善活动。在没有机械症状或不伴有滑膜炎及关节纤维化症状时，关节镜手术的收益非常有限，软骨重建对于严重退行性疾病效果并不确定。截骨术可明显改善功能，缓解疼痛，但是截骨术缺乏 10 年后的耐久性，并且将来翻修为关节置换术时手术较复杂。为了获得关节保留治疗的最佳效果，关注患者的年龄、疾病的严重程度及患者对活动水平及疼痛缓解的期望值是非常重要的。

小　结

单间室关节炎的非关节置换治疗仍富挑战性。最

（刘朝晖　译　张启栋　校）

参考文献

1. Livesley PJ, Doherty M, Needoff M, Moulton A. Arthroscopic lavage of osteoarthritic knees. J Bone Joint Surg [Br] 1991;73:922-926.
2. Edelson R, Burks RT, Bloebaum RD. Short-term effects of knee washout for osteoarthritis. Am J Sports Med 1995;23:345-349.
3. Merchan EC, Galindo E. Arthroscope-guided surgery versus non-operative treatment for limited degenerative osteoarthritis of the femorotibial joint in patients over 50 years of age: a prospective comparative study. Arthroscopy 1993;9:663-667.
4. Steadman JR, Ramappa AJ, Maxwell RB, Briggs KK. An arthroscopic treatment regimen for osteoarthritis of the knee.

Arthroscopy 2007;23:948-955.
5. Salisbury RB, Nottage WM, Gardner V. The effect of alignment on results in arthroscopic debridement of the degenerative knee. Clin Orthop Relat Res 1985;(198):268-272.
6. Harwin SF. Arthroscopic debridement for osteoarthritis of the knee: predictors of patient satisfaction. Arthroscopy 1999;15:142-146.
7. Wouters E, Bassett FH 3rd, Hardaker WT Jr, Garrett WE Jr. An algorithm for arthroscopy in the over-50 age group. Am J Sports Med 1992;20:141-145.
8. Ogilvie-Harris DJ, Fitsialos DP. Arthroscopic management of the degenerative knee. Arthroscopy 1991;7:151-157.

9. Aichroth PM, Patel DV, Moyes ST. A prospective review of arthroscopic debridement for degenerative joint disease of the knee. Int Orthop 1991;15:351-355.

10. Rand JA. Arthroscopic management of degenerative meniscus tears in patients with degenerative arthritis. Arthroscopy 1985;1:253-258.

11. McBride GG, Constine RM, Hofmann AA, Carson RW. Arthroscopic partial medial meniscectomy in the older patient. J Bone Joint Surg [Am] 1984;66:547-551.

12. Barrett GR, Treacy SH, Ruff CG. The effect of partial lateral meniscectomy in patients > or = 60 years. Orthopedics 1998;21:251-257.

13. Jackson RW, Rouse DW. The results of partial arthroscopic meniscectomy in patients over 40 years of age. J Bone Joint Surg [Br] 1982;64:481-485.

14. Moseley JB, O'Malley K, Petersen NJ, et al. A controlled trial of arthroscopic surgery for osteoarthritis of the knee. N Engl J Med 2002;347:81-88.

15. Kirkley A, Birmingham TB, Litchfield RB, et al. A randomized trial of arthroscopic surgery for osteoarthritis of the knee. N Engl J Med 2008;359:1097-1107 [published erratum appears in N Engl J Med 2009;361:2004].

16. Miller BS, Steadman JR, Briggs KK, et al. Patient satisfaction and outcome after microfracture of the degenerative knee. J Knee Surg 2004;17:13-17.

17. Andres BM, Mears SC, Somel DS, et al. Treatment of osteoarthritic cartilage lesions with osteochondral autograft transplantation. Orthopedics 2003;26:1121-1126.

18. McNickle AG, L'Heureux DR, Yanke AB, Cole BJ. Outcomes of autologous chondrocyte implantation in a diverse patient population. Am J Sports Med 2009;37:1344-1350.

19. Gomoll AH, Kang RW, Chen AL, Cole BJ. Triad of cartilage restoration for unicompartmental arthritis treatment in young patients: meniscus allograft transplantation, cartilage repair and osteotomy. J Knee Surg 2009;22:137-141.

20. Sterett WI, Steadman JR, Huang MJ, et al. Chondral resurfacing and high tibial osteotomy in the varus knee: survivorship analysis. Am J Sports Med 2010;38:1420-1424.

21. Miller BS, Joseph TA, Barry EM, et al. Patient satisfaction after medial opening high tibial osteotomy and microfracture. J Knee Surg 2007;20:129-133.

22. Matsunaga D, Akizuki S, Takizawa T, et al. Repair of articular cartilage and clinical outcome after osteotomy with microfracture or abrasion arthroplasty for medial gonarthrosis. Knee 2007;14:465-471.

23. Hernigou P, Medevielle D, Debeyre J, Goutallier D. Proximal tibial osteotomy for osteoarthritis with varus deformity: a ten to thirteen-year follow-up study. J Bone Joint Surg [Am] 1987;69:332-354.

24. Insall JN, Joseph DM, Msika C. High tibial osteotomy for varus gonarthrosis: a long-term follow-up study. J Bone Joint Surg [Am] 1984;66:1040-1048.

25. Sprenger TR, Doerzbacher JF. Tibial osteotomy for the treatment of varus gonarthrosis: survival and failure analysis to twenty-two years. J Bone Joint Surg [Am] 2003;85:469-474 [published erratum appears in J Bone Joint Surg [Am] 2003;85:912].

26. Berman AT, Bosacco SJ, Kirshner S, Avolio A Jr. Factors influencing long-term results in high tibial osteotomy. Clin Orthop Relat Res 1991;(272):192-198.

27. Rinonapoli E, Mancini GB, Corvaglia A, Musiello S. Tibial osteotomy for varus gonarthrosis: a 10- to 21-year follow-up study. Clin Orthop Relat Res 1998;(353):185-193.

28. Fujisawa Y, Masuhara K, Shiomi S. The effect of high tibial osteotomy on osteoarthritis of the knee: an arthroscopic study of 54 knee joints. Orthop Clin North Am 1979;10:585-608.

29. Matthews LS, Goldstein SA, Malvitz TA, et al. Proximal tibial osteotomy: factors that influence the duration of satisfactory function. Clin Orthop Relat Res 1988;(229):193-200.

30. Coventry MB, Ilstrup DM, Wallrichs SL. Proximal tibial osteotomy: a critical long-term study of eighty-seven cases. J Bone Joint Surg [Am] 1993;75:196-201.

31. Pfahler M, Lutz C, Anetzberger H, et al. Long-term results of high tibial osteotomy for medial osteoarthritis of the knee. Acta Chir Belg 2003;103:603-606.

32. Matar WY, Boscariol R, Dervin GF. Open wedge high tibial osteotomy: a roentgenographic comparison of a horizontal and an oblique osteotomy on patellar height and sagittal tibial slope. Am J Sports Med 2009;37:735-742.

33. Kosashvili Y, Safir O, Gross A, et al. Distal femoral varus osteotomy for lateral osteoarthritis of the knee: a minimum ten-year follow-up. Int Orthop 2010;34:249-254.

34. Aglietti P, Menchetti PP. Distal femoral varus osteotomy in the valgus osteoarthritic knee. Am J Knee Surg 2000;13:89-95.

35. Nelson CL, Saleh KJ, Kassim RA, et al. Total knee arthroplasty after varus osteotomy of the distal part of the femur. J Bone Joint Surg [Am] 2003;85:1062-1065.

第三部分
手术技术

第9章
固定型衬垫内侧单间室膝关节置换手术技术
Fred D. Cushner

要　点
- 小切口手术难度大，使用要谨慎。
- 若前交叉韧带（ACL）不完整，则不能进行单间室膝关节置换（UKA）。
- 良好的骨水泥固定是关键。
- 胫骨截骨：完美，完美，再完美。

引　言

要对部分关节置换的精髓和技术进行概括，其实并不容易。本章有些内容可能在其他章节被讨论过，但在这里我还是要把一些我认为对固定型衬垫 UKA 有用的技术强调一下。这部分有些内容会在其他章节进行拓展，此处仅做概略介绍，以期改善手术效果，这不仅是为了患者获得良好效果，也是为了方便医生手术操作。

皮肤切口

首先，我们讲一下皮肤切口。20 世纪 90 年代，UKA 再次被重视，很大程度上是由于微创技术的引入。实际上，切口的大小与医生的经验有很大关系。但无论如何，小切口不应影响手术效果。即便是小切口，也应满足下列对视野的需求：截骨、屈伸间隙平衡、观察到其他间室、评估 ACL 完整性、准确选择股骨和胫骨假体大小而不出现悬空或撞击。

切开关节囊，即可看见 ACL，但看见完整的 ACL 并不总是必须的。重要的是膝关节的稳定性。麻醉下可以检查并评估 ACL 稳定性。若 ACL 功能不完整，膝关节不稳定，就会导致滑动力量增加，从而导致聚乙烯的磨损和假体失败。Engh 和 Ammeen 报道 ACL 不完整的手术结果，发现只要 ACL 稳定性存在，UKA 就可有好

的结果[1]。这不同于 Goodfellow 和 O'Connor 教授的经典报道：ACL 不完整，失败率高。因此，应当强调的是膝关节稳定性，而不是 ACL 的完整性[2]。看见 ACL，并不能完全回答 ACL 状态。Cushner 等不仅描述手术时 ACL 明显缺失是全球关节置换适应证，对"所见"的 ACL 病理状态也同样不能忽略[3]。Mullaji 等近期对 TKA 患者的胫骨磨损进行了评估，发现磨损类型可提示 ACL 的功能状态[4]。内侧胫骨平台后半部分出现磨损提示 ACL 功能缺失。这是 Trompeter 等研究发现的很有用的技巧，因为 ACL 的状态与关节镜下检查的严重性并不相关[5]。

当然，不能因为切口长度而影响手术效果。Hamilton 等报道 221 例小切口 UKA，与 514 例标准切口 UKA 相比较，在小切口组，有 9 例因为松动进行了翻修，在剩余 212 例中，16 人进行了 18 次非翻修手术[6]。也就是说，221 例 UKA 中，有 25 例术后至少需要再做一次手术（11.3%）。而这在标准切口组占 8.6%。另外，在小切口组，无菌性松动的比例稍高（3.7% *vs* 1%）。

减少失血

皮肤切开后，向关节囊切开处注射利多卡因（罗哌卡因）/肾上腺素可减少出血。在我们的全膝关节置换（TKA）患者中，注射 30ml 可显著减少出血[7]。虽然这项技术最先应用于 TKA，但在 UKA 中同样使用。我们将利多卡因加肾上腺素注射的方法扩大应用至所有关节切开的患者，以达到减少出血、降低输血率、减少术后血肿的目的。我们认为，减少出血可提高术后功能。关节周围类固醇激素注射，也可提高 UKA 术后效果。Pang 等在 2 年内对 90 膝进行随机对照研究，一组注射曲安奈德、丁哌卡因和肾上腺素，对照组注射丁哌卡因和肾上腺素，结果发现前者的中短期疗效提高，而未增

加感染和髌腱断裂的风险[8]。

牢固缝合关节囊

在我们中心，另一技术要点是牢固缝合关节囊。如果缝合不牢固，可导致后期髌骨不稳定、半脱位。我们认为严密缝合不仅可提高手术效果，而且可减少术后引流。最近我们使用双向锋利针头的缝线来关闭关节囊（Quill Suture；Angiotec，Vancouver，British Columbia），我们的初步研究结果显示，该法不仅可快速关闭关节囊，减少手术时间，而且在实验研究中表明其可严密关闭切口而不渗漏[9,10]（图 9-1）。

胫骨截骨

胫骨截骨有很多技巧。如其他膝关节置换一样，精确进行胫骨截骨非常重要。从某些角度来说，UKA 胫骨截骨要稍困难些，稍有误差或力线不佳，就可能导致术后效果不满意。例如，Hernigou 和 Deschamps 发现，胫骨后倾超过 7° 会增加失败率[11]。防止过大后倾的技巧是，使用带翼向导或类似的导向器进行辅助截骨。前后方的截骨量应基本相似（图 9-2）。这样，胫骨截骨后倾可控制在 7° 以内。为防止胫骨平台后方骨折，胫骨截骨的深度也需要精确。导致骨折的因素是多方面的，第一次截骨可相对保守些（2～3mm），后面需要时可调整再次截骨。

减少截骨向导固定钉的数量也非常重要。固定钉用得越多，骨折风险越高。Seon 等报道 2 例偶发病例，因为使用固定钉数量多而导致劈裂骨折[12]。Yang 等使用胫骨截骨向导也有类似结果[13]。Van loon 等复习胫骨平台周围骨折病例，再次显示假体周围骨折与手术技术有关。减少固定钉的使用数量，恰当的截骨深度，谨慎使用手术锤，准确选择假体大小，可以减少假体周围骨折发生的风险[14]。Brumby 等评估了胫骨平台应力性骨折，发现使用 3 个或以上固定钉确实会增加骨折的发生率[15]。他们认为，若使用 3 个或以上固定钉，则应力性骨折发生风险会增加。若能不用，则尽量不用，若必须使用，则应避免损害内侧皮质。

小心移除胫骨截骨骨片，避免损害胫骨前侧皮质。我们喜欢整块取下胫骨截骨骨片，这样可用它作底板准确测量并选择假体型号（图 9-3）。为了整块截骨，且不损害胫骨前方皮质，我们通常使用胫骨截骨向导，向

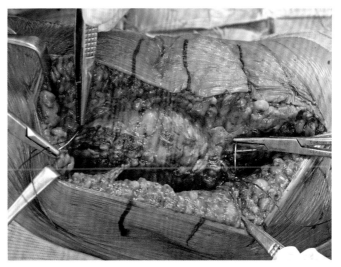

图 9-1　使用双向锋利针头的缝线（Quill Suture；Angiotech, Vancouver, British Columbia）来严密关闭关节囊。

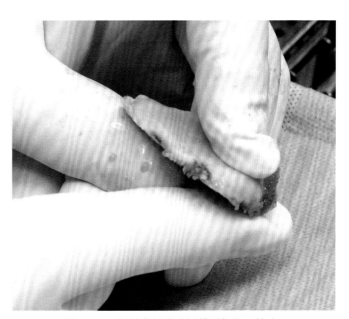

图 9-2　用胫骨截骨骨片评估后倾是否恰当。

导上留一孔，而不包括前方皮质。从向导前侧向上推，胫骨截骨骨片被推起，就可完整取下骨片，用于测量假体大小，且不损害胫骨前缘皮质（图 9-4）。

胫骨矢状面截骨失误可导致胫骨承载能力降低。当进行垂直截骨时，不要比去掉的骨片深。外侧放一板钩保护前交叉韧带止点。

Szmpson 等评估了假体植入后的骨应变，发现患者骨应变增加 40%[16]。这增加了压力反应，可能导致 UKA 术后前 12 个月内存在内侧疼痛。只要内侧没有骨折，需要告知患者内侧可存在疼痛。通常 12 个月后，该症状随着骨重建而消失。

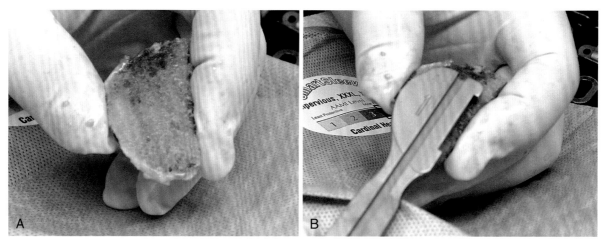

图 9-3　（A）完整取下胫骨截骨骨片，进行检查；（B）胫骨截骨骨片作为底板选择胫骨假体大小。

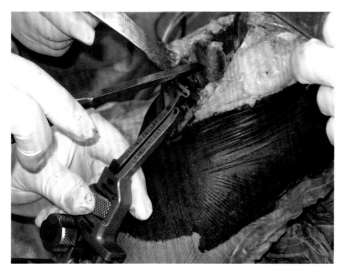

图 9-4　使用骨刀楔形翘起胫骨截骨骨片，不损害胫骨前缘皮质。

骨水泥技术

为减少并发症，骨水泥技术十分关键。骨水泥残留不仅使术后摄片不漂亮，而且可能会引起疼痛，甚至需要手术移除。因此，预防才是最好的处理方式。安装假体时，后方放一纱布保护可防止骨水泥溢出。该技术也可减少骨水泥残留。我们喜欢冲洗并干燥截骨面，准确在胫骨压实骨水泥，以利于良好的骨渗入。骨水泥在假体后方放得要少一些，以减少溢出。假体放置时呈由后向前的姿势，以使骨水泥向前挤出来，而后方正好到边，虽然后方很难看到。恰当的手术工具也很重要，利用刮勺可去除残留骨水泥。在特别困难的情况下，可在关节镜直视下将残留骨水泥去除。但我们认为只要恰当

使用骨水泥技术，则很少需要使用关节镜。

在骨水泥不太稀时，植入假体，此时去除残留骨水泥比较方便。实际上，这有点赌注的性质在其中，没有人希望在假体准确放好之前，骨水泥就已变硬。为防止松动，骨水泥 - 假体界面须有良好的骨水泥固定。松质骨面涂骨水泥要有一定压力，但松质骨面在放骨水泥之前要做好准备，包括截骨面冲洗和干燥。在硬化骨面钻几个孔，以利于骨水泥渗入，从而增强胫骨固定效果。在所有病例，骨水泥技术必须包括钻孔、冲洗、干燥、去除所有残留骨水泥。

股骨假体

说到股骨假体，假体大小很重要，以避免撞击出现。有很多假体系统可与胫骨截骨相匹配进行股骨截骨。相比髓内定位，股骨的髓外定位有一定优势，不需要钻孔，可减少出血。但在伸膝下进行股骨远端截骨的系统，可能存在一定困难。有一技巧是，股骨一开始即在伸膝时完成远端截骨，屈膝时再完成其他步骤，这样可能会让大多数外科医生操作起来方便。

小　结

总之，有很多方法可提高 UKA 长期效果。上述方法和技术可能对简化手术操作、预防并发症有一定作用。

（郭万首　张启栋　译　程立明　校）

参考文献

1. Engh GA, Ammeen D. Is an intact anterior cruciate ligament needed in order to have a well-functioning unicondylar knee replacement? Clin Orthop Relat Res 2004;(428):170-173.

2. Goodfellow J, O'Connor J. The anterior cruciate ligament in knee arthroplasty. A risk-factor with unconstrained meniscal prostheses. Clin Orthop Relat Res 1992;(276):245-252.

3. Cushner FD, La Rosa DF, Vigorita VJ, et al. A quantitative histologic comparison: ACL degeneration in the osteoarthritic knee. J Arthroplasty 2003;18:687-692.

4. Mullaji AB, Marawar SV, Luthra M. Tibial articular cartilage wear in varus osteoarthritic knees: correlation with anterior cruciate ligament integrity and severity of deformity. J Arthroplasty 2008;23:128-135.

5. Trompeter AJ, Gill K, Appleton MA, Palmer SH. Predicting anterior cruciate ligament integrity in patients with osteoarthritis. Knee Surg Sports Traumatol Arthrosc 2009;17:595-599.

6. Hamilton WG, Collier MB, Tarabee E, et al. Incidence and reasons for reoperation after minimally invasive uni-compartmental knee arthroplasty. J Arthroplasty 2006;21(6 Suppl 2):98-107.

7. Kim RH, Scuderi GR, Cushner FD, et al. Use of lidocaine with epinephrine injections to minimize blood loss in total knee replacement. Paper presented at the annual meeting of the Knee Society.

8. Pang HN, Lo NN, Yank KY, et al. Peri-articular steroid injection improved the outcome after uni-condylar knee replacement: a prospective, randomized controlled trial with a two-year follow-up. J Bone Joint Surg [Br] 2008;90:738-744.

9. Kissin YD, Cushner FD, Nett MP, Chadha P. Use of a novel suture to improve wound appearance and increase operating room efficiency. Paper presented at the annual meeting of the Eastern Orthopedic Association, Nassau, Bahamas, 2009.

10. Khanuja HS. Biomechanical comparison of medial parapatellar arthrotomy repair. Presentation at the annual AAOS Meeting, New Orleans, LA, 2009.

11. Hernigou P, Deschamps G. Posterior slope of the tibial implant and the outcome of uni-compartmental knee arthroplasty. J Bone Joint Surg [Am] 2004;86:506-511.

12. Seon JK, Song EK, Yoon TR, et al. Tibial plateau stress fracture after unicondylar knee arthroplasty using a navigation system: two case reports. Knee Surg Sports Traumatol Arthrosc 2007;15:67-70.

13. Yang KY, Yeo SJ, Lo NN. Stress fracture of the medial tibial plateau after minimally invasive uni-compartmental knee arthroplasty: a report of 2 cases. J Arthroplasty 2003;18:801-803.

14. Van Loon P, de Munnynck B, Bellemens J. Peri-prosthetic fracture of the tibial plateau after uni-compartmental knee arthroplasty. Acta Orthop Belg 2006;72:369-374.

15. Brumby SA, Carrinton R, Zayontz S, et al. Tibial plateau stress fracture: a complication of uni-compartmental knee arthroplasty using 4 guide pinholes. J Arthroplasty 2003;18:809-812.

16. Simpson DJ, Price AJ, Gulati A, et al. Elevated proximal tibial strains following uni-compartmental knee replacement—a possible cause of pain. Med Eng Phys 2009;31:752-757.

第 10 章
内侧单间室膝关节置换：固定型衬垫

Jean-Noël Argenson , Sébastien Parratte

要 点

- 严格选择患者，把握适应证。
- 假体和附件的选择应相适应。
- 良好的手术技术是成功的关键。
- 单用 UKA 不能矫正骨缺损和韧带平衡。
- 内侧 UKA 不应看作向 TKA 过渡的临时措施。

引 言

相比全膝关节置换（TKA），单间室膝关节置换（UKA）具有保存对侧间室骨量、保留韧带等优点。正因如此，手术技术要求准确且可重复。过去 10 年，UKA 最大进步在于小切口的应用，它使假体植入不需要切开股四头肌肌腱或股内侧肌，也不需要翻转髌骨[1, 2]。但外科医生应铭记，切口大小以不影响 UKA 假体的准确放置为标准。

UKA 良好效果的获得与恰当的患者选择、精确的手术技术密切相关[1-5]。UKA 适应证是：疼痛局限于内侧单间室的骨关节炎或骨坏死，且影像学检查提示稳定的膝关节有明显关节间隙消失[5-9]。在 UKA 适应证方面，年龄、体重至今仍存争议，因为 UKA 常被作为截骨术或 TKA 的替代治疗而使用[5-9]。肥胖本身不是禁忌证。我们应用 "SAW" 来表示 UKA 的适应证（Stability，稳定性；Alignment，力线；Wear，磨损）。UKA 的适应证是膝关节稳定、力线佳，及软骨磨损仅局限于一个间室。术前须全面检查上述条目，对膝前后位、矢状位进行体格检查以确保膝的稳定性良好，膝关节活动度大于 100°。髌股关节无临床症状，软骨磨损仅局限于内侧间室。

除了必要的体格检查，系统的影像学摄片也很重要，其应包括膝关节正侧位 X 线片、下肢全长 X 线片

和应力位 X 线片及髌骨切线位 X 线片（图 10-1）。髌骨切位位线 X 片在屈膝 30°、60°、90° 时，应无髌股关节间隙变窄。未置换间室没有全层关节软骨的缺失。应力下可矫正畸形使力线恢复正常。在下肢全长 X 线片上要测量股骨机械轴和解剖轴之间夹角，以及下肢机械力线。内、外翻畸形大于 15° 是手术禁忌，因为此种情况下只有通过软组织松解才能获得矫正，而 UKA 不能进行软组织松解[11, 12]。当临床检查怀疑前交叉韧带（ACL）有问题时，需要进一步做 MRI 检查以确保 ACL 完整。严格把握适应证、恰当选择患者是最关键的一步，是 UKA 成功的保障。

器 械

UKA 麻醉可选择全身麻醉或硬膜外麻醉，股骨近段上止血带。我们手术时用的是常规手术床，应用两个挡板，一个放在脚下，另一个顶在大腿止血带水平，以固定体位（图 10-2）。将脚放在挡板之上时，膝可屈曲 90°；当脚放在挡板之下时，膝能屈曲 110°。

入 路

即使使用小切口，也应视野充分，以保证假体植入位置准确。因此，切口长度应在 8 ~ 10cm，当然因患者皮肤弹性和体型而有差异。视野暴露充分，膝关节屈伸时要能清楚看到股骨侧或胫骨侧。切口近端要达髌骨上缘，远端要到胫骨结节内侧缘，也就是到关节线下约 2cm 的位置，外侧 UKA 切口远端到胫骨结节外侧缘。（图 10-3）。切口近端对手术操作很重要，三分之二切口应位于关节线以上。内侧 UKA，常采用内侧髌旁入路，可向近端股四头肌腱延伸 1 ~ 2cm。打开关节腔，切除部分髌下脂肪垫，以方便显露股骨髁、ACL、对侧

系统的术前影像学评价

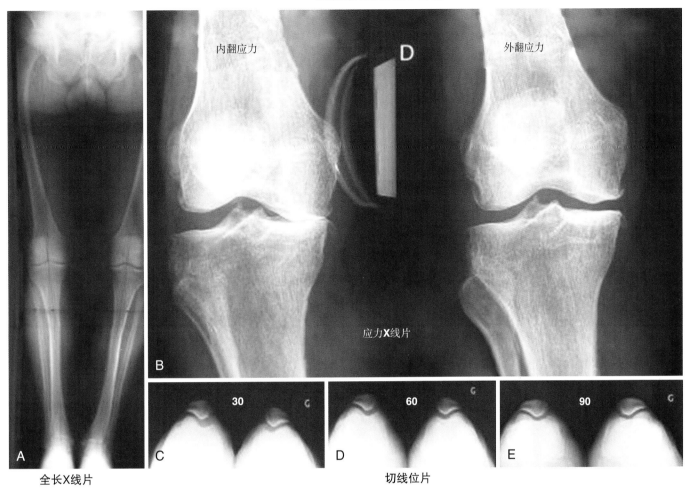

图 10-1　完成体格检查后，进行系统影像学分析，应包括膝关节正侧位 X 线片、下肢全长 X 线片（**A**）、应力位 X 线片（**B**）、髌骨切线位 X 线片（**C ~ E**）。影像分析应该确保在屈膝 30°、60°、90° 的切线位没有髌股关节间隙变窄；未置换间室没有全层关节软骨的缺失。患者仰卧，使用专门的膝关节应力系统，应力位 X 线下显示畸形可充分矫正至中立位。在下肢全长 X 线片，测量股骨机械轴和解剖轴的夹角，以及下肢机械力线。

间室胫骨平台。需要注意的是，TKA 的韧带平衡原则不适于 UKA，UKA 不允许对侧副韧带进行松解。为了保护侧副韧带，进行安全截骨，可在内侧或外侧放置一个薄的弧形 Hohmann 拉钩进行保护。

进行截骨之前，将膝屈曲至 60°，用一弯钩评估 ACL，观察对侧胫股关节间室和髌股关节间室（图 10-4）。去除股骨髁内侧骨赘，恢复内侧副韧带和关节囊的相对长度，被动矫正畸形。小心去除髁间窝的骨赘，防止后期与 ACL 撞击（图 10-5）。这一步对保护 ACL 非常重要。这也就是为了避免髁间骨赘撞击致 ACL "斩首样"（guillotine-like）损伤，即所谓的 Marie-Antoinette 效应。

手术技术

需要注意的是，UKA 仅是表面置换，它用假体去填充软骨磨损的空隙，保留韧带张力。胫骨截骨使用髓外定位（图 10-6）。截骨向导远端固定于踝部，其轴线指向踝关节中心稍内侧。近端放于胫骨前方指向胫骨髁间嵴。应用现代手术器械，可将截骨向导仅仅置于被切除的胫骨上方（内侧或外侧）。胫骨截骨向导杆平行于前方胫骨嵴，调节胫骨截骨向导杆远端来调整后倾，通常后倾 5° ~ 7°。4mm 探针放于胫骨磨损最深处判断截骨量，并应特别注意准确确定截骨水平。在这步，内侧副韧带深层最深的部分是一个良好的解剖标志。当翼状探针放入胫骨截骨向导，探针尖端应在此水平（图 10-7）。截骨不足，导致过度矫形；截骨

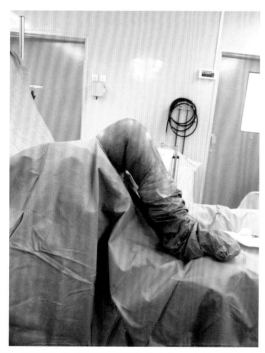

图 10-2 我们手术时用的是常规手术床，应用两个挡板，一个放在脚下，另一个放在大腿止血带水平，以固定体位。将脚放在挡板之上时，膝可屈曲 90°；当脚放在挡板之下时，膝能屈曲 110°。

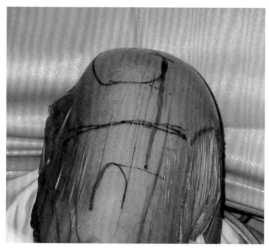

图 10-3 切口近端要达髌骨上缘，远端要到胫骨结节内侧缘。外侧 UKA 时，远端切口是到胫骨结节外侧缘。远端也就是到关节线下约 2cm 的位置。切口近端对手术操作很重要，三分之二切口应位于关节线以上。

平面太低，会导致胫骨平台骨折。完成胫骨截骨，可通过矢状位向导标记或徒手进行矢状位截骨。当徒手截骨时，应贴近胫骨髁间嵴，从前向后，屈伸膝关节核对股骨髁边缘在胫骨平台的对线（图 10-8）。在这一步，再次强调需要注意用板钩或 Pickle 拉钩保护 ACL。

通过小切口髓内定位对股骨截骨，进行钻孔时需要

将膝屈曲 60°。实际上，在屈膝时，髓内定位器受来自髌骨的张力可能会导致力线出现偏差。一旦髓内定位器放好，股骨远端的截骨量可通过术前负重位 X 线上解剖轴线与机械轴线间的夹角来推算。通常股骨外翻角是 4°~6°。股骨远端的截骨量要与安装的假体相一致，精确到毫米。应用恰当的截骨模块对股骨后髁及斜面进行截骨。股骨远端截骨面放置股骨完成向导，应用截骨模块确定股骨假体大小型号，最好同时满足股骨假体中心位于股骨髁解剖中心和假体长轴垂直于胫骨平台截骨面两个条件（图 10-9）。股骨完成向导的顶端应位于软骨最深处至少 1~2mm，以避免出现股骨假体和髌骨之间的台阶（Notch）。控制股骨截骨向导内外方向，来决定假体的最终位置，参考前面完成的胫骨截骨面可能是最好的标记。由于股骨内侧髁存在个体差异性，我们推荐对股骨向导的内外方向进行核实。一旦完成后髁截骨，取下截骨向导，下一步有必要用弧形骨刀去除后方骨赘，以增加屈曲，避免高屈曲时骨赘与聚乙烯垫产生撞击（图 10-10）。

胫骨托大小的选择，一方面要尽可能最大化覆盖胫骨截骨面，一方面又不能过度悬出，因为过度悬出可能会引起疼痛。前后方向上有时与内外方向上测量的大小不一样，尤其是在女性患者，这时有必要从多个型号中选择一个最佳适合者（图 10-11）。重要的是，尽可能对胫骨保守截骨，减少胫骨截骨深度，保留胫骨皮质以提供强力支撑、增加近端接触面积。然后，深屈膝和外旋膝关节。

对胫骨的最后一步准备是，使用器械在软骨下骨压出一个龙骨槽。小切口时，要小心放置胫骨平台后缘，在前后方向上准确放置胫骨平台非常重要。可用小骨刀预切龙骨安放的位置。放入关节试模元件，插入聚乙烯衬垫，测量屈伸间隙（图 10-12）。引起撞击的常见原因有残留骨嵴，胫骨或股骨假体位置不良，或胫骨截骨倾斜。当检查完上述情况，在完全伸直时留有保护性的 2mm 松弛间隙非常重要，以防止过度矫形。过度矫形可引起未置换间室的退变。据新近报道，当使用平坦聚乙烯垫时，残留内翻畸形也应避免，以降低聚乙烯磨损。内侧 UKA 理想的矫正度数是，在术后负重全长 X 线片上，胫股轴线通过胫骨平台外侧 1/3 及胫骨髁间嵴之间，这是 Kennedy 在其分类中所强调的[10]。

为了更好地固定，我们全部采用骨水泥固定，因为长期随访结果显示，应用现代骨水泥固定的金属托部件的 UKA，松动并不是常见的失败原因。当使用骨水

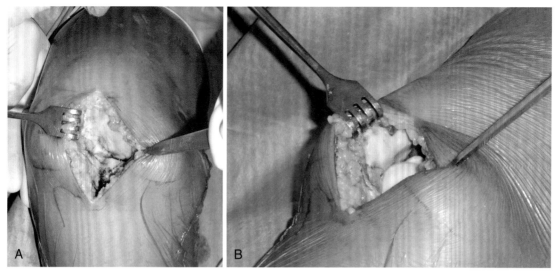

图 10-4　在进行截骨前，首先使膝关节屈曲 60°，评估 ACL（A）和对侧胫股关节间室和髌股关节间室（B）。

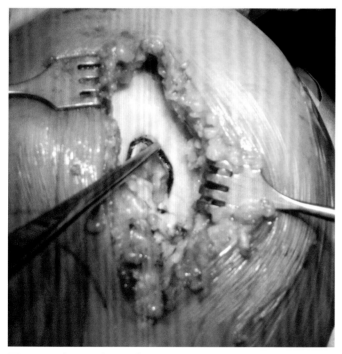

图 10-5　小心去除髁间窝的骨赘，防止后期与 ACL 撞击。这一步对保护 ACL 非常重要。这也就是为了避免髁间骨赘撞击致 ACL "斩首样" 损伤，即所谓的 Marie-Antoinette 效应。

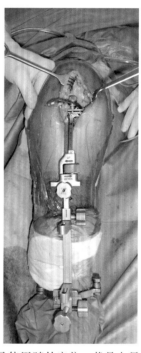

图 10-6　胫骨截骨使用髓外定位。截骨向导远端固定于踝部，其轴线指向踝关节中心稍内侧。

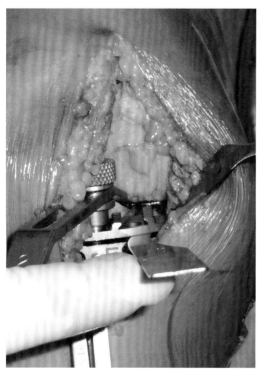

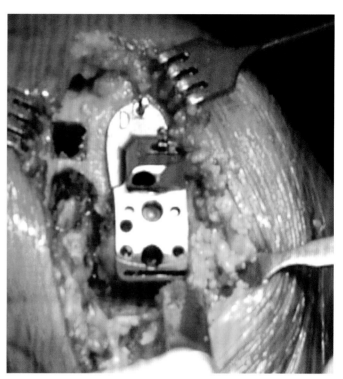

图 10-7 4mm 探针放于胫骨磨损最深处判断截骨量，并应特别注意准确确定截骨水平。在这步，内侧副韧带深层最深的部分可作为一个良好的解剖标志。当翼状探针放入胫骨截骨向导，探针尖端应在此水平。截骨不足，导致过度矫形；截骨平面太低，会导致胫骨平台骨折。

图 10-9 股骨远端截骨面放置股骨完成向导，应用截骨模块确定股骨假体大小型号，最好同时满足股骨假体中心位于股骨髁解剖中心和假体长轴垂直于胫骨平台截骨面两个条件。股骨完成向导的顶端应位于软骨最深处至少 1～2mm，以避免出现股骨假体和髌骨之间的台阶（Notch）。控制股骨截骨向导内外方向的姿势，其决定假体的最终位置，参考前面完成的胫骨截骨面可能是最好的标记。

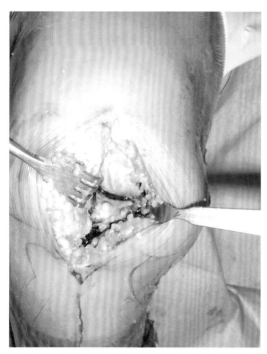

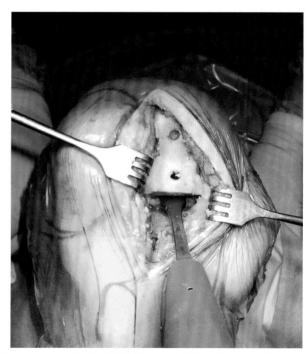

图 10-8 完成胫骨截骨，可通过矢状位向导标记或徒手进行矢状位截骨。当徒手截骨时，应贴近胫骨髁间嵴，从前向后，屈伸膝关节核对股骨髁边缘在胫骨平台的对线。

图 10-10 一旦完成后髁截骨，取下截骨向导，下一步有必要用弧形骨刀去除后方骨赘，以增加屈曲，避免高屈曲时骨赘与聚乙烯垫产生撞击。

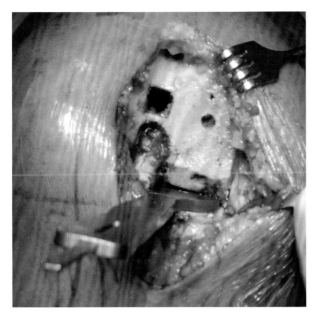

图 10-11　胫骨托大小的选择，一方面要尽可能最大化覆盖胫骨截骨面，一方面又不能过度悬出，因为过度悬出可能会引起疼痛。前后方向上有时与内外方向上测量的大小不一样，尤其是在女性患者，这时有必要从多个型号中选择一个最佳适合者。

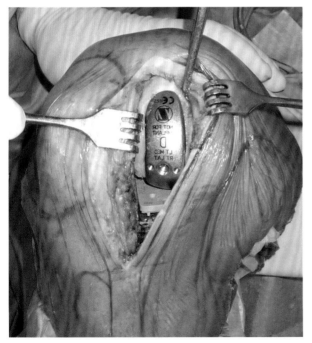

图 10-12　放入关节试模元件，插入聚乙烯衬，测量屈伸间隙。引起撞击的常见原因有残留骨嵴，胫骨或股骨假体位置不良，或胫骨截骨倾斜。当检查完上述情况，在完全伸直时留有保护性的 2mm 松弛间隙非常重要，以防止过度矫形。过度矫形可引起未置换间室的退变。

泥固定，要避免后方残留骨水泥。小切口时，用一个 90° 弧度的探针去除后方骨赘非常有效。一旦股骨假体固定，将膝近乎伸直可以帮助去除后方残留骨水泥，然后再将聚乙烯垫放入。当骨水泥固化时，要将膝保持于

屈曲 20° 位，而不是完全伸直位，以避免在这一步使胫骨平台的后方撬起（图 10-13）。在关闭切口前，要检查髌骨轨迹，在手术时不翻转髌骨对维持髌骨轨迹十分有利。放开止血带前，要充分止血。在我们的临床实践中，通常放置关节内引流，留置 36 小时[12]。

特殊之处

外侧固定型衬垫 UKA[13]

在我们的实践中，外侧 UKA 占 UKA 总量的 10%。在这之前，我们发表文章报道外侧 UKA 是治疗外侧间室骨关节炎的有效方法，长期随访效果良好。针对外侧型 UKA，有一些特殊的地方需要强调。应用小切口进行外侧 UKA，由于股骨外侧髁常存在变异，皮肤切口应选外侧切口，尤其是远端部分。由于外侧胫股关节的自然活动性大，当完成外侧切开后，外侧间室相对内侧间室更易暴露。当进行外侧 UKA 时，我们推荐不去除骨赘，以便更好地安放假体适应股骨外侧髁的变异。由于外侧间室骨关节炎病变在常在股骨侧，因此胫骨截骨要少，这也反映出外侧胫骨平台的解剖特征。另外，胫骨截骨不应有后倾。在股骨发育不良的患者，常需要采用一个更"近或远端"的模式进行股骨截骨，专用的截骨向导可增加股骨截骨厚度。由于胫骨外侧髁的自然形态不同，胫骨截骨面上股骨截骨向导的力线方向非常重要。通常在伸直位标记力线方向，而不是在屈曲位，以避免股骨假体和胫骨髁间嵴之间发生撞击或内侧边缘任何应力负荷干扰。股骨发育不良的患者外侧聚乙烯衬厚度通常比内侧要厚。对外侧 UKA 来说，不要完全矫正至正常的手术原则仍是其获得长期生存的基础。

固定型衬垫 UKA 治疗膝缺血性骨坏死[14]

根据我们的经验，UKA 治疗骨坏死与 TKA 报道的平均结果相当，翻修率在 3%。UKA 治疗骨坏死，需要特别考虑的是患者选择和手术技术。术前首先要仔细分析，以确保病变仅限于一个间室；其次要考虑的是使用骨水泥固定。先前的 TKA 报道也同样强调采用骨水泥固定提高治疗效果。最后，应用带有股骨栓的股骨截骨器械可以完全切除坏死灶，确保假体安装在健康骨上。

术后随访

去除股神经阻滞泵后（术后 12 小时），推荐早期

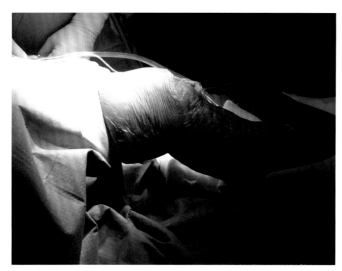

图 10-13　骨水泥固化时，膝应保持在屈曲 20° 位，而不是完全伸直位，以避免在这一步使胫骨平台的后方撬起。

负重，挂拐保护 1～2 周。我们推荐术后当天即开始关节活动度人工锻炼。术后应用机械泵和低分子肝素预防深静脉血栓 3 周。2 个月后，对患者进行临床和影像学评估。通常在术后 2～6 个月，患者即可获得完全无痛的关节活动度。在此期间，我们通常鼓励患者恢复体育活动。1 年后，患者可参加高强度体育活动。术后前 5 年，患者每年复查一次；5 年后，每两年复查一次。由于聚乙烯磨损仍然是固定型衬垫 UKA 的主要失败原因，因此随访显得格外重要。事实上，发现早期的聚乙烯磨损，若金属托未被磨损，单纯更换聚乙烯即可很好解决问题，因此需要规律随访，及早发现问题。

技术要点

- 把握手术适应证：SAW（Stability，稳定性；Alignment，力线；Wear，磨损）。
- 不要一味追求小切口。
- 切除髁间窝骨赘，防止 Marie-Antoinette 效应，保护 ACL。
- 把握胫骨截骨水平，不太高，也不太低。
- 充分暴露股骨，股骨假体前缘应在滑车软骨下 2mm。
- 4 点核对试模：
  - （1）屈伸时，股骨假体中线对胫骨平台中线；
  - （2）予以外翻应力，应有 2mm 间隙；
  - （3）检查是否存在影响伸直的过渡区；
  - （4）股骨假体与髌骨应无撞击。
- 骨水泥技术：在插入聚乙烯衬前，应用 90° 弧度的探针去除胫骨后方骨水泥。在骨水泥固化时，保持膝关节屈曲 30° 位。

（郭万首 译　程立明 校）

参考文献

1. Argenson JN, Parratte S, Flecher X, Aubaniac JM. Unicompartmental knee arthroplasty: technique through a mini-incision. Clin Orthop Relat Res 2007;(464):32-36.

2. Repicci JA, Hartman JF. Minimally invasive unicondylar knee arthroplasty for the treatment of unicompartmental osteoarthritis: an outpatient arthritic bypass procedure. Orthop Clin North Am 2004;35:201-216.

3. Argenson JN, Chevrol-Benkeddache Y, Aubaniac JM. Modern unicompartmental knee arthroplasty with cement: a three to ten-year follow-up study. J Bone Joint Surg [Am] 2002;84:2235-2239.

4. Argenson JN, Parratte S. The unicompartmental knee: design and technical considerations in minimizing wear. Clin Orthop Relat Res 2006;(452):137-142.

5. Berger RA, Meneghini RM, Jacobs JJ, et al. Results of unicompartmental knee arthroplasty at a minimum of ten years of follow-up. J Bone Joint Surg [Am] 2005;87:999-1006.

6. Cartier P, Cheaib S. Unicondylar knee arthroplasty: 2-10 years of follow-up evaluation. J Arthroplasty 1987;2:157-162.

7. Goodfellow J, O'Connor J, Murray DW. The Oxford meniscal unicompartmental knee. J Knee Surg 2002;15:240-246.

8. Insall J, Walker P. Unicondylar knee replacement. Clin Orthop Relat Res 1976;(120):83-85.

9. Gibson PH, Goodfellow JW. Stress radiography in degenerative arthritis of the knee. J Bone Joint Surg [Br] 1986;68:608-609.

10. Kennedy WR, White RP. Unicompartmental arthroplasty of the knee: postoperative alignment and its influence on overall results. Clin Orthop Relat Res 1987;(221):278-285.

11. Price AJ, O'Connor JJ, Murray DW, et al. A history of Oxford unicompartmental knee arthroplasty. Orthopedics 2007;30(5 Suppl): 7-10.

12. Argenson JN, Parratte S, Bertani A, et al. Long-term results with a lateral unicondylar replacement. Clin Orthop Relat Res 2008; (466):2686-2693.

13. Parratte S, Argenson JN, Dumas J, Aubaniac JM. Unicompartmental knee arthroplasty for avascular osteonecrosis. Clin Orthop Relat Res 2007;(464):37-42.

14. Parratte S, Argenson JN, Pearce O, et al. Medial unicompartmental knee replacement in the under-50s. J Bone Joint Surg [Br] 2009; 91:351-356.

15. Scott RD, Cobb AG, McQueary FG, Thornhill TS. Unicompartmental knee arthroplasty: eight- to 12-year follow-up evaluation with survivorship analysis. Clin Orthop Relat Res 1991;(271):96-100.

第 11 章
内侧单间室膝关节置换：活动型衬垫

Michael J. Morris

要 点

- 牛津单间室膝关节置换术适应于 ACL 完整的前内侧骨关节炎。
- 长期随访结果显示 20 年生存率超过 92%。
- 超低磨损，每年只有 0.01mm。
- 与 TKA 相比，术后恢复更快。

引 言

正如 White 等描述，ACL 完整的前内侧骨关节炎是一类典型的骨关节炎病变，当保守治疗无效时，可行 UKA 治疗[1]。牛津单间室膝关节置换（Oxford Unicompartmental Knee Arthroplasty，Oxford，UK）治疗 ACL 完整的前内侧骨关节炎，取得了良好效果，20 年生存率为 92.3%[2]。应用美国特种外科医院膝关节评分（Hospital for Special Surgery Knee Scores）对患者进行评估，随访至少 10 年，优良率达 91%[3]。若假体安放良好，无关节内或关节外撞击，聚乙烯的磨损每年只有 0.01mm[4]。与 TKA 相比，UKA 术后功能恢复快[5]。由于手术难度大，早期的失败常是由于手术技术不当引起。新器械的出现（Oxford Microplasty Instrumentation；Biomet，Warsaw，IN）可更精确手术操作，降低手术失误。这些进步应能进一步提高活动型衬垫 UKA 先前优良的临床效果及生存率。

器 械

大腿近端上止血带，应用下肢固定架将腿悬空，髋屈曲 30°，充分外展，膝能屈曲 135° 以上，且不会撞击到手术台（图 11-1）。对侧下肢平放于海绵软垫上。脚底面悬垂于地面。术中要用到窄硬的往复锯、12mm 宽的摆锯、双刃垂直牙槽锯（图 11-2）（Oxford Knee Resection Procedure Three Pack；Synvasive Technologies Inc.，El Dorado Hills，CA）。Woodson 刮勺在去除骨水

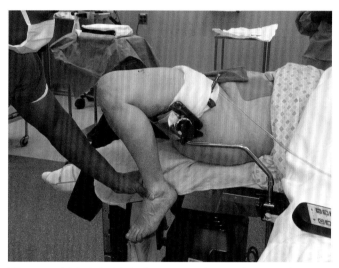

图 11-1 应用下肢固定架将腿悬空，大腿近端上止血带，髋关节屈曲大约 30°，外展，容许膝屈曲至少 135° 而不会撞击到手术台。

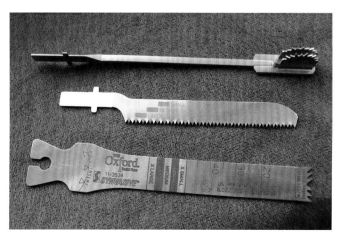

图 11-2 手术中用到三个锯片：双刃垂直牙槽锯、窄硬的往复锯、12mm 宽的摆锯。

泥时是很好的工具。标准的膝牵开器和器械在 UKA 中仍可使用。术前要拍摄 X 线片证实为前内侧骨关节炎，并拍摄合适的膝关节外翻应力片（图 11-3A～D）。在侧位片上，应用模板测量股骨假体大小（图 11-3 E）。

入　路

下肢驱血，上止血带，止血带压力为 350mmHg。

在下肢固定架上，受重力作用，膝自然屈曲 90°。 从髌骨上缘至关节线以远 3cm 作稍斜切口，切口止于胫骨结节内侧缘（图 11-4A）。髌骨上极水平切开关节囊，可向股内侧肌延长 1～2cm（图 11-4B）。应用电烧暴露胫骨前内侧缘，以利于后期安装胫骨截骨向导和显露。内侧副韧带不作松解。切除内侧半月板前角。切除小部分髌下脂肪垫，以看清前交叉韧带和外侧间室（图 11-5）。若存在前交叉韧带功能不全或外侧间室

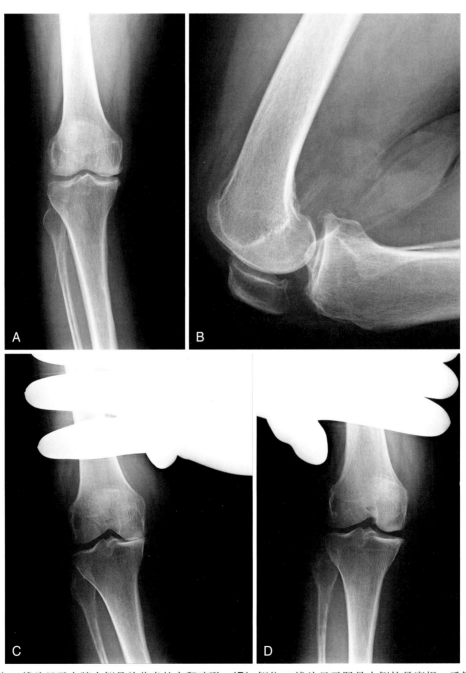

图 11-3　（A）前后位 X 线片显示右膝内侧骨关节炎的内翻畸形；（B）侧位 X 线片显示胫骨内侧软骨磨损，后侧软骨保留。这种模式说明前内侧关节炎的前交叉韧带完整；（C）前后内翻应力位 X 线片证明内侧间室关节间隙完全消失；（D）前后外翻应力位 X 线片显示可以恢复肢体力线，同时保留膝关节外侧间室间隙。

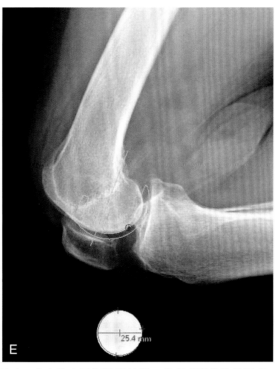

图 11-3　（E）模板测量股骨假体的尺寸。中央栓应平行股骨长轴。考虑到关节软骨厚度，假体应坐于股骨远端和后方 3mm。

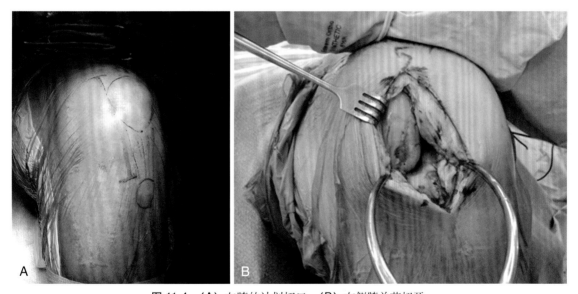

图 11-4　（A）左膝的计划切口；（B）左侧膝关节切开。

全厚骨关节炎，则应更改为行 TKA。

　　若前交叉韧带和外侧间室正常，则进行 UKA。应用骨刀去除内侧骨赘、髁间窝外侧及股骨内髁内侧骨赘。用小的咬骨钳去除前交叉韧带附着点骨赘。去除胫骨前内侧骨赘至渗血骨面，可作为胫骨截骨深度的参考标志（图 11-6）。

手术技术

　　牛津微创置换股骨勺大小预选，依据术前模板测量股骨假体大小。插入内侧间室后，在矢状面上足以覆盖股骨内侧髁。关节间隙的张力判断要以能正好放入一个 1mm 厚递增的骨勺为宜（1~3mm）（图 11-7）。放入胫骨近端截骨向导，并经 G 形夹钳与骨勺连接（图 11-8）。

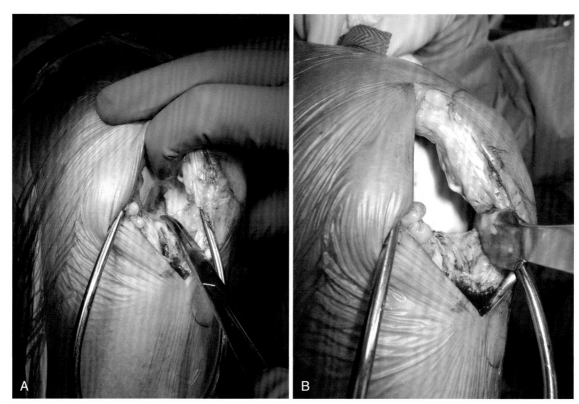

图 11-5　显示前交叉韧带完整（A）和外侧间室正常（B）。

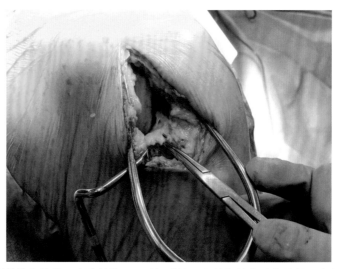

图 11-6　显示胫骨前方骨赘。清除骨赘，显示松质骨，这是胫骨水平截骨的一个很好的参考标志。

G 形夹钳可根据期望的聚乙烯衬垫厚度选择相应 3mm 或 4mm 的型号。在判断张力时，要去除 G 形夹钳，以免影响张力评估。截骨前要进行双重检查，不论是矢状面还是冠状面，胫骨截骨向导的杆要平行于胫骨长轴。水平胫骨截骨向导提供 7° 后倾。用一根钉固定胫骨截骨向导的外侧孔，也可用两根钉分别固定于外侧孔和内侧孔。用一弧形"Z"字拉钩置于内侧保护内侧副韧带。

首先，应用窄的往复锯在股骨内侧髁的外侧缘与前交叉韧带附着点的内侧缘之间进行胫骨垂直截骨（图 11-9）。锯片应指向股骨头中心，并顺着屈伸平面。一定要小心避免出现锯片抬高，以免后方截骨过深损伤胫骨平台后方皮质。应用窄锯片对胫骨进行水平截骨，锯片必须截透后方皮质。应用骨刀撬起截骨块并取出，截骨块表现为经典的前内侧骨关节炎且后方软骨保留（图

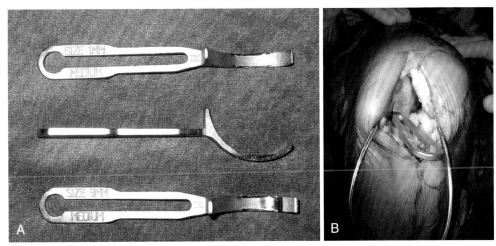

图 11-7　（A）牛津骨勺，范围 1～3mm。（B）屈膝时用牛津骨勺插入内侧间室至正常张力（术中照片）。

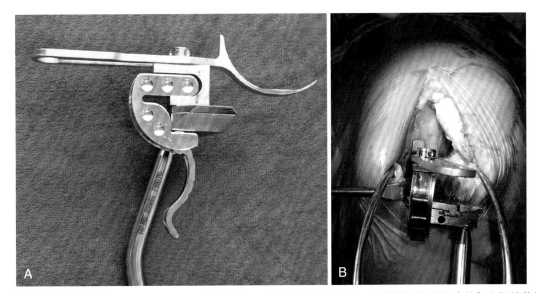

图 11-8　（A）牛津骨勺和胫骨截骨向导用 G 形夹钳连接。（B）术中照片显示 G 形夹钳连接起牛津骨勺和胫骨截骨向导。

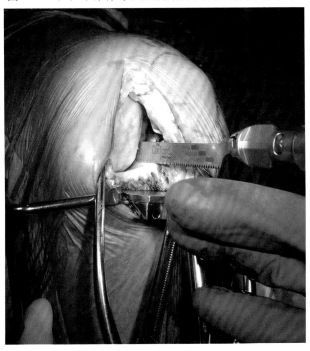

图 11-9　显示胫骨垂直截骨。锯头应指向同侧股骨头，紧邻股骨内侧髁的外侧缘，靠近胫骨前交叉韧带附着点的内侧缘。

11-10）。残余半月板此时可以去除。

　　股骨髓内定位杆从远端逆行插入股骨髓腔，插入点是髁间窝前内缘的前方 1cm。屈膝 45°，应用钻和锥子进行开孔。在内侧副韧带无牵张的情况下通过塑料测厚器来判断屈曲间隙。然后在股骨内侧髁放置相应屈曲厚度的 Oxford 股骨力线向导，用连接杆连接髓内杆和 Oxford 股骨力线向导（图 11-11）。然后在股骨髁远端相继钻两个直径 4mm 和 6mm 的孔。放入股骨后髁截骨向导（图 11-12A），用窄锯片对后髁截骨，此时应用"Z"字拉钩保护内侧副韧带（图 11-12B）。然后插入 0 号研磨栓，应用磨钻对股骨远端进行研磨（图 11-13）。放入股骨和胫骨试模，插入测厚器平衡屈曲间隙（图

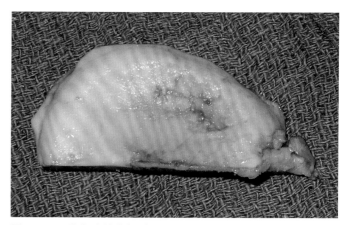

图 11-10　从右膝前内侧关节炎患者切下的胫骨骨片，表现出经典的后方软骨保存特征。

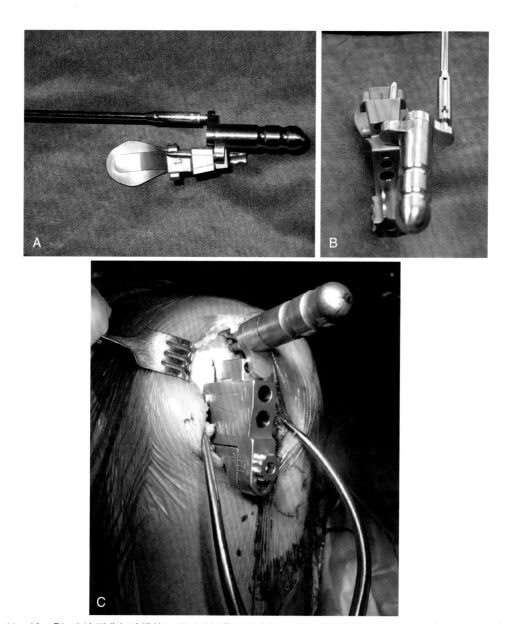

图 11-11　（A、B）牛津屈曲间隙模块，通过连锁装于髓内杆。（C）术中照片显示牛津屈曲间隙模块加髓内杆。

11-14A），此时要取出所有拉钩以免影响内侧副韧带张力。取出测厚器，将膝屈曲调整到 10°～20°，应用金属测厚器来确定平衡间隙（图 11-14B）。屈曲时测厚器大小减去伸直时测厚器大小即为需要进一步研磨的厚度，即研磨栓型号，通过股骨远端研磨即可实现屈伸间隙平衡。取下试模，评估屈伸间隙。若是需要，还可以进一步研磨以平衡屈伸间隙。安装牛津二合一（2 in 1）前方研磨钻及后方骨赘去除器（图 11-15）。研磨钻去除股骨髁前方部分骨质，以免伸膝时造成撞击。弧

形骨刀去除后方骨赘，以防高度屈曲时造成撞击。

　　胫骨准备很重要，胫骨托要充分覆盖胫骨平台，可以容许 2mm 以内的内侧悬出。假体后缘要贴住后方皮质。使用通用的取出钩放进膝关节后方，钩子向前拉齐顶住后方皮质，然后放入假体直到接触钩子。前方通常可有 1～2mm 的空隙无假体覆盖。用胫骨托钉将胫骨托固定于胫骨上，然后用牙槽锯在胫骨上锯出沟槽，沟凿去除骨组织（图 11-16）。将胫骨假体试模用小锤轻轻敲入，然后放入解剖型活动半月板试模。此时装入的半

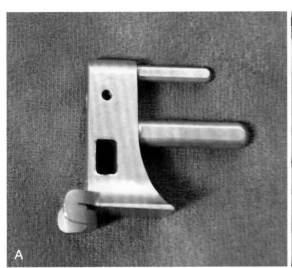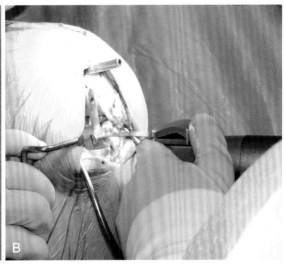

图 11-12　（A）股骨后髁截骨向导。（B）术中照片显示股骨后髁截骨，拉钩保护内侧副韧带。

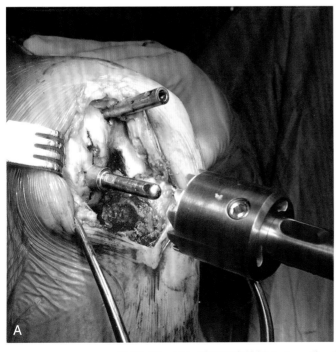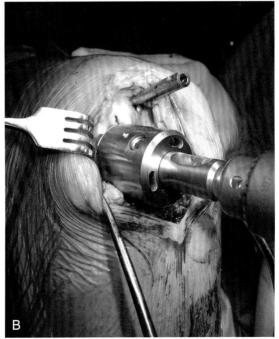

图 11-13　（A）零号研磨栓插入 6mm 孔。（B）球形磨钻进行股骨远端磨钻。

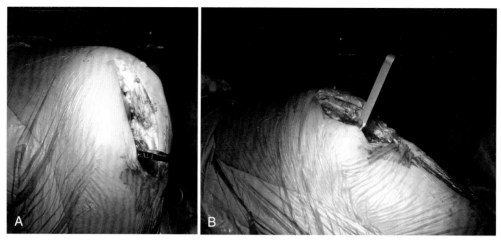

图 11-14 （A）试模及塑料测厚器塞入测量屈曲间隙。（B）屈曲 20° 位，保持试模在位，插入金属测厚器，测量伸直间隙。

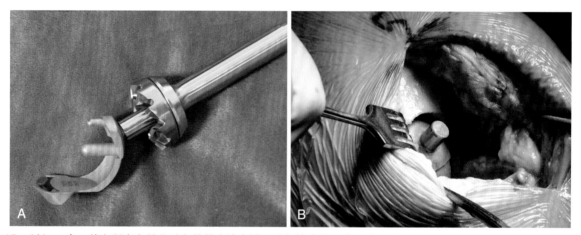

图 11-15 （A）二合一前方研磨向导和后方骨赘去除向导，选择恰当的研磨栓放入截骨栓。（B）股骨内侧髁安放二合一向导。

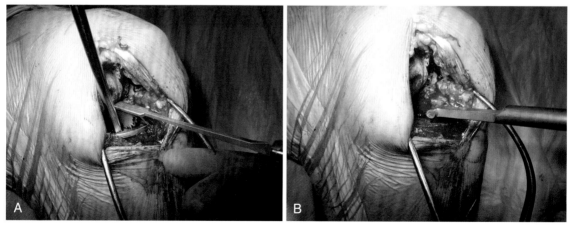

图 11-16 （A）胫骨托模板用钉固定稳定，牙槽锯用来准备龙骨槽。（B）胫骨沟凿清除龙骨槽的骨质。

月板试模应能保留韧带张力，在运动范围内能平滑运动而不出现撞击和不稳定。

股骨和胫骨骨面准备，在固定前，用钻头在股骨和胫骨上钻多个小孔以加强骨水泥固定效果（图 11-17）。作为多模式镇痛的一部分，我们向关节周围软组织注射酮咯酸、罗哌卡因、肾上腺素。应用脉压冲洗彻底冲洗骨面，并擦干。首先，用骨水泥固定胫骨假体，从后向前用锤子将假体打紧，以保证多余的骨水泥挤向前方，这样方便取出。Woodson 刮勺，在这里去除骨水泥时很适用，它有 45° 和 90° 两种弧度类型。用手指将骨水泥压在股骨面，同时用吸引器在股骨 4mm 孔处吸引，负压吸引作用可使骨水泥得到很好的交联。然后打击安装股骨假体，并将多余骨水泥去除。放入合适型号的半月板试模衬垫，保持屈膝 45°，等待骨水泥固化（图 11-18）。等骨水泥固化后，再次核对半月板型号是否合适，然后将合适的半月板衬垫植入关节。最后检查关节活动度，应保证半月板衬垫无撞击或不稳现象发生。常规方法关闭切口，放置引流。

术后随访

大部分患者术后需在医院观察一晚。若放置引流，第二天将其拔除。Lombardi 报道，在两位医生进行的前1000 个 UKA 中，平均住院时间为 1.4 天（0～9 天）[5]。6 周后复查，进行临床和影像学检查（图 11-19）。在Berend 连续进行的 1000 例 UKA 中有 0.7% 的病例需要手法治疗（Berend KR，个人交流）。除个别例外情况，患者每年进行一次随访，拍摄膝关节正侧位、Merchant位 X 线片进行评估。术后患者无任何限制，但不鼓励做高强度重复性动作。

技术要点

● 目前有一个趋势是将半月板衬垫放得偏紧，然而，应推荐的是将半月板衬垫放置得要相对松些，若正好在两种型号之间选择时，应选相对小号的半月板衬垫。

● 胫骨平台骨折少见但是致命的并发症。保护骨的完整性至关重要，尤其是胫骨截骨时。胫骨垂直截骨时要特别小心。对后缘胫骨截骨时，锯片不要深于预期截骨水平。预防措施是，在截骨时避免将手柄抬高。我们推荐，在固定胫骨截骨向导时只钻一孔，以防降低胫骨截骨水平以下内侧平台骨强度。同时，安装假体时应轻柔敲击。

● 保护内侧副韧带，不对内侧进行松解。在所有截骨过程中，都要在内侧放置拉钩以保护内侧副韧带。若切断了内侧副韧带，应立即转行限制性全膝关节置换。

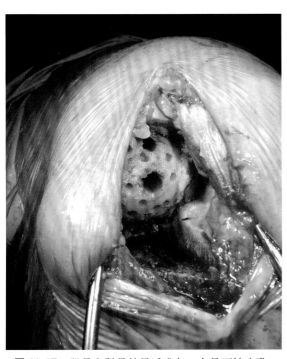

图 11-17　股骨和胫骨的最后准备，在骨面钻小孔。

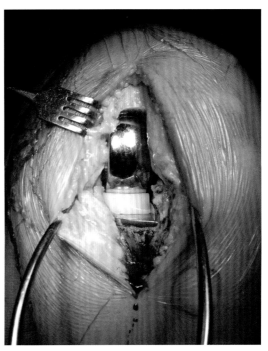

图 11-18　最后，骨水泥固定假体。

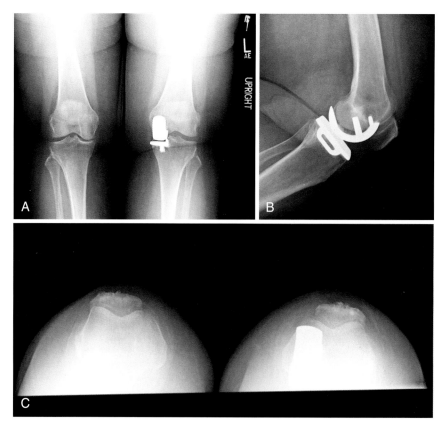

图 11-19　术后前后位片（A）、侧位片（B）和 Merchant 位片（C）。

除此之外，在测试半月板衬垫是否合适时，应去除所有拉钩，以保证韧带张力正常。

- 胫骨假体要有适当后倾。在矢状面，理想的后倾是 7°。过大角度的后倾是导致后方塌陷和失败的原因，应当注意避免。

（郭万首　译　程立明　校）

参考文献

1. White SH, Ludkowski PF, Goodfellow JW. Anteromedial osteoarthritis of the knee. J Bone Joint Surg [Br] 1991;73:582-586.
2. Price AJ, Murray DW, Goodfellow JW, et al. 20-year survival and 10-year clinical results of the Oxford uni knee arthroplasty [paper 046]. Presented at the 73rd Annual Meeting of the American Academy of Orthopaedic Surgeons, Chicago, IL, March 2006.
3. Price AJ, Waite JC, Svard U. Long-term clinical results of the medial Oxford unicompartmental knee arthroplasty. Clin Orthop Relat Res 2005;(435):171-180.
4. Kendrick BJL, Longino D, Pandit H, et al. Polyethylene wear in Oxford unicompartmental knee replacement: a retrieval study of 47 bearings. J Bone Joint Surg [Br] 2009;92:367-373.
5. Lombardi AV Jr, Berend KR, Walter CA, et al. Is recovery faster for mobile-bearing unicompartmental than total knee arthroplasty? Clin Orthop Relat Res 2009;(467):1450-1457.

第 12 章

内侧单间室膝关节置换：非骨水泥型

Benjamin Kendrick, Nicholas Bottomley, Hemant Pandit,
Andrew Price, Christopher Dodd, David Murray

要 点

- 非骨水泥固定型 UKA 理论上应有长期的生物学固定。
- 非骨水泥型 UKA 适应证与骨水泥型相同。
- 初始固定很重要。假体设计要保证初始稳定以利于有效骨整合发生。
- 与骨水泥型 UKA 相比，非骨水泥型胫骨假体下方透亮线发生率低，然而二者临床疗效相似。

引 言

　　非骨水泥单髁假体是随着假体设计和固定界面的进展而出现的一大进步。虽然非骨水泥单髁假体出现已经近 20 年，但该手术仍未广泛开展。大部分仍采用骨水泥单髁假体，并且效果良好。然而，对于年轻、活动要求高的患者采用骨水泥固定是否合适，仍然是一个有争议的话题。UKA 应用骨水泥固定存在一定难度，且骨水泥固定失误（如常见的骨水泥游离体）可导致失败。另外，非骨水泥 UKA 发展慢且未被广泛接纳，部分是因为早期设计的单髁假体效果不佳之故。应用非骨水泥固定的生物型假体可能是提高 UKA 长期效果的一种切实可行的目标。

合理性

　　非骨水泥 UKA 与 TKA 相似，使用的是多孔涂层，用或不用羟基磷灰石，另外一些设计的假体是用松质骨螺钉加强。尽管在形状、大小、方向方面有很大差异，但所有假体的胫骨设计都应用了龙骨（图 12-1 和图 12-2）。胫骨假体通常与骨水泥型相似，虽然有些假体多了一个栓子（两个栓子）以增强理论稳定性。

　　第一个倡导非骨水泥 UKA 的是 Jean-Alain Epinette[1]，他设计并发展了羟基磷灰石涂层的胫骨假体。与大多假体不同，该款假体是用一龙骨将其固定在胫骨髁间嵴下，这样就可保持胫骨骨量。除此之外，还可用松质骨螺钉固定，以增强初始稳定性。1990 年，Kaiser 和 Whiteside 进一步强调初始稳定性的重要性，尸体研究表明，在胫骨假体应用松质骨螺钉固定可提供初始稳定性，而后方角钉却达不到此效果[2]。

　　与骨水泥 UKA 相比，非骨水泥 UKA 具有以下潜在优势。在髋关节置换中，非骨水泥固定已非常普遍，尽管全膝关节置换应用非骨水泥假体尚未流行，尤其是考虑到胫骨假体部件。这可能主要因为在平坦的胫骨平台上放置胫骨假体，想要达到良好初始稳定存在一定困难。尽管骨水泥在大部分病例可提供良好的固定，但骨水泥也会导致一些不良后果，因此才会出现使用非骨水泥进行固定。骨水泥的缺点包括以下几个方面：骨水泥对骨面可能造成热损伤，增加手术时间，骨水泥技术失误引起骨水泥游离体或骨水泥松动，骨水泥位置不佳或撞击等。非骨水泥不存在上述问题，而且可以保存骨量，提供理论上的长期生物学固定。然而，在 TKA，非骨水泥固定由于骨长入失败风险高，一些效果不佳，仍未得到广泛应用。

　　非骨水泥 UKA 主要在少数几个倡导非骨水泥固定的中心应用。最近澳大利亚和新西兰关节登记中心报道非骨水泥 UKA 分别占所有 UKA 的 11% 和 6%[3,4]。瑞典注册中心 2009 年报道所有 UKA 均为骨水泥型[5]。英国国家联合登记中心和威尔士国际关节登记中心、加拿大关节登记中心均未给出 UKA 固定方式[6,7]。

　　尽管人们认识到长期存在的、窄的、非进展性透亮线并不增加假体失败率，但其确切原因及影响仍不清楚（图 12-3）。然而，有一种观点认为透亮线说明固定不是非常理想。不同假体下方透亮线发生率不同，这可

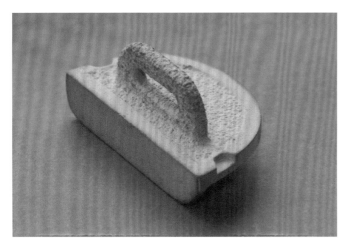

图 12-1   牛津非骨水泥胫骨假体，多孔钛与羟基磷灰石涂层。

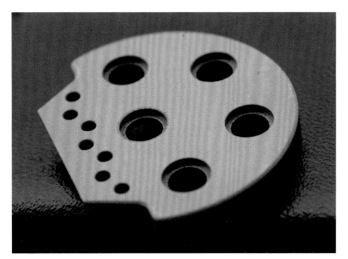

图 12-2   非骨水泥 - 羟基磷灰石涂层的胫骨假体，水平龙骨和螺钉孔以用于额外固定。（Photograph courtesy of Jean-Alain Epinette. ）

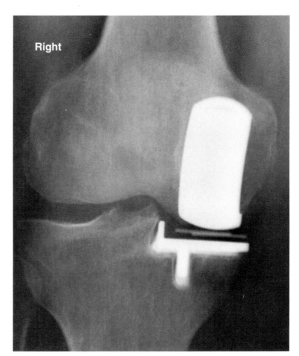

图 12-3   牛津骨水泥胫骨假体下方生理性透亮线。

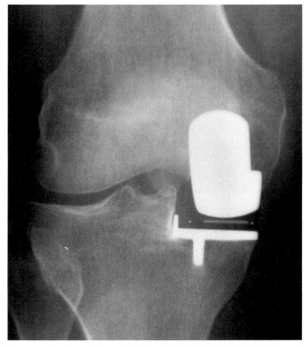

图 12-4   5 年后，安放良好的牛津非骨水泥胫骨假体没有出现透亮线。

能与假体周围的机械环境有关。Forsythe 等 [8] 报道非骨水泥型 Whiteside Ortholoc Ⅱ UKA 假体透亮线发生率超过 80%。Pandit 等 [9] 报道非骨水泥型牛津（Oxford）胫骨假体仅有 7% 存在部分透亮线，没有一例发生全透亮线。他们还比较了牛津非骨水泥 UKA 与骨水泥 UKA，发现前者透亮线发生率较低 [9]。窄（<1mm）、稳定的透亮线称为生理性透亮线，其作用尚未被人们认识，但有证据显示生理性透亮线既不会引起假体松动，也不会降低临床效果评分。然而，非骨水泥固定 UKA 的透亮线发生率大幅降低，是一个令人鼓舞的结果，这可能提示固定良好（图 12-4）。由于是完全活动型半月板，牛津 UKA 特别适合非骨水泥固定。活动型衬垫可显著降低经胫骨托传递的剪切应力，这样胫骨大部分承受的是压应力，这也是非骨水泥固定的理想环境。立体影像分析

研究显示非骨水泥 TKA 可存在协调蠕变，而骨水泥固定 TKA 不存在。骨水泥固定假体通常显示早期持续蠕变，但其最大值不高，2 年后达到稳定。然而，非骨水泥型假体通常在几个月即达最大值，然后达到稳定。Onsten 和 Carlsson 研究显示，在多孔涂层的 PFC 胫骨假

体上增加一层羟基磷灰石可降低术后 1 ~ 2 年的蠕变[10,11]。与之相似的是，Regner 研究显示，在 Freeman-Samuelson TKA 胫骨假体涂层羟基磷灰石，可降低全膝关节最大化运动[12]。

适应证

对 UKA 适应证尚存在争议。医生不同，观点不同。对于牛津 UKA，我们认为：在股骨内侧髁和胫骨内侧平台，应有全厚的软骨丢失（"骨对骨"关节炎），关节内畸形可矫正，ACL 完整。除非外侧有严重损害，髌骨关节面软骨磨损可不考虑。外翻应力像显示股骨外侧髁全厚软骨存在，中央没有全厚软骨丢失。股骨外侧髁内侧部分全厚软骨丢失不是手术禁忌[13]。我们并不认为年龄、性别、活动量、体重指数是手术禁忌。无论是骨水泥 UKA 还是非骨水泥 UKA，我们都常规采用此适应证。Bontemps 也认为这些适应证对骨水泥 UKA 和非骨水泥 UKA 都适用，但考虑到节省费用，对年龄大的患者，他认为骨水泥型 UKA 更合适[14]。对骨坏死或骨丢失患者，非骨水泥 UKA 的适应证的描述较为困难。在我们小组一致认为，若骨面准备后适合骨水泥 UKA，同样也适用于非骨水泥 UKA。我们理论依据基于，若骨面能支撑住假体，并不需要全部骨长入来获得假体稳定，因此任何一种固定方式都可以。Epinette 小组研究显示，当胫骨和假体接触达 38% ~ 52% 时，即可获得良好的稳定[1]（图 12-5 ）。

体位与器械

与所有关节置换一样，围术期准备工作很重要。

非骨水泥 UKA 的准备与其他内侧 UKA 准备一样，我们推荐使用下肢固定架，将大腿中段放于其上，小腿悬垂，在术中膝关节可自由屈伸，避免膝关节最大屈曲时对腘窝组织造成压迫（图 12-6）。牛津非骨水泥 UKA 除使用常规 UKA 托盘外，还有专门的非骨水泥托盘，后者包括非骨水泥手术器械和假体试模等。非骨水泥托盘装有非骨水泥股骨试模、窄龙骨槽的胫骨托试模、窄沟凿和一个非骨水泥胫骨假体向导。手术挖槽时必须要用窄龙骨槽锯片（Synvasive，Reno，NV）。龙骨槽的宽度对手术很关键，因此在开槽时要特别小心。窄沟凿去除清理龙骨槽内骨质，并可防止不必要的扩大龙骨槽宽度。安装股骨假体不需要特别器械，但胫骨假体需要特殊向导（图 12-7）。胫骨向导可以帮助将胫骨托准确装入槽上，并且在松开后能充分贴在胫骨平台上。这些器械可帮助胫骨假体牢固置于后方皮质而不出现前方悬空。

入 路

起初牛津 UKA 是通过 TKA 的膝前正中切口进行。第三代牛津假体问世后，可采用内侧小切口入路。临床显示，小切口 UKA 具有恢复快的优势，且术后效果相同[15-18]。因此，非骨水泥牛津 UKA 也采用内侧小切口，起自髌骨内缘上方，至胫骨结节，与标准的骨水泥假体入路一致。虽然小切口存在优势，但手术暴露更重要。切口要有一定长度，以保证观察到其他间室、拉开髌骨

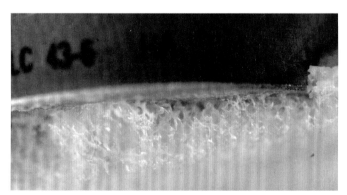

图 12-5 术后 7 年，因为外侧间室进展翻修获得的标本，显示胫骨假体下方羟基磷灰石涂层的骨长入。（ Photograph courtesy of Jean-Alain Epinette. ）

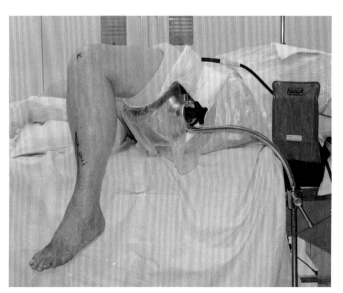

图 12-6 非骨水泥牛津 UKA 的正确姿势。大腿悬垂，术中膝关节自由屈伸。下肢固定架将大腿中段支撑，避免压迫腘窝。

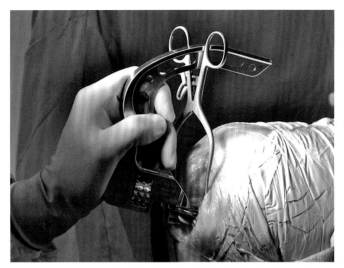

图 12-7　牛津非骨水泥胫骨托连接到专门设计的向导，清除下方软组织，准确定位假体，部分打入，然后去除向导，打实假体。

和切除骨赘。胫骨平台前内侧角要显露清楚，正确安放胫骨截骨架，去除骨赘。不要松解韧带，特别要保护内侧副韧带（MCL）。可用特别设计的拉钩来保护 MCL。髌骨不需要翻转，但需要向外侧拉开，股骨髓内定位杆可辅助判断股骨假体力线，同时还可辅助当做拉钩将髌骨向外侧拉开。一旦术中决定进行 UKA，股骨内侧髁周围、髁间窝、内侧胫骨平台前方骨赘均应去除。通常在 ACL 止点前方也存在骨赘。

手术技术

　　股骨、胫骨假体与骨面之间的良好初始固定主要依靠压迫机制，因此对截骨面的细心、精确准备很重要。不同的假体设计，手术技术要求不同。下面是对牛津假体手术技术的简要概括。胫骨截骨采用髓外定位。胫骨截骨应在胫骨磨损面下方，但磨损过深时例外。胫骨垂直截骨采用往复锯（Synvasive，Reno，NV），其定位点是胫骨髁间嵴顶点内侧，指向股骨头或髂前上棘。锯片应平行于胫骨截骨向导，锯至胫骨截骨向导上方 1mm，这样可避免损害假体下方的支撑骨。水平截骨应有 7° 后倾，注意避免损伤 MCL。去除股骨内侧后方骨赘，检查屈曲间隙。此时屈曲间隙要能至少容纳放进去最小号的胫骨和半月板试模。如果间隙不够，需要对胫骨进一步截骨。股骨假体安放使用股骨钻孔向导。理想的股骨假体安装后应保持在原始关节面水平，并且中心为股骨髁的原始中心。对股骨远端逐步研磨进行截骨，以达到屈伸间隙平衡。伸直间隙要在屈膝 20° 时检

查，因为此时后关节囊才处于松弛状态。去除半月板，内侧保留少许内侧半月板边缘，以保护 MCL。去除假体前后方的部分骨与软骨组织，以防止撞击现象发生。准备胫骨龙骨槽，用小一号的试模进行测试，无撞击现象存在，且功能满意，安放稳定，然后才植入所需要用的型号假体。

术后随访

　　不论骨水泥 UKA 还是非骨水泥 UKA，我们均采用标准术后康复方案。一旦患者感觉舒适时，下肢就可以负重。患者能扶拐活动、安全上下楼梯时，即可出院。在我们中心，骨水泥 UKA 与非骨水泥 UKA 的出院时间无明显差异。我们鼓励患者舒适时进行适当运动，但要告知患者疼痛、肿胀及关节僵硬完全消失可能需要几个月的时间。

　　出院前，患者常规摄 X 线片。前后位 X 线片要平行于胫骨托以利于准确评价假体 - 骨接触面。侧位 X 线片要垂直于股骨假体，以利于评估股骨假体栓与骨的接触情况。标准的影像学资料可留作以后对比，准确判断透亮线，以及观察以后透亮线是否进展。这些很大程度上依赖于可重复的摄片技术。骨水泥型胫骨假体透亮线的发生率大约为 62%[19]。然而，牛津非骨水泥型 UKA 假体 1 年后透亮线明显下降，仅有 7% 有部分透亮线，无一例出现完全透亮线[9]。术后前几天摄片有时会有胫骨托下小的透亮线（图 12-8A）。这提示术中假体安装不完全服帖。然而，随着术后康复，透亮线会消失，假体就会充分贴附在胫骨平台上（图 12-8B）。

临床结果

　　关于非骨水泥 UKA 临床结果的报道不多，通常是短期随访的病例系列。唯一一个对牛津骨水泥和非骨水泥 UKA 的随机对照研究结果显示，随访 2 年非骨水泥固定 UKA 可降低透亮线的发生率[20]。报道还称，基于 UKA 固定技术知识的了解，有很多教训，也取得很大进步。Keblish 和 Briard 在 2004 年报道，LCS 活动衬垫 UKA 理论有更理想的临床效果，但关于非骨水泥固定仍存争议，其所有的失败都来自于非骨水泥固定组[21]。Porous Coated 解剖型 UKA 不论是应用骨水泥固定还是非骨水泥固定，均具有很好的初始成功率。然而，Bernasek 报道在术后早期由于固定技术问题，非

骨水泥假体在假体 - 骨界面形成了纤维组织，从而增加了失败发生率[22]。Lindstrand 和 Stenstrom 报道了同一款假体，初始具有很高的优良率，但 4 ~ 8 年后结果变差[23, 24]。虽然文中描述中期失败率与聚乙烯磨损有很大关系，但也反映出非骨水泥固定 UKA 存在一定难度。Epinette 和 Manley 报道非骨水泥 UKA 随访的中长期结果，这可能是目前最好的报道结果，随访时间最短为 5

年，最长为 13 年，在 125 例羟基磷灰石涂层 UKA 中，没有因为固定而失败的病例发生，术后 14 年 X 线片显示固定良好，无透亮线出现（图 12-9）。表 12-1 归纳汇总了目前的所有报道数据。数据显示非骨水泥 UKA 仍需长期随访研究，尤其是特定人群，如年轻、活动量大的患者。

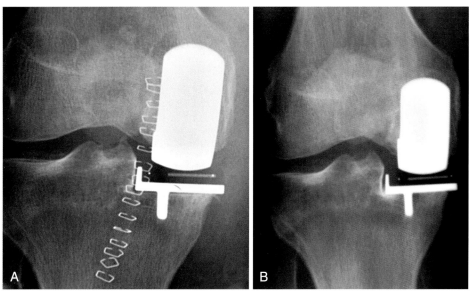

图 12-8　（A）术后 X 线片显示牛津非骨水泥 UKA 胫骨假体下方的透亮线。（B）A 片患者在 1 年后，牛津非骨水泥 UKA 显示胫骨假体稳定，无透亮线。（Reproduced with permission and copyright © of the British Editorial Society of Bone and Joint Surgery from Pandit H, Jenkins C, Beard DJ, et al. Cementless Oxford unicompartmental knee replacement shows reduced radiolucency at one year. J Bone Joint Surg [Br] 2009;91:185-189. [Figures 3a and 3b]. ）

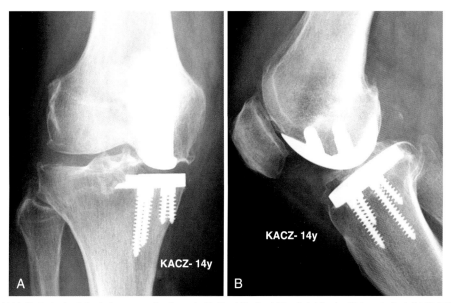

图 12-9　一个 72 岁女性骨关节炎患者进行内侧 UKA 术后 14 年的前后位片（A）和侧位片（B）。注意在胫骨假体或螺钉周围没有任何透亮线。（Radiograph courtesy of Jean-Alain Epinette. ）

表 12-1　有关非骨水泥单间室膝关节置换发表的报道数据

作者（假体，时间）	数量	随访时间	由于非骨水泥固定导致的失败	其他原因导致的失败	成功率	评论
Bernasek et al. (PCA, 1988)	(26 内侧 2 外侧)	最少2年	4	2（1外侧间室进展，1髌骨撞击）	22/28	
Magnussen and Bartlett (PCA, 1990)	51（42 内侧 9 外侧）	最少2年	0	1外侧间室进展	50/51	
Forsythe et al. (Ortholoc, 2000)	57（均为内侧）	1~8年（平均3.3年）	1	0	56/57	5例松动，有明显透亮线
Keblish and Briard (LCS, 2004)	127（另有50例骨水泥假体）	5~19年	6	没有骨水泥UKA相关数据	没有骨水泥UKA相关数据	总共177例中有27例（包括骨水泥型）因为衬垫磨损翻修
Lecuire et al. (Alpina, 2008)	120（108 内侧 12 外侧）	平均6.5年	2	8（3外侧间室进展，4衬垫骨折，1衬垫磨损）	110/120	非骨水泥固定失败早，在6~7个月
Epinette and Manley (Unix, 2008)	125（111 内侧 14 外侧）	5~13年	0	2（1 ACL缺陷，1外侧进展）	123/125	2/125 固定钉周围存在骨吸收，但假体无松动
Pandit et al. (Oxford, 2009)	30	最少1年	0	0	30/30	相比骨水泥型Oxford UKA 可降低透亮线率（RCT）

总　结

目前，非骨水泥 UKA 治疗骨关节炎的长期效果仍缺乏长期的临床数据作支持。然而，大部分非骨水泥 UKA 失败是由于设计内在原因或对侧间室骨关节炎进展，而不是固定技术问题。非骨水泥 UKA 成功的要素与其他关节置换相似：严格把握手术适应证，假体设计合理，精湛的手术技术。考虑到非骨水泥 UKA 的中短期效果，近期临床研究结果显示出令人鼓舞的前景。

（郭万首　张启栋 译　程立明 校）

参考文献

1. Bauer TW, Jiang M, Epinette JA. Hydroxyapatite-coated unicompartmental knee arthroplasty: histologic analysis of retrieved implants. In Cartier P, Epinette JA, Deschamps G, Hernigou P (eds). Unicompartmental Knee Arthroplasty. Paris: Expansion Scientifique Francaise, 1996, pp 43-50.
2. Kaiser AD, Whiteside LA. The effect of screws and pegs on the initial fixation stability of an uncemented unicondylar knee replacement. Clin Orthop Relat Res 1990;(259):169-178.
3. Australian Orthopaedic Association National Joint Replacement Registry. Annual Report. Adelaide: Australian Orthopaedic Association, 2009.
4. New Zealand Orthopaedic Association. The New Zealand Joint Registry: Annual Report. Wellington: New Zealand Orthopaedic Association, 2009.
5. Swedish Knee Arthroplasty Register. Annual Report. Lund: Swedish Knee Arthroplasty Register, 2009.
6. Canadian Institute for Health Information. Hip and Knee Replacements in Canada—Canadian Joint Replacement Registry. 2008–2009 Annual Report. Ottawa, Ontario: Canadian Institute for Health Information, 2009.
7. National Joint Registry of England and Wales. 6th Annual Report. Hemel Hempstead, UK: National Joint Registry of England and Wales, 2009.
8. Forsythe ME, Englund RE, Leighton RK. Unicondylar knee arthroplasty: a cementless perspective. Can J Surg 2000;43:417-424.
9. Pandit H, Jenkins C, Beard DJ, et al. Cementless Oxford unicompartmental knee replacement shows reduced radiolucency at one year. J Bone Joint Surg [Br] 2009;91:185-189.
10. Carlsson A, Bjorkman A, Besjakov J, Onsten I. Cemented tibial component fixation performs better than cementless fixation: a randomized radiostereometric study comparing porous-coated, hydroxyapatite-coated and cemented tibial components over 5 years. Acta Orthop 2005;76:362-369.
11. Onsten I, Nordqvist A, Carlsson AS, et al. Hydroxyapatite augmentation of the porous coating improves fixation of tibial components: a randomised RSA study in 116 patients. J Bone Joint Surg [Br] 1998;80:417-425.
12. Regner L, Carlsson L, Karrholm J, Herberts P. Tibial component fixation in porous- and hydroxyapatite-coated total knee arthroplasty: a radiostereometric evaluation of migration and inducible displacement after 5 years. J Arthroplasty 2000;15:681-689.
13. Kendrick BJ, Rout R, Bottomley NJ, et al. The implications of damage to the lateral femoral condyle on medial unicompartmental knee replacement. J Bone Joint Surg [Br] 2010;92:374-379.
14. Bontemps G, Brust K. Medial compartment knee replacement: cemented vs. uncemented. Combined Bristol and Oxford Unicompartmental Arthritis Symposium, Nuffield Orthopaedic Centre, November 18th 2009.
15. Price AJ, Webb J, Topf H, et al. Rapid recovery after Oxford unicompartmental arthroplasty through a short incision. J Arthroplasty 2001;16:970-976.
16. Rees JL, Price AJ, Beard DJ, et al. Minimally invasive Oxford unicompartmental knee arthroplasty: functional results at 1 year and the effect of surgical inexperience. Knee 2004;11:363-367.
17. Carlsson LV, Albrektsson BE, Regner LR. Minimally invasive surgery vs conventional exposure using the Miller-Galante unicompartmental knee arthroplasty: a randomized radiostereometric study. J Arthroplasty 2006;21:151-156.
18. Romanowski MR, Repicci JA. Minimally invasive unicondylar arthroplasty: eight-year follow-up. J Knee Surg 2002;15:17-22.
19. Gulati A, Chau R, Pandit HG, et al. The incidence of physiological radiolucency following Oxford unicompartmental knee replacement and its relationship to outcome. J Bone Joint Surg [Br] 2009;91:896-902.
20. Kendrick BJL, Pandit H, Jenkins C, et al. Cementless fixation of unicompartmental knee replacement decreases radiolucency at two years. Paper presented at the Annual Meeting of the British Association for Surgery of the Knee, Oxford, 2010.
21. Keblish PA, Briard JL. Mobile-bearing unicompartmental knee arthroplasty: a 2-center study with an 11-year (mean) follow-up. J Arthroplasty 2004;19(7 Suppl 2):87-94.
22. Bernasek TL, Rand JA, Bryan RS. Unicompartmental porous coated anatomic total knee arthroplasty. Clin Orthop Relat Res 1988;(236):52-59.
23. Lindstrand A, Stenstrom A. Polyethylene wear of the PCA unicompartmental knee: prospective 5 (4–8) year study of 120 arthrosis knees. Acta Orthop Scand 1992;63:260-262.
24. Lindstrand A, Stenstrom A, Egund N. The PCA unicompartmental knee: a 1–4-year comparison of fixation with or without cement. Acta Orthop Scand 1988;59:695-700.
25. Epinette JA, Manley MT. Is hydroxyapatite a reliable fixation option in unicompartmental knee arthroplasty? A 5- to 13-year experience with the hydroxyapatite-coated unix prosthesis. J Knee Surg 2008;21:299-306.
26. Magnussen PA, Bartlett RJ. Cementless PCA unicompartmental joint arthroplasty for osteoarthritis of the knee: a prospective study of 51 cases. J Arthroplasty 1990;5:151-158.
27. Lecuire F, Fayard JP, Simottel JC, et al. Mid-term results of a new cementless hydroxyapatite coated anatomic unicompartmental knee arthroplasty. Eur J Orthop Surg Traumatol 2008;18:279-285.

第 13 章
外侧单间室膝关节置换

Creighton C. Tubb, Karim Elsharkawy, Wael K. Barsoum

要 点

- 外翻小于 10°、屈曲大于 90°、韧带稳定的外侧单间室非炎性关节炎比较少见。
- 固定型衬垫外侧单间室膝关节置换在合适的病例可获得良好的效果
- 手术技术以在不过度矫正力线、恢复软组织正常张力为重点。
- 由于"锁 - 扣"机制，应该在膝关节伸直和屈曲时检查胫骨截骨。

引 言

在成年人，退行性关节疾病非常常见，膝关节骨关节炎发病率在 4.9% ~ 16.7%[1, 2]。尽管很难给出确切数据，但在美国，成年人骨关节炎发生率却在增加[1]。退变可累及膝关节多个间室，也可只累及一个间室。Laskin[3] 报道，他的患者有不足 12% 的比例是单间室疾病，且适合行单间室膝关节置换手术。另外，外侧单间室骨关节炎非常少见，在骨科文献中也很少有人重视。Scott[4] 报道在所有膝关节置换中，外侧单间室膝关节置换不足 1%。尽管外侧间室骨关节炎发病率不高，但随着年龄增加和人们活动量增加，外科医生所面对的需要处理的外侧间室关节炎增加。正因如此，外侧间室单间室膝关节置换提供了一个不错的选择。

导致外侧间室关节炎的原因可能是多方面的。外翻畸形、遗传、外伤、半月板病变等都与之有关。患者常诉膝关节外侧疼痛，常有局限于外侧间室的机械症状。与其他膝关节退变相似，需要对其进行体格检查。股骨外侧髁远端和关节间隙常有压痛。随着疾病进展，常出现外翻畸形，术前需要全面检查，以排除退变累及髌股关节间室或内侧关节间室。另外，需要注意韧带的稳定性，外翻畸形在被动应力下可以矫正。影像学摄片须包括双下肢负重全长正位 X 线片、屈膝 45° 负重后前位 X 线片、侧位 X 线片和髌骨切位 X 线片。

适应证

对外侧间室关节炎，外科医生应根据患者特点和需要而选择治疗方案。其治疗方案包括：保守治疗、截骨术、全膝关节置换或单间室膝关节置换。外侧单间室膝关节置换适应证为：外侧单间室退变、症状局限于外侧间室、韧带功能完整、外翻畸形可被动矫正。

禁忌证

外侧单间室膝关节置换禁忌证包括：内侧间室或髌股关节间室退变；炎性关节病、前交叉韧带或其他韧带功能不完整；固定外翻畸形，或外翻畸形大于 10°，屈曲小于 90°，屈曲挛缩大于 10°；或患者无法适应关节置换术后生活方式[5, 6]。

讨 论

与全膝关节置换相比，单间室膝关节置换术后恢复快，住院时间短，死亡率低，关节功能改善，步态佳，保存骨量，将来翻修为全膝关节置换时相对容易[7-10]。大量文献研究表明内侧间室单间室膝关节置换效果满意。由于内侧间室与外侧间室在解剖和生物学方面有很大不同，上述数据不能完全推演至外侧单间室膝关节置换。外侧单间室膝关节置换报道数量有限[5, 10, 15-18]。Mammor[15] 第一个讨论了外侧单间室膝关节置换，其报道 14 例中有 11 例结果良好。Ohdera 等[16] 报道 18 例患者随访 5 年以上的结果，其中 16 例结果良好。

Ashraf 等[17] 报道 88 例外侧单间室膝关节置换，平均随访 9 年，结果外侧单间室膝关节置换与内侧单间室膝关节置换结果相似。Pennington 等[5] 报道 29 例外侧单间室膝关节置换，随访 12 年以上，HSS 评分明显提高，没有翻修病例发生。早中期临床数据提示目前外侧单间室膝关节置换效果满意[5, 10, 16, 17]。如其他任何手术一样，严格把握手术适应证，精湛的手术技术，会影响手术结果。本章将围绕术前准备、手术入路、技术要点、术后处理，对外侧单间室膝关节置换进行探讨。

器　械

我们使用的是与全膝关节置换相同的手术室设备。患者平卧，在术侧髋部放置一软垫，床上放一脚垫或沙袋，容许膝屈曲 90° 以上。也有人使用下肢固定架将足悬垂以方便屈曲更大度数[19-21]。大腿近端上止血带，做下肢准备并悬垂，方便外科医生控制下肢。应用止血带可提高骨水泥固定效果，并改进视野。假体不同，手术器械会相应不同。术前备好全膝关节置换系统，以防术中发现内侧或髌股关节间室退变，需要转为全膝关节置换的可能。同样，术前谈话也应包括转为全膝关节置换术的可能。其他需准备的是特殊拉钩，我们喜欢使用一个通过滑车的髁间窝拉钩，保护髌股关节间室。入路不同，器械选择不同。

入路（参见视频 13-1）

外侧间室手术可采用外侧斜切口入路，延至胫骨结节外侧缘，髌韧带旁平行延伸（图 13-1）。改良的髌旁外侧入路切开关节囊。有人对此持有异议，认为若万一术中转为全膝关节置换，则增加了手术难度，以后翻修手术困难也会增加。Sah 和 Scott[6, 18] 讨论了该议题，描述了应用内侧髌旁入路进行外侧间室单间室膝关节置换。从另一角度来说，根据本文高年资作者的经验，外侧髌旁入路可以成功进行手术，术中及术后翻修都没带来麻烦。我们所描述的外侧入路可提供良好的视野以显露手术结构，减少软组织牵拉伤。

切口起自髌骨上极，止于胫骨结节外侧。切口长度以允许足够显露为宜，皮下不宜过度剥离，切开皮肤及皮下脂肪，沿髌腱外侧缘切开外侧支持带（图 13-2）。去除部分髌下脂肪垫，以利于显露，并利于判断胫骨旋

转。胫骨平台外侧缘充分暴露，拉钩放于胫骨 Gerdy 结节上方拉开髂胫束。膝关节被动屈伸，以方便观察其他间室，再次证实为外侧间室疾病。去除股骨和胫骨外侧骨赘。放置一髁间窝拉钩，观察前交叉韧带并证实其完整。切除外侧半月板，放置外侧 Z 形拉钩保护髂胫束和外侧韧带、关节囊。

手术技术

假体系统不同，操作方法不同，但总原则是相同的。由于聚乙烯垫的脱位风险高，外侧间室置换要避免使用活动衬垫假体[22]。股骨远端及胫骨近端截骨的最终目标是允许假体能矫正外翻畸形，但不可过度矫形，使内侧间室和外侧副韧带应力过大，这样可能会导致内侧

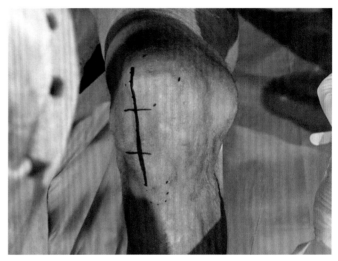

图 13-1 外侧皮肤切口。

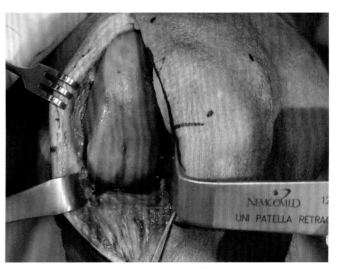

图 13-2 髌旁外侧关节囊切开可以提供外侧间室良好的显露。

间室的过度磨损。按照"胫骨为先"的原则，使用髓外力线杆进行胫骨截骨，并允许胫骨假体植入。由于外侧间室有更大活动度，外侧间室应比内侧单间室膝关节置换的屈伸间隙稍大些。冠状面上，应与胫骨机械轴线相匹配；矢状面上应有一定后倾。然后进行矢状面垂直截骨，锯片垂直于截骨模块。此次截骨应沿股骨外侧髁的内缘，轻微内旋，以适应股骨和胫骨完全伸直时由于"锁-扣"机制导致的旋转。小心操作，避免损伤前交叉韧带胫骨附着点。垂直截骨锯片可留在原处防止损伤前交叉韧带胫骨附着点，标准截骨锯片配合截骨模块完成胫骨水平截骨（图13-3）。胫骨截骨骨块可辅助确定胫骨假体大小。由于外侧胫骨平台的形态特点，外侧间室胫骨截骨块比内侧间室要偏短、偏宽。

通过特殊器械进行股骨远端截骨以获取屈伸间隙平衡。股骨远端和后髁截骨对调整关节间隙非常重要，尤其是股骨远端。完成屈曲间隙测量，伸直间隙应能保证放入同样大小的试模。与内侧单间室膝关节置换相比，外侧间室单间室膝关节置换要感觉稍松些。我们采用胫骨截骨面系统辅助进行平衡伸直力线。股骨远端截骨完成后，应用"二合一"截骨模块进行股骨后髁截骨。截后方斜面，去除后方骨赘及残余半月板。选择合适大小的股骨试模，大小以能覆盖截骨面为宜，前方不宜超出很多，因为其会增加髌骨与假体关节面不匹配的风险。同样方法测量胫骨假体大小，并放入试模。屈伸膝关节应自然，无松弛或太紧（图13-4）。分别在完全伸直位、屈曲30°、中度屈曲、完全屈曲状态检查关节稳定性（图13-5）。矢状面上关节稳定性也很重要。检查膝关节的运动和稳

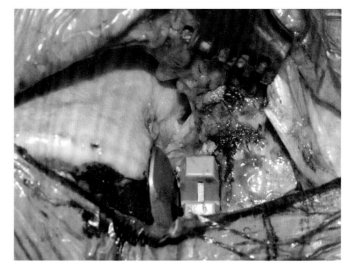

图 13-4　伸膝时假体试模（注意假体关节面的吻合）。

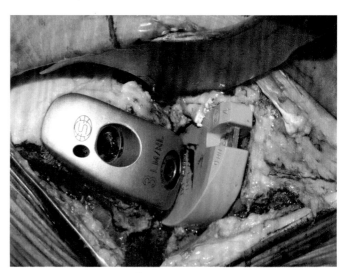

图 13-5　屈膝时假体试模（注意假体关节面的吻合）。

定性时，应去除拉钩以保证韧带处于正常张力状态。

一旦完成上述步骤，可按前面厂家所推荐的进行栓孔钻孔或准备龙骨槽，这样就全部完成了假体植入前的骨面准备工作（图13-6）。应用脉压冲洗充分冲洗骨面，应用小直径钻头对软骨下硬化骨进行钻孔以提高骨水泥固定效果。应用扁桃体钳将湿纱布放在胫骨截骨面周围以防止外侧或后方过多骨水泥残留。放置拉钩，首先置入胫骨假体。当假体放入后，去除骨与假体结合处挤出的水泥很困难，因此此时骨水泥技术很重要。首先放好假体后方部分，然后向前打压，以便骨水泥挤向胫骨和前外侧（图13-7）。取出纱布，就可去除胫骨侧溢出骨水泥。连同胫骨托上的舌形塑料压迫器一起，放入股骨假体，保护股骨不被剐蹭（图13-8）。我们使用的股骨

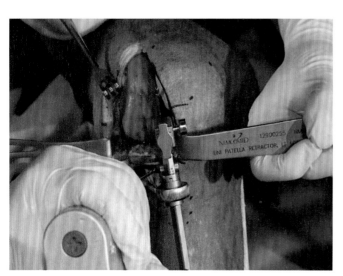

图 13-3　髓外定位杆和胫骨截骨向导。

假体带股骨栓，其可对股骨后髁进行压迫固定。再次去除溢出骨水泥，将聚乙烯衬打入胫骨托，保持膝关节处于轻度屈曲状态，等待骨水泥固化，防止胫骨托假体前方翘起。最后再次检查关节活动度，应无髌骨撞击（图 13-9、图 13-10）。

放松止血带，充分止血。与其他关节置换一样，充分冲洗。根据医生喜好，关闭切口。应用麻药及止痛药进行局部注射，有利于术后镇痛及早期活动。消毒敷料轻度压迫包扎，不需要放置引流。

特殊问题

外侧间室单间室膝关节置换与内侧间室单间室膝关

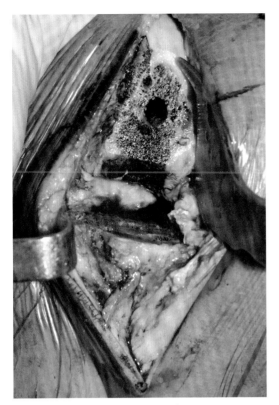

图 13-6　骨面准备。

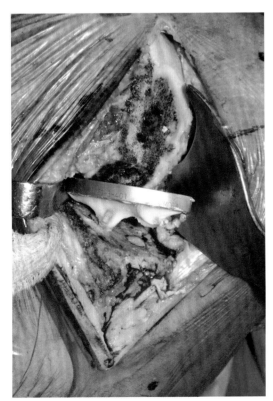

图 13-7　胫骨假体从后向前植入，放置纱布协助去除多余的骨水泥。

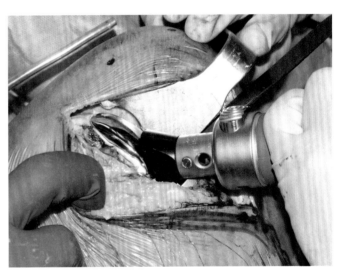

图 13-8　植入股骨假体。

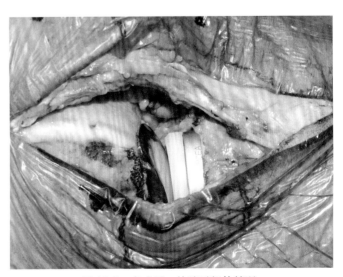

图 13-9　完成后，伸膝时假体情况。

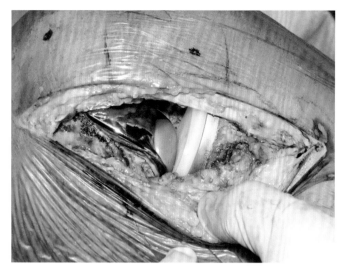

图 13-10   完成后，屈膝时假体情况。

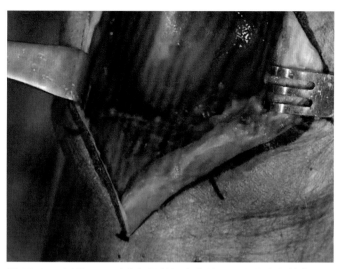

图 13-11   屈膝 90° 时进行胫骨初次截骨，现在为完全伸直时所见（注意截骨片不恰当的旋转，黑色墨水标记指示对准胫骨正确的旋转）。

节置换在技术上有很大不同[23]，其中最重要的一点就是胫骨假体的旋转。目前胫骨准备时有越来越多的外旋部件出现。胫骨截骨是膝屈曲时进行，当膝伸直时，胫骨相对于股骨外旋。由于解剖复杂性和交叉韧带存在，膝关节出现了"锁 - 扣"（screw-home）机制[24]。Moglo 和 Shirazi-Adl[24] 发现在膝屈曲 90° 时，胫骨内旋 16.4°，过度伸直时外旋 1.3°。若在骨准备时，未考虑胫骨外旋问题，胫骨假体相对于股骨假体会出现外旋，从而导致聚乙烯边缘负荷增大（图 13-11）。Pennington 等[5] 发现只有外侧间室置换存在这方面问题，因而提出了如何避免它的建议。从根本上，最主要的是胫骨截骨时要充分考虑到胫骨旋转的问题[5]。屈膝时，将胫骨截骨向导放置在正确的力线上，并保证冠状面上力线正确，胫骨后倾恰当。完全伸直时，检查其截骨方向，进行初始垂直截骨（图 13-12）。股骨髁要在全部活动范围内都有良好的匹配。必要时，可将股骨假体轻微靠外置入，以改善胫骨关节面[6]。然而，若完全伸直时关节面有偏离，假体边缘应力增大，则说明胫骨旋转存在问题。通过文献尚未证实的结果，若胫骨假体关节面不正常，会降低假体生存率。

单间室膝关节置换后，患者常感觉膝关节自然。手术保留膝关节韧带结构、软组织、骨和未置换间室的软骨可能是患者术后良好感觉的原因。为了保证韧带功能良好，保留恰当的软组织张力而不过度矫形至关重要。若操作得当，韧带张力保存，就不会将张力转移至对侧间室。每个系统的假体试模和间隙模块都相似，要求插入过程中保持适当张力。通过培训，熟悉假体特点，可以增强对单间室膝关节置换恰当平衡的感觉。

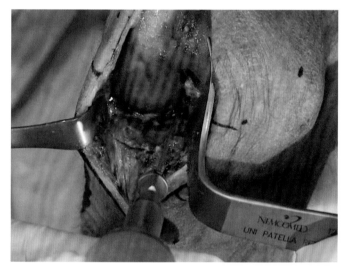

图 13-12   在适当的旋转下，进行胫骨矢状面截骨。

术后处理

术后镇痛、物理及专业化治疗，有利于术后快速恢复。在物理康复治疗帮助下，患者可以很快负重，麻醉专家给予周围神经阻滞泵可以较好镇痛且适用于快速恢复方案。这些方案有利于早期活动，减少住院时间[25]。患者通常需在医院过夜，术后第 1 天、第 2 天即可出院，出院前应有多人小组评议认可才可以出院（图 13-13 和图 13-14）。预防深静脉血栓包括早期锻炼和压力梯度泵。大部分患者口服阿司匹林，每日 2 次，每次 325mg，术后服用 4 ~ 6 周。高风险患者在医生指导下使用依诺肝素，而不是阿司匹林。使用助步器辅助行

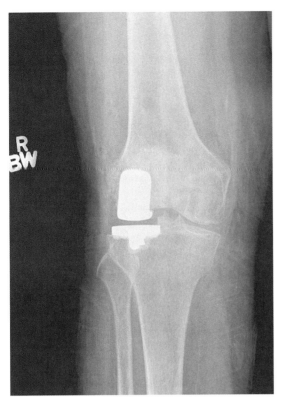

图 13-13　75 岁女性孤立的外侧间室关节炎患者的术后前后位 X 线片。

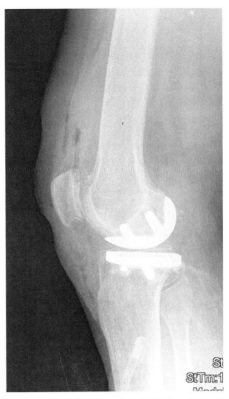

图 13-14　同一患者的术后侧位 X 线片。

走。出院患者主要应锻炼步态、肌力、本体感觉及关节活动度。通常术后 2～4 周进行初次随访。患者恢复工作因工作性质和需要而异。但对大多数办公室的工作者来说，可以更早恢复工作。

小　结

外侧间室单间室膝关节置换对单纯外侧间室关节炎是恰当有益的术式，虽然外侧间室关节炎并不常见。早中期研究数据表明外侧间室单间室膝关节置换效果良好。我们期望长期结果来证明其良好效果。无论哪一种治疗方案，恰当把握手术指征及良好手术技术是成功的关键。遵循上述原则，采用最先进的外侧间室假体治疗外侧间室疾病，可以预期取得满意效果。

重要提示

- 把握适应证可提高成功率。
- 截骨时，不要损伤前交叉韧带附着点，避免在其下方（也不要低于前交叉韧带附着点）截骨。
- 屈膝位准备胫骨，注意冠状面和矢状面力线，伸直位检查，确保适当的旋转。避免过度的外旋。
- 良好的骨水泥技术可提高固定效果而不残留过多骨水泥。
- 为避免髌骨关节面不匹配，不要选择过大号股骨假体或过度外侧放置假体。
- 不要过度矫正畸形，避免造成内翻。

（郭万首　张启栋　译　程立明　校）

参考文献

1. Lawrence RC, Felson DT, Helmick CG, et al. Estimates of the prevalence of arthritis and other rheumatic conditions in the United States. Part II. Arthritis Rheum 2008;58:26-35.

2. Grotle M, Hagen KB, Natvig B, et al. Prevalence and burden of osteoarthritis: results from a population survey in Norway. J Rheumatol 2008;35:677-684.

3. Laskin RS. Unicompartmental knee replacement: some unanswered questions. Clin Orthop Relat Res 2001;(392):267-271.

4. Scott RD. Lateral unicompartmental replacement: a road less traveled. Orthopedics 2005;28:983-984.

5. Pennington DW, Swienckowski JJ, Lutes WB, Drake GN. Lateral unicompartmental knee arthroplasty: survivorship and technical considerations at an average follow-up of 12.4 years. J Arthroplasty 2006;21:13-17.

6. Sah AP, Scott RD. Lateral unicompartmental knee arthroplasty through a medial approach: surgical technique. J Bone Joint Surg [Am] 2008;90(Suppl 2 Pt 2):195-205.

7. Laurencin CT, Zelicof SB, Scott RD, Ewald FC. Unicompartmental versus total knee arthroplasty in the same patient: a comparative study. Clin Orthop Relat Res 1991;(273):151-156.

8. Rougraff BT, Heck DA, Gibson AE. A comparison of tricompartmental and unicompartmental arthroplasty for the treatment of gonarthrosis. Clin Orthop Relat Res 1991;(273):157-164.

9. Chassin EP, Mikosz RP, Andriacchi TP, Rosenberg AG. Functional analysis of cemented medial unicompartmental knee arthroplasty. J Arthroplasty 1996;11:553-559.

10. Volpi P, Marinoni L, Bait C, et al. Lateral unicompartmental knee arthroplasty: indications, technique and short-medium term results. Knee Surg Sports Traumatol Arthrosc 2007;15:1028-1034.

11. Murray DW, Goodfellow JW, O'Connor JJ. The Oxford medial unicompartmental arthroplasty: a ten-year survival study. J Bone Joint Surg [Br] 1998;80:983-989.

12. Argenson JN, Chevrol-Benkeddache Y, Aubaniac JM. Modern unicompartmental knee arthroplasty with cement: a three to ten-year follow-up study. J Bone Joint Surg [Am] 2002;84:2235-2239.

13. Berger RA, Meneghini RM, Jacobs JJ, et al. Results of unicompartmental knee arthroplasty at a minimum of ten years of follow-up. J Bone Joint Surg [Am] 2005;87:999-1006.

14. Price AJ, Waite JC, Svard U. Long-term clinical results of the medial Oxford unicompartmental knee arthroplasty. Clin Orthop Relat Res 2005;(435):171-180.

15. Marmor L. Lateral compartment arthroplasty of the knee. Clin Orthop Relat Res 1984;(186):115-121.

16. Ohdera T, Tokunaga J, Kobayashi A. Unicompartmental knee arthroplasty for lateral gonarthrosis: midterm results. J Arthroplasty 2001;16:196-200.

17. Ashraf T, Newman JH, Evans RL, Ackroyd CE. Lateral unicompartmental knee replacement survivorship and clinical experience over 21 years. J Bone Joint Surg [Br] 2002;84:1126-1130.

18. Sah AP, Scott RD. Lateral unicompartmental knee arthroplasty through a medial approach: study with an average five-year follow-up. J Bone Joint Surg [Am] 2007;89:1948-1954.

19. Price AJ, Webb J, Topf H, et al. Rapid recovery after Oxford unicompartmental arthroplasty through a short incision. J Arthroplasty 2001;16:970-976.

20. Romanowski MR, Repicci JA. Minimally invasive unicondylar arthroplasty: eight-year follow-up. J Knee Surg 2002;15:17-22.

21. Bonutti PM, Neal DJ, Kester MA. Minimal incision total knee arthroplasty using the suspended leg technique. Orthopedics 2003;26:899-903.

22. Robinson BJ, Rees JL, Price AJ, et al. Dislocation of the bearing of the Oxford lateral unicompartmental arthroplasty: a radiological assessment. J Bone Joint Surg [Br] 2002;84:653-657.

23. Romanowski MR, Repicci JA. Technical aspects of medial versus lateral minimally invasive unicondylar arthroplasty. Orthopedics 2003;26:289-293.

24. Moglo KE, Shirazi-Adl A. Cruciate coupling and screw-home mechanism in passive knee joint during extension–flexion. J Biomech 2005;38:1075-1083.

25. Klika AK, Gehrig M, Boukis L, et al. A rapid recovery program after total knee arthroplasty. Semin Arthroplasty 2009;20:40-44.

推荐阅读

Laurencin CT, Zelicof SB, Scott RD, Ewald FC. Unicompartmental versus total knee arthroplasty in the same patient: a comparative study. Clin Orthop Relat Res 1991;(273):151-156.

Lawrence RC, Felson DT, Helmick CG, et al. Estimates of the prevalence of arthritis and other rheumatic conditions in the United States. Part II. Arthritis Rheum 2008;58:26-35.

Marmor L. Lateral compartment arthroplasty of the knee. Clin Orthop Relat Res 1984;(186):115-121.

Ohdera T, Tokunaga J, Kobayashi A. Unicompartmental knee arthroplasty for lateral gonarthrosis: midterm results. J Arthroplasty 2001;16:196-200.

Pennington DW, Swienckowski JJ, Lutes WB, Drake GN. Lateral unicompartmental knee arthroplasty: survivorship and technical considerations at an average follow-up of 12.4 years. J Arthroplasty 2006 ; 21:13-17.

Romanowski MR, Repicci JA. Technical aspects of medial versus lateral minimally invasive unicondylar arthroplasty. Orthopedics 2003;26:289-293.

Rougraff BT, Heck DA, Gibson AE. A comparison of tricompartmental and unicompartmental arthroplasty for the treatment of gonarthrosis. Clin Orthop Relat Res 1991;(273):157-164.

Sah AP, Scott RD. Lateral unicompartmental knee arthroplasty through a medial approach: study with an average five-year follow-up. J Bone Joint Surg [Am] 2007;89:1948-1954.

Sah AP, Scott RD. Lateral unicompartmental knee arthroplasty through a medial approach: surgical technique. J Bone Joint Surg [Am] 2008;90(Suppl 2 Pt 2):195-205.

Volpi P, Marinoni L, Bait C, et al. Lateral unicompartmental knee arthroplasty: indications, technique and short-medium term results. Knee Surg Sports Traumatol Arthrosc 2007;15:1028-1034.

第 14 章
计算机辅助部分膝关节置换

Thomas M. Coon, John H. Velyvis

要　点

- 术前严密计划，彻底贯彻执行。
- 机器人进行有限的区域截骨，可以防止损伤。
- 微创外科技术，恢复快。
- 导航植入假体准确有效，是采用传统设计假体长期成功的结果。
- 多间室设计可允许仅置换病变间室，保存正常韧带功能。

引　言

在过去 10 年，部分关节置换得到推广普及，这很大程度上归功于微创技术的进步。微创已在外科所有领域得到广泛开展，微创技术具有恢复快、失血少、减少术后疼痛的优点[1]。然而，在膝关节外科，微创关节置换时存在一定难度，尤其是部分关节置换，因为切口很小，软组织暴露有限。小切口可以导致假体力线不佳或位置不佳，即使是有经验的外科医生操作时也会出现失误[2,3]。与此同时，随着计算机和电子技术的进步，一些企业开始发展机器人来提高手术速度、效果及精确性，这远非手工操作所能达到。工程师和梦想家一直梦想能有朝一日将其用于人类手术，目前 MAKO Surgical Corporation 已将其实现。作者 2007 年 6 月首次应用该设备，至今已完成约 300 例机器人辅助部分关节置换手术，并取得很好效果。本章简略阐述一下机器人辅助部分关节置换的理论、器械、操作及早期结果。

RIO（Robotic Arm Interactive Orthopaedic System，骨科机器人手操作系统）手术系统使用一移动机器人手，可以允许外科医生精确截骨并对截骨区域有触觉反馈，这样截骨就可限制在预想区域，并且可减少截骨误差。操作按钮由计算机掌控，若越出操作区域，则会自动停止。这是美国食品与药品监督管理局（Food and Drug Administration）批准的第一款导航系统。这也将计算机导航带入一个新的高度[4]。为了更好开发该系统截骨能力，工程师、外科医生与 MAKO Surgical Corporation 共同设计了一款更精湛的系统，使用机器人独特的能力行复杂形状的确切截骨，提供独特的更适合部分关节置换的超薄假体植入系统，也可进行薄片形状的假体植入，适合部分关节置换[5]。由于假体型号阶差约 3mm，这更适合年轻、活动多的患者，因为将来更可能需要翻修。将来，应用更薄的假体可减少翻修时骨丢失的难度。假体植入系统（Restoris MCK；MAKO Surgical Corporation）实际上是组合、多间室的操作系统，包含胫骨嵌入或置入型假体、股骨髁假体、滑车假体和髌骨假体。通过 CT 扫描可以设计规划假体，构建患者个体化独特的解剖，并可保证市售假体部件功能[6]。像其他部分膝关节置换系统一样，保留韧带结构，机器人导航允许近乎完美的动态平衡，允许更好地保留前交叉韧带（ACL）与后交叉韧带（PCL）的功能。

患者选择

患者选择仍是部分关节置换成功的一个重要因素，关节炎应局限于置换间室。多间室置换系统的一个显著优势在于可以允许手术时对一个或两个间室单独进行置换，因此与其他系统相比，其绝对的临床精确性显得并不是那么重要。

部分间室置换要求韧带完整才能获得稳定，因此所有韧带须结构完整，并且有正常关节功能。对内侧间室关节炎，需要有完整的 ACL，尽管这不是必需的[7]。即使 ACL 不完整，但若患者没有明显症状和关节不稳，内侧单间室膝关节置换同样可获得良好结果。若存在关节不稳，ACL 重建可在后期进行。对单纯髌股关节置换，其他间室不能存在明显病变，这点很重要，否则其他间室退变可导致手术失败。对于严重髌骨力线不良或骨丢失缺损的患者，要避免行此手术。双间室置换是指内侧单间室膝关节置换联合髌骨关节置换。Restoris MCK 的独特设计可以允许计算机匹配多款假体。对侧间室软骨完整，韧带功能完整，重建解剖轨迹，对手术成功很重要。

计　划

计算机技术是基于三维 CT 平扫。一旦获得兼容性 CT 扫描资料，扫描系列输入计算机机器人，执行称之为片段扫描序列的程序。每一帧 CT 序列图像输入计算机，重构骨皮质形态。机器人可利用这些信息构建膝关节三维图像。然后 Makoplasty 技术员使用假体形状模型匹配构建的膝关节骨皮质表面，将软骨厚度模拟在约 1mm 厚。计算机可根据 CT 扫描的髋、膝、踝，确定下肢力线，并精确确定假体放置位置[8]。

单间室膝关节置换假体的放置是基于传统力学特征，这在单间室膝关节置换的任何一本书中都可查到。首先确定滑车假体的力线，由于是形状匹配假体，其具体位置参数不能完全清楚。作者曾成功对股骨滑车进行成形，并轻度加深滑车沟，以避免髌股关节过度装填（overstuff）。注意内外侧过渡区，以保证髌骨在股骨滑车平滑移动到股骨髁，避免在整个关节活动中出现"减速带"（speed bump）的现象（图 14-1）。

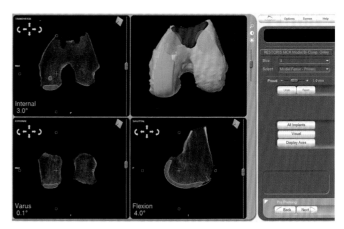

图 14-1　计算机引导假体放置允许医生在截骨前想象精确的假体位置和相互关系，从而使准备股骨和滑车假体之间的过渡区变得容易。

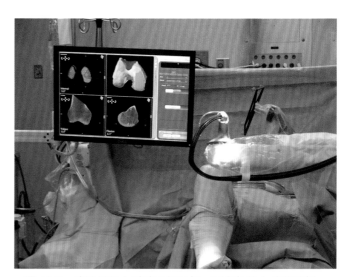

图 14-2　放置机器人手臂于切口侧，可方便进入关节深部。

手术室及器械

任何一项复杂技术引入手术室，都会带来一些特殊的问题和麻烦[9]。对于计算机机器人，手术间需要有专门放置机器人、摄像机和操纵台的地方。这些部件必须放在恰当位置并能够靠近患者，机器人手臂要能有效操作，光学系统视野清晰、投照准确，并且留有空间给外科医生和助手在外科技术层面进行操作（图 14-2）。作者发现，将机器人放在患者右侧，机器人手可直接进入髌旁内侧切口，摄像机和操作台在机器人对侧，离床约 1.5 米，给予最佳光学照明。光束从前外侧照入，这样也不会阻挡照相机的视角。其他设备也可应用，但会影响摄像系统和机器人操作，不能让过多骨碎屑进入光束（图 14-2）。

手术入路

内侧间室关节炎或髌股关节炎，常用髌旁内侧入路，切口起自髌骨上极，延至胫骨结节中部。也可切口更小些，但这样会增加高屈曲股骨假体植入的困难。关节切开时，要注意避免损伤股内侧肌。经股内侧肌和股中间肌行内侧支持带 T 形切开可增加暴露，找到股骨进入点，随后放置机器人登记参考点[1]。拉开内侧副韧带深层纤维，去除髌下脂肪垫，彻底检查关节，完整暴露髌股关节间室、外侧间室和 ACL，对内侧单间室膝关节置换，要求这些结构均完整。若是髌股关节置换，则要求是单纯髌股间室关节炎。外侧间室单间室置换入路与内侧间室单间室膝关节置换相反，注意放置外侧拉钩时避免损伤腓总神经，其位于腓骨小头后方。

另外，在外侧入路时，必须特别注意各解剖标志，因为大家通常更熟悉内侧入路，而进行外侧入路时，容易混淆，放错位置。

登　记

登记是机器人辅助关节置换的重要一步。首先，是对机械核对点进行设置和记录。这些参考点非常重要，在骨准备过程中常被用到，并用以核对。它们必须固定在骨质良好的部位，并注意防止移位。随后是对股骨和胫骨进行标记，然后根据机器人软件进行描述。点必须选择准确，要穿透软组织或软骨，只到达骨面，而不能太深。选择线状个体化点而不是簇状点也有很大好处，这利于计算机算出皮质平面大图来匹配 CT 扫描结果。将切口与股骨、胫骨标记整合起来通常花费作者 10～15 分钟时间，但这是机器人有效应用的关键环节。

动态韧带平衡

机器人软件一个最大好处就是允许在截骨前对完成操作进行动态韧带平衡。一旦标记好，膝关节可在整个关节活动度内运动并给予应力，从而得到一系列数据，进而获得"解剖"力线或矫正力线。有经验的外科医生可根据感觉设置最佳的矫正后力线，并制造出模型。另外，在计算机屏幕上可以看到力线，下肢力线矫正至中立位或稍微矫正不足位，后者可避免对侧间室过度负荷。换句话说，内翻膝通常矫正在机械轴内翻 1° 的位置上[7]。一旦这个"理想"的力线确定并被记录在计算机中，假体位置可根据这些参数进行微调，直到届伸间隙平衡，通常在 0.1mm 之内。韧带平衡技术可以获得较好的 ACL 功能和张力，并可及早迅速地恢复关节活动度（图 14-3～图 14-5）。

截　骨

根据股骨和胫骨假体的投影进行截骨，可能对新接触机器人的医生来说比较陌生，但事实上，这是手术最简单的部分。既然这些准备工作已在计划和标记阶段完成，截骨也就仅仅是根据计划程序执行的过程。释放感应束，指导钻孔器放置到触知的"地方"。外科医生只是移动钻孔器的位置找到所有的"绿色"的骨区域（这些是假体的投影区）。感应区不允许医生在线外截骨（只能在线内截骨）。这些可保证假体安置在计划区域内，误差小于 0.5mm。如果不小心或故意将钻孔器移出该区域以外，钻孔器则停止截骨操作，因此就几乎消

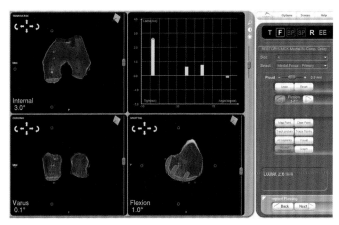

图 14-3　截骨前，动态韧带平衡允许微调假体的位置以达最佳韧带平衡。在这种情况下，股骨假体太靠后，导致屈曲间隙紧张（图右，在基线下）。

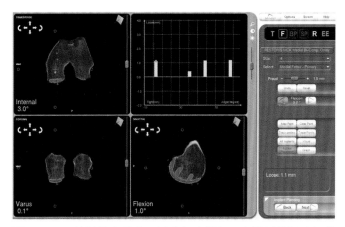

图 14-4　股骨假体向前移，屈曲间隙增加，这样屈伸间隙相等（右侧和左侧柱相等），从而调整上述的韧带平衡。

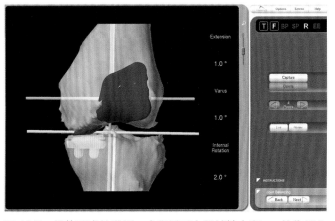

图 14-5　假体适当的微调，内翻矫正在机械轴内翻 1° 的位置上达到优良的韧带平衡。

除了截骨错误或损伤韧带或其他软组织的机会。软件指导外科医生通过适当的步骤，制备骨表面，包括钻孔、锚孔和龙骨。Restoris MCK 假体设计使用机器人技术，所有表面曲率半径为 3mm，可兼容的 6mm 的钻孔器，所以不需要额外的准备工作。其他需要额外准备的工作很少，包括切除半月板、所有骨赘或游离体。

放置假体

当对骨及软组织准备工作完成后，应用假体试模来确定最后聚乙烯垫的厚度。由于韧带张力不同，偶尔会用到厚的聚乙烯垫，通常很少需要再增加截骨。最后，根据传统方式放置假体并用骨水泥固定，去除多余水泥，保证聚乙烯垫完好贴在胫骨托上。

结　果

联合微创小切口，可以最小创伤的截骨，良好的韧带平衡，术后恢复快，及早达到预期关节活动度（ROM），增加患者满意度。除此之外，机器人辅助假体力线，可有满意的术后力线，提高医生满意度，长期效果充满希望（图 14-6 ～ 图 14-9）[10]。作者回顾分析自己的前 67 例机器人辅助单间室膝关节置换和以前的 67 例手工单间室膝关节置换。由于股骨假体的自然屈曲，测量胫骨假体力线来评估力线准确性。胫骨后倾的均方根误差（root-mean-square，RMS）在手工为 3.7°，在机器人为 1.2°。除此之外，手工操作的差异性是机器人辅助操作的 9.8 倍。在冠状面上，平均误差分别为 3.0°+2.2° 和 0.3°+1.9°（$P<0.0001$），内 / 外翻的误差平均分别为 3.7° 和 1.8°。考虑到患者功能，两组 ROM 和膝关节协会评分（Knee Society Scores，KSS）相

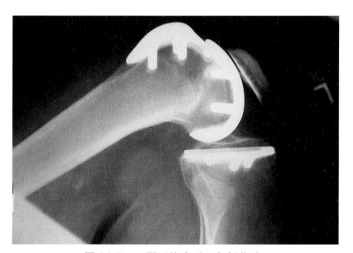

图 14-7　双髁置换术后 1 年侧位片。

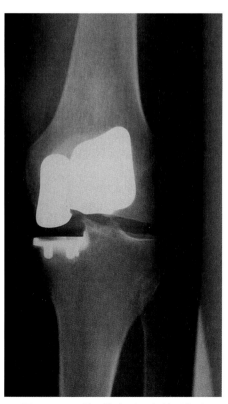

图 14-6　双髁置换术后 1 年前后位片。

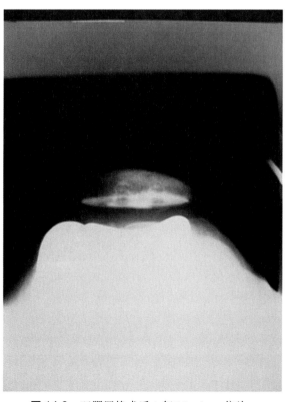

图 14-8　双髁置换术后 1 年 Merchant 位片。

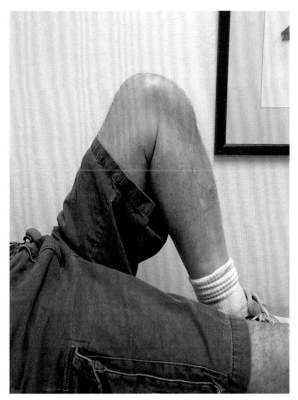

图 14-9　术后 1 年，良好的膝关节屈曲和"正常"的运动力学。

似。随访中，两组 KSS 评分、KSS 评分变化及 Marmor 评级没有差异（$P>0.05$）。除此之外，在 ROM、疼痛、使用助行器方面也没差异。但在术后 3 周时，机

器人辅助组的 ROM 高于手工组，分别为 116°+12° 和 110°+13°（$P<0.01$）[11, 12]。

双间室置换是机器人操作的新课题，在完成本稿时，作者完成大约 40 例双间室置换，并取得满意早期结果。目前，该技术还在发展中。研究前 15 例患者，然而，只随访 6 周，均可恢复术前 ROM。6 周时，KSS 评分从术前 61+12（范围 50～90）提高至 87+15（范围 50～90）（$P<0.01$）。患者术后 1 天即出院。影像学上，没有出现松动、磨损和关节炎发展。围术期也没有并发症发生[13]。应用计算机导航，双间室置换的截骨量可准确预测，这是传统 TKA 所不能比拟的。TKA 的股骨及胫骨截骨量是置入型双髁假体置换截骨量的 3.5 倍，是嵌入型双髁置换的 4 倍[13]。

小　结

新技术带来新革命。应用计算机导航对假体进行计划和操作，可提高假体植入的精确性，有利于精确进行韧带平衡，也有利于术后患者的快速康复，提高满意度。只有时间可证明这些改进的作用，但历史上假体的改进都带来了生存率的提高。假体设计的进一步改进，开发机器人外科的优势，对拓展这一突破性的技术领域有积极意义。

（郭万首　张启栋 译　程立明 校）

参考文献

1. Tria AJ Jr. Advancements in minimally invasive total knee arthroplasty. Orthopedics 2003;26(8 Suppl):s859-s863.
2. Fisher DA, Watts M, Davis KE. Implant position in knee surgery: a comparison of minimally invasive, open unicompartmental, and total knee arthroplasty. J Arthroplasty 2003;18(7 Suppl 1):2-8.
3. Kort NP, van Raay JJ, Cheung J, et al. Analysis of Oxford medial unicompartmental knee replacement using the minimally invasive technique in patients aged 60 and above: an independent prospective series. Knee Surg Sports Traumatol Arthrosc 2007;15:1331-1334.
4. Lonner JH. Indications for unicompartmental knee arthroplasty and rationale for robotic arm-assisted technology. Am J Orthop 2009;38(2 Suppl):3-6.
5. Banks SA. Haptic robotics enable a systems approach to design of a minimally invasive modular knee arthroplasty. Am J Orthop 2009;38(2 Suppl):23-27.
6. Lonner JH. Modular bicompartmental knee arthroplasty with robotic arm assistance. Am J Orthop 2009;38(2 Suppl):28-31.
7. Berger RA, Nedeff DD, Barden RM, et al. Unicompartmental knee arthroplasty: clinical experience at 6–10 year followup. Clin Orthop Relat Res 1999;(367):50-60.
8. Roche MW, O'Loughlin PF, Musahi V, et al. Robot-assisted unicompartmental knee arthroplasty: preoperative planning and surgical technique. Am J Orthop 2009;38(2 Suppl):10-15.
9. Coon TM. Integrating robotic technology into the operating room. Am J Orthop 2009;38(2 Suppl):7-9.
10. Lonner JH, John TK, Conditt MA. Robotic arm-assisted UKA improves tibial component alignment: a pilot study. Clin Orthop Relat Res 2010;(468):141-146.
11. Coon TM, Driscoll MD, Horowitz S, et al. Robotic assisted UKA is more accurate than manually instrumented UKA. Podium presentation at the 21st Annual Congress of ISTA, October 1–4, 2008, Seoul, South Korea.
12. Coon TM, Driscoll MD, Conditt MA. Early clinical success of a novel tactile guided UKA technique. Podium presentation at the 21st Annual Congress of ISTA, October 1–4, 2008, Seoul, South Korea.
13. Coon TM, Kreutzer S, Horowitz S, et al. Robotically guided bicompartmental arthroplasty. Podium presentation at the International Society for Computer Assisted Orthopedic Surgery Annual Meeting, June 16–19, 2010, Paris, France.

第15章
个体化单间室膝关节置换

Wolfgang Fitz

要 点

- 个体化单间室膝关节置换解决股骨内、外髁之间的解剖差异（宽度、前后径、前侧半径）及胫骨内、外侧平台的几何形态不同。
- 个体化单间室膝关节置换还可解决高大男性前后径（AP）和内外径（ML）极大的不足。
- 考虑到外侧胫股关节的解剖差异，首次出现了个体化外侧单间室膝关节置换。

引 言

40 年前，膝关节假体问世时只有一个或几个股骨、胫骨假体型号。慢慢地，出现了左右之分和更多的假体型号，以匹配不同的人群。根据人体测量数据最佳构建假体形态及三维成像，出现了非对称的股骨和胫骨假体。然而，至今仍无专门用于外侧胫股关节的假体，不论是股骨还是胫骨。通常将左膝内侧单髁假体用于右膝外侧间室；右膝内侧单髁假体用于左膝外侧间室。除了前后（antero-posterior，AP）、内外（mediolateral，ML）尺寸和比率不同，形状或曲率也存在不同。最大化的符合患者解剖特征，才能最大限度重建膝关节正常运动力学。然而，这并不只是个例。制造商确定了股骨和胫骨假体形状，将其几何形状按不同比例放大后生产，这就是股骨和胫骨假体制作的过程。在股骨侧，每个厂家提供一种 J 形曲率的假体，并配以不同比率放大生产，从某种程度上匹配股骨髁。有一厂家甚至只提供单一半径股骨假体。更好地重建关节面解剖能否提高临床效果仍存在争议。目前，有很多复杂的工作需要做，如测量术后本体感觉、肌肉功能、步态等，来反映年轻、活跃患者关节置换术后的改变。

因为外科医生通常熟悉某一假体和技术，获得优质的销售支持，对手术技术信手拈来，通常会排斥选择非市场上销售的特殊假体。然而，市场上销售的假体不能完全匹配个体解剖形状。价格也是将来影响假体选择的一个重要因素。不过，假体的选择应首先考虑的是对患者最适合，而不是其他因素。

股骨假体

股骨假体选择总的目标是完全匹配股骨髁。股骨假体应有足够宽度覆盖股骨髁，匹配其几何形状，但不能过度悬出，不能撞击内侧嵴或后交叉韧带。髌股关节过渡区应平滑，而不能有突出。股骨假体不能太长，尤其是外侧部，避免髌股关节产生撞击。Hernigou 和 Deschamps[1] 报道 99 例单间室膝关节置换随访 14 年的结果，其中 29% 因为股骨假体的髌骨撞击产生了症状。在本组患者中，KSS 评分（Knee Society scores）得分低的主要与上下楼出现问题有关。他们提出了两个失败原因：一是股骨后髁过度截骨导致股骨假体前移；二是术中对终止线（滑车股骨髁交界线）的错误判断，可导致股骨假体偏大。图 15-1 显示了内外髁向滑车的移行特征。终止线是由于内外侧半月板压迫股骨所造成，在侧位 X 线片上可以显示。在 Hernigou 和 Deschamps 的病例组，相对于代表髁间窝斜坡顶的线来说，内侧股骨髁间滑车沟平均靠前 3mm，而外侧靠后 4mm[1]。Berger 等[2] 报道 59 例单间室膝关节置换，随访 11 ~ 15 年，主要失败原因是有症状的髌股关节炎，占 10%，这些病例术前髌股关节都是正常的。Squire 等对一组健在的 48 位患者随访平均 17 年，X 线显示 35 人存在髌股关节炎，占 87%[3]。共有 14 膝翻修，其中 6 例患者翻修是由于疾病进展，但未说明是否因为髌股关节炎。

终止线被报道用作防止髌股关节撞击。外科技术和股骨假体设计也都起到重要作用。在很多操作系统，股

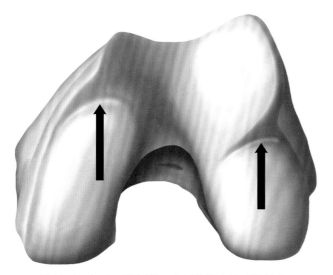

图 15-1　相比于外侧髁，内侧的终止线更靠前内。

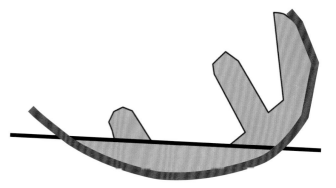

图 15-2　置入股骨假体设计容易导致手术失误。股骨假体过度屈曲可导致髌骨撞击。

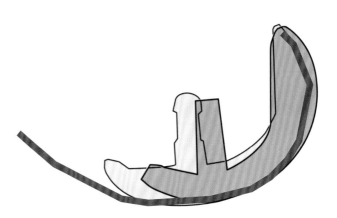

图 15-3　置入股骨设计的假体依赖于股骨远端截骨。股骨假体边缘薄，但没有低于软骨下骨。

骨远端截骨并不是基于髓内定位，而是单独基于胫骨截骨。外科医生很难对股骨远端截骨的正确屈曲角度做出精确判断。这一步要决定股骨假体安装的屈曲量。若膝偏于过伸，则股骨远端截骨后偏向伸直。若膝偏于屈曲，则假体常安于偏屈曲位。然而，胫骨截骨因后倾不同而有很大不同，而后倾又会导致屈伸间隙的变化。个体化股骨向导可消除这种外科失误的来源。图 15-2 显示股骨假体在过度屈曲位造成髌股撞击。上述三篇文献均报道在术后第二个 10 年，髌股关节炎发生率增高，这些研究均使用了一种置入的股骨假体（图 15-3），前缘在软骨下骨下面不是弧形的。这与图 15-4 所示凹入股骨假体的情况相反，边缘低于软骨下骨。应用单半径凹入股骨假体，在随访 10 ~ 20 年中，未发现髌股关节炎[4]。由于没有 J 形弧度设计假体 10 ~ 20 年的随访结果，因此是否与凹形设计还是单半径设计相关，仍不清楚。单半径股骨假体保留了股骨后髁偏距（offset），在平衡伸直间隙前先平衡屈曲间隙，因此手术中更加关注恢复股骨后髁。除此之外，仅置换后髁的短小设计，可增加髌股关节 offset，进而降低髌股关节应力，从而减少髌股关节炎发生率。然而，由于伸直时髌股关节应力峰值非常低，随着屈曲增加而增加[5,6]，J 形弧度设计的股骨假体相比单半径股骨假体，重建股骨后髁可以达到同样 offset（图 15-4）。因此，保留后髁圆柱结构，并不会明显改变髌股关节应力[7]。

置入股骨假体设计容易导致术后第二个 10 年髌股关节炎发生，因为撞击发生在髌骨和股骨假体边缘。这也进一步说明，随着人年龄增加，软骨磨损增加。与市场上销售的假体相比，个体化单髁假体有以下优势：CT 数据可用来确定终止线，假体设计也考虑了髌股关节的移行特性，假体外侧短，内侧长。假体长度顾及股骨后髁的保留情况。对后髁截骨有了更翔实的外科手术计划。图 15-5 显示了后髁截骨 6mm 的样本。因此，术前计划有意识地靠前安置股骨假体可解决上述问题，个体化股骨截骨模块，再次检查正确截骨量。为了解决髌股关节撞击问题，软骨下骨前缘切成凹形。图 15-6 显示了这种设计的三维模型。

宽　度

股骨内侧髁窄、外侧髁宽。有些学者，如 Yoshioka 等[8]却发现二者不存在差异。另外还有一些学者描述股骨外侧髁宽：Mensch 和 Amstutz[9]测量 30 具尸体膝，内侧髁平均宽度为 26.6mm，外侧髁平均为 26.9mm。Erkman 和 Walker[10] 研究 50 个膝的 X 线结果，测量结

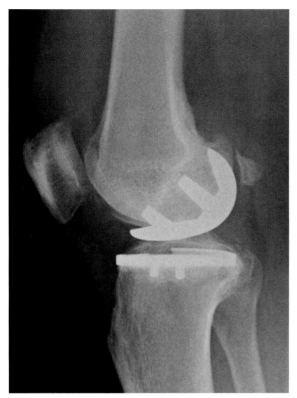

图 15-4 J 形曲线和单半径设计的股骨假体，边缘延伸低于软骨下骨。

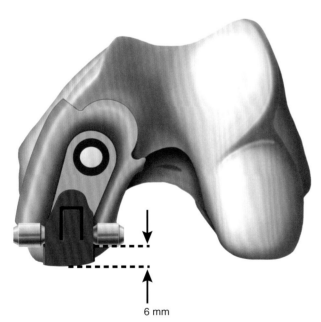

图 15-5 术前手术计划提供详细的后髁截骨。一个专门器械（L 形向导，蓝色）用于后髁截骨。这个器械是个体化设计和仅供单人使用。

果类似，但数值大 10%，提示明显不同。我们对 48 个 CT 扫描进行测量，内侧髁平均宽度 26.1mm（21 ～ 32mm），外侧髁平均宽度 28.5mm（22 ～ 36mm）[11]。我

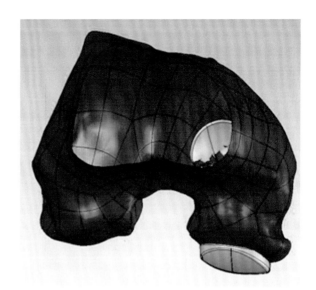

图 15-6 股骨假体前缘设计低于软骨下骨，解决髌股撞击的问题。

们的数据与发表的文献相似。看一下表 15-1 中市场上销售的假体，与股骨髁的宽度相比要窄一些。截骨的目的在于适应假体安装，因此有必要选择好的假体并安放它。个体化股骨假体的优势是股骨假体宽度大些。然而，该优势可否带来良好的长期效果并产生极少的股骨松动仍需证实。另外，对于肥胖的患者，其优势可能是，股骨假体宽度大可降低假体及固定的总应力。

几何形态

股骨内外髁在构形和表现上都有不同，双侧半月板前缘导致双侧股骨髁下面的压痕，在外侧更为突出，反映了前方部分的 J 形弧度[12]。所有假体设计都改变了前方 J 形弧度的设计，去除压痕，代表半月板已不存在。后髁由两个半径所构成，其比值恒定在 2 ：1[12]。Mensch 和 Amstutz[9] 发现类似结果，比值为 1.9 ：1。第

表 15-1	目前美国市场拥有的股骨假体最小和最大尺寸	
假体	最小宽度 (mm)	最大宽度 (mm)
Stryker Triathlon	19.0	24.0
DePuy HP	18.0	25.0
Zimmer HF	21.0	26.0
Smith and Nephew Journey	18.0	25.0
Biomet Oxford	19.0	23.0
Wright Advance	19.0	22.0

一半径是负重下 0～45° 关节面半径，外侧髁比内侧髁
稍大些，第二个半径是在 45°～120° 的半径。外侧髁的
前一个半径比内侧髁平均大 5.9mm（图 15-7），后一个
半径二者很相似。均一半径的假体可能会降低外侧髁
半径，增加内侧髁半径，进而可能影响膝的运动学[9]。
Howell 等[13] 比较股骨内、外髁后方半径，发现二者没
有差异，这也证实了 Shinno 和 Mensch、Amstutz 的发
现[9,12]。Eckhoff 研究股骨后髁半径的圆柱几何特征，发
现内侧髁稍大[7]。当争议股骨假体单半径设计时，Shinno
和 Mensch、Amstutz 的工作已经清楚说明股骨所有部分
J 形弧度设计的重要性。股骨后方有两个不同半径的弧
度，Eckhoff 和 Howell 等只描述了后方一部分，即 45°
～120°。单半径并不能匹配 J 形弧度，只有后方半径即
最小半径才能匹配[9,12]。既然两个半径的曲率比值恒定，
对市场上销售假体即有可探讨之处（图 15-8）。然而，
股骨内、外髁的前方半径的不同，要求股骨内、外髁的
设计不同。外侧髁前方半径通常为内侧的 2 倍。

针对不同的股骨髁形状，个体化股骨假体提供了
解决方案，因此有可能改善膝关节运动学和恢复接近
正常的韧带张力。仅就内外髁而言，就有两种以上形
状和几何形态的变异。首先，内侧髁由后髁向髌股关
节移行部延伸部分并不是直线，而在近端呈弧形，指
向髁间窝。然而，外侧髁却很少成弧形。大多数假体
都是非对称的，内侧髁置换常选一个相对弧度大些的
非对称假体，而外侧髁选择一个相对弧度小的或几乎
直的假体（图 15-9）。目前美国市场上仅存的两款对
称假体，即 Biomet 公司的 Oxford 假体和 Wright 公司
的 Advance 假体。Biomet 公司的 Oxford 假体不适合
外侧间室置换，但可联合固定型胫骨托假体使用。然
而没有制造商提供这个选择，这完全是医生选择决定
假体，以最佳匹配内、外侧髁。个体化假体可解决内、
外侧髁形态和几何形状不同的难题。市场上销售的假
体的另外一个问题是如何增加股骨假体的型号。我们
知道后髁具有明确固定曲率比值，J 形弧度由 3 种不
同元素组成[9,12]。大多假体型号并不是 J 形弧度的真实
放大。图 15-10 显示了最大号和最小号假体产生的过
程。J 形弧度的中间 1/3 没有改变，这是各个厂家特异
部分，其前 1/3 和后 1/3 在制造大号假体时相应延长。
这种做法没有真实反映 J 形弧度解剖三部分的原理，
可导致后髁覆盖不完整。

个体化股骨假体是基于软骨下骨以上 3.5mm 的 J
形弧度而设计（图 15-11）。这也反映机械强度所需要

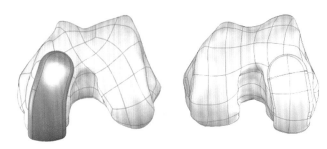

图 15-7　个体化设计的内侧和外侧 UKA，如图显示内侧曲率
大，外侧曲率更短和更宽，这样可最大化覆盖股骨髁。

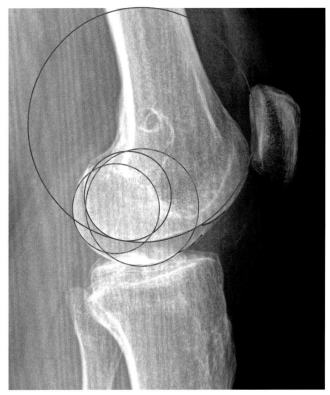

图 15-8　股骨 J 形弧度由三个不同的部分组成。后两部分因为
有固定比例的不同半径可以很好描述，前一部分是半月板压痕导
致（内侧标记为红，外侧为蓝）。

的股骨假体厚度，从另一角度说，就是保留个体化关
节面。个体化 J 形弧度需要冠状面半径可以最大化胫骨
接触面积（图 15-12 和图 15-13）。在足跟相、脚趾离地
相、中间站立期，平均接触面积和平均接触应力都与市
场上销售假体相当，有较小的标准差[14]。Steklov 等认
为 J 形弧度假体固定冠状面曲率，结合个体化假体独特
优势，可以降低聚乙烯磨损[14]。

胫骨平台

内、外侧胫骨平台关节面在形态上有很大不同。这
也就提出了一个问题，使用相同的假体是否合理。我们

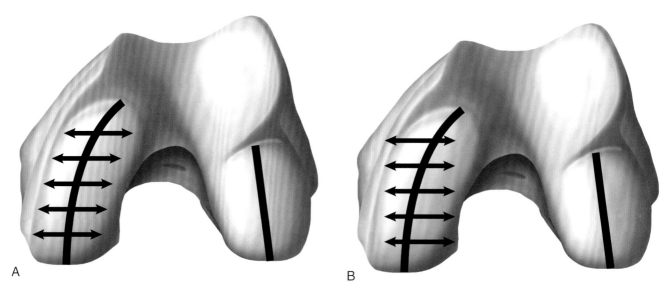

图 15-9　左膝前方观。内侧髁更长，稍弯曲。外侧髁较短、宽，弯曲更少。左侧安装一个弯曲的假体，右侧应安装一个直的。

对 48 个患者（24 男、24 女）进行 CT 扫描显示，内侧胫骨平台比外侧胫骨平台的最低点低 5mm，内侧 ML/AP 比例约为 0.6，而外侧却是 0.7[11]。内侧胫骨平台通常呈椭圆形，而外侧常呈圆形。Senien 等[15] 发现了类似结果，内侧 ML/AP 为 0.56，外侧为 0.63。他们的结果比我们的小些，因为他们的样本中女性要比男性多 5 倍。Surendran 等[16] 对 100 例尸体（50 男、50 女）进行 CT 扫描，发现内侧最低点约较外侧低 6mm，后倾 7°。他们发现了适于韩国人的市场上销售假体。只有一个男性患者 AP 长度超过 58mm。韩国男性没有胫骨截骨宽度超过 33mm 的。这与我们的病例不同。我们 25 例男性中有 8 例胫骨内侧截骨超过 33mm。他们未对胫骨外侧平台进行研究。相对我们所测量的实际尺寸，在美国市场上，所有型号的假体都有（表 15-2），但我们发现 13% 的男性内侧平台没有足够的 AP 覆盖。在外侧，4% 没有足够 AP 覆盖[4]。Servien 没有比较胫骨平台实际测量值与假体尺寸之间的关系，但他们认为积极的 AP 覆盖可能会导致内侧过度悬出[15]。

除了实际尺寸存在差异，胫骨平台的形态也千差万别。我们知道外侧平台像一圆形，而内侧像 D 形，二者不同。Fitzpatrick 等[17] 对 34 例 CT 扫描进行研究，观察胫骨关节面下 5mm 的胫骨截骨处，用 D 形或泪滴形假体进行测试，计算皮质边缘覆盖的大小。D 形假体相比泪滴形假体要好些，在内侧皮质最大覆盖面积为 74%，而在外侧为 60.5%。他们应用理论模型计算皮质覆盖大小，得出 76% 可达皮质边缘覆盖，并认为假体设计还有提升空间。个体化设计假体的优势在于可重塑每个患者

的几何特征。图 15-14 显示在我们的患者中胫骨平台几何形态存在不同。很明显，外侧胫骨平台呈明显的圆形，这也解释了 Fitzpatrick 所描述的外侧平台皮质覆盖差的问题。既往文献手术方式的多样性反映了市场上销售假体的不足。这里有两个推荐意见：（1）外侧平台放置更偏内些（靠近外侧胫骨髁间嵴），胫骨髁的外侧部分可不覆盖[18]。（2）内旋胫骨假体以获得更好覆盖[19]。图 15-15

表 15-2	目前美国市场上存在的UKA尺寸					
假体	型号1 (mm)	型号2 (mm)	型号3 (mm)	型号4 (mm)	型号5 (mm)	型号6 (mm)
Stryker Triathlon						
AP	41.0	44.0	47.0	50.0	53.0	56.0
ML	23.0	25.0	27.0	29.0	31.0	33.0
DePuy HP						
AP	42.0	45.0	48.0	51.0	54.0	57.0
ML	24.0	26.0	28.0	30.0	32.0	34.0
Zimmer HF						
AP	41.0	44.0	47.0	50.0	53.0	56.0
ML	23.0	25.0	27.0	29.0	31.0	33.0
Smith and Nephew Journey						
AP	38.0	42.0	46.0	49.0	52.0	55.0
ML	24.0	25.0	27.0	29.0	30.0	32.0
Biomet Oxford						
AP	38.0	41.0	44.0	47.0	50.0	53.0
ML	26.0	26.0	28.0	30.0	32.0	34.0
Wright Advance						
AP	40.0	44.0	49.0	54.0		
ML	24.0	26.0	29.0	33.0		

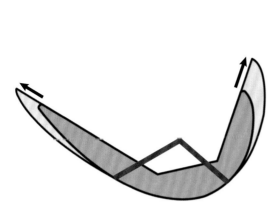

图 15-10 尽管 J 形曲线的中心保持不变，大尺寸假体增加前方或后方的延伸长度，小尺寸假体减少前方或后方延伸长度。

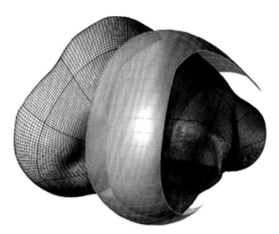

图 15-11 个体化股骨假体的设计基于患者的 J 形曲线。假体带有冠状弯曲，从软骨下骨起始的偏离距是 3.5mm。

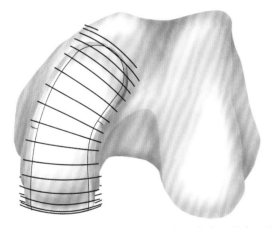

图 15-12 个体化股骨假体设计根据内侧髁曲率和前表面的变化而设计。冠状面设计使胫骨假体接触面积最佳。

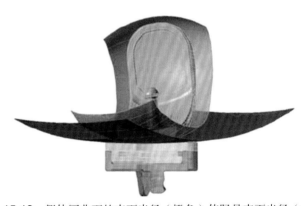

图 15-13 假体冠曲面的表面半径（橙色）使胫骨表面半径（蓝色）优化以达接触面积最佳。

显示外侧胫骨托内旋以提高外侧皮质覆盖。然而，这可能使靠近 PCL 区的覆盖降低，导致屈曲时外侧髁后滚撞击 PCL。个体化胫骨托可解决这个问题。

韧带平衡

在全膝关节置换术中重建股骨和胫骨关节面的几何形态非常重要，在单间室膝关节置换更是如此，以期恢复生理运动学和韧带张力。不论是固定型[20]还是活动型[21]，单间室膝关节置换可以恢复接近正常的膝关节运动学。牛津经验告诉医生，内侧副韧带平衡，保留 1mm 松紧度，可避免衬垫脱位并恢复正常的关节运动学。这比建议的 1～3mm 要小[22]。膝关节置换术具体要保留多大的松紧度，其确切的数字仍不清楚。最近，有一款假体引入张力测定器，早期结果显示女性比男性张力要小 10～15N[23]。然而，此装置导致活动单髁术后 2 年脱位率达 4.9%。一个磁共振研究表明，在正常的活体膝，在应力下外侧关节间隙可张开 6.7mm，内侧仅 2.1mm。女性的关节间隙可能更松弛，但没有达到统计学差异。在屈曲位，外侧比内侧松 4.6mm，因此作者们对全膝关节置换中要求矩形屈曲间隙的概念提出了异议[24]。因此，内侧和外侧关节间隙平衡应该是不同的，外侧应相对松些。伸直位，应力下内侧平衡应在 1～2mm，外侧为 2～3mm。

完全去除所有骨赘后，平衡时要避免过紧，否则将导致过度矫形，对侧间室骨关节炎进展。大多市场上销售假体使用某些间隙模块进行精确的平衡。个体化单间

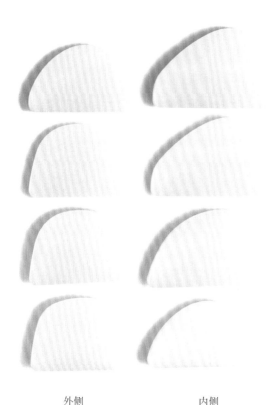

外侧　　　　　　　　内侧

图 15-14　内侧和外侧胫骨假体的不同几何形状。

室膝关节置换使用个体化间隙模块。去除骨赘和残留关节软骨,不同厚度的单个试模插入以适应胫骨表面形态。图 15-16 显示一个插入偏小的试模可使关节间隙打开 2～3mm。根据医生的喜好,该试模可以换为稍薄或稍厚的。使用稍薄的,胫骨切除的骨量就少,反之亦然[25]。假体骨水泥固定后的间隙,应与平衡步骤中的间隙相一致。

力　线

　　在全膝关节置换,冠状面力线要恢复在外翻 2.4°～7.2°,这样失败率最低为 0.5%[26]。Choong 等[27]随机对照前瞻研究,比较计算机辅助导航和徒手全膝关节置换,如果

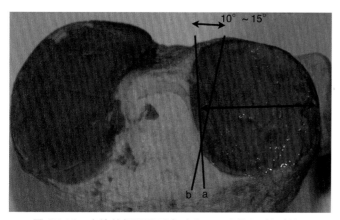

图 15-15　内旋外侧胫骨平台减少 PCL 周围区的覆盖。

术后力线在中立位 3°以内,术后 6 周、3 个月、6 个月、12 个月的国际膝关节协会评分(International Knee Society)和 Short Form-12 评分都显著改善。力线佳,术后膝关节功能好,生活质量提高[27]。在一项 UKA 的随机前瞻研究中,应用非导航,冠状面力线也有很大提高,95% 的力线介于 0～4°。但是,没有研究显示力线好可以提高 UKA 临床疗效。最近一项研究使用个体化工具研究股骨和胫骨的机械力线,结果 32 例 UKA 冠状位内翻力线从 7°矫正到 1°。同时,内侧近端胫骨角从 87°矫正到 89°,说明个体化器械和导航技术的精确性[28]。

结　论

　　个体化器械利用长轴的力学信息,有助于准确安装假体,精确机械轴线。相比市场上销售假体,个体化假体有几个方面的优势:利用 CT 数据识别终止线,根据内、外髁解剖标志制作假体,能反映个体解剖差异。考虑到内、外髁长度不同,手术技术采用适当的后髁切除避免放置靠前(见视频 15)。手术计划为外科医生提供了每个患者的详细信息,以求手术假体植入位置最优化。内、外髁宽度和几何形状的差异在个体化股骨假体中都考虑进去。体型大的男性患者内侧和外侧假体型号缺乏的问题,也可在个体化假体设计时解决。外侧单间室膝关节置换采用这一新技术,其优越性尚需要长期结果研究证明。

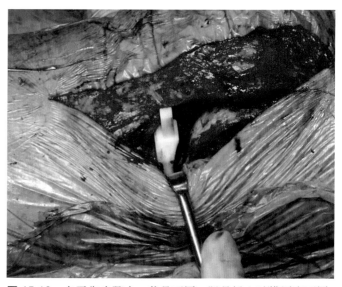

图 15-16　在平衡步骤中,截骨不同,胫骨插入试模厚度不同。薄的试模反映胫骨切除比较少。

（郭万首　张启栋　译　程立明　校）

参考文献

1. Hernigou P, Deschamps G. Patellar impingement following uni-compartmental arthroplasty. J Bone Joint Surg [Am] 2002;84:1132-1137.

2. Berger RA, Meneghini RM, Sheinkop MB, et al. The progression of patellofemoral arthrosis after medial unicompartmental replacement: results at 11 to 15 years. Clin Orthop Relat Res 2004;(428):92-99.

3. Squire MW, Callaghan JJ, Goetz DD, et al. Unicompartmental knee replacement: a minimum 15 year followup study. Clin Orthop Relat Res 1999;(367):61-72.

4. Svard UC, Price AJ. Oxford medial unicompartmental knee arthroplasty: a survival analysis of an independent series. J Bone Joint Surg [Br] 2001;83:191-194.

5. Huberti HH, Hayes WC. Patellofemoral contact pressures: the influence of q-angle and tendofemoral contact. J Bone Joint Surg [Am] 1984;66:715-724.

6. Marder RA, Swanson TV, Sharkey NA, Duwelius PJ. Effects of partial patellectomy and reattachment of the patellar tendon on patellofemoral contact areas and pressures. J Bone Joint Surg [Am] 1993;75:35-45.

7. Eckhoff DG, Bach JM, Spitzer VM, et al. Three-dimensional mechanics, kinematics, and morphology of the knee viewed in virtual reality. J Bone Joint Surg [Am] 2005;87(Suppl 2):71-80.

8. Yoshioka Y, Siu D, Cooke TD. The anatomy and functional axes of the femur. J Bone Joint Surg [Am] 1987;69:873-880.

9. Mensch JS, Amstutz HC. Knee morphology as a guide to knee replacement. Clin Orthop Relat Res 1975;(112):231-241.

10. Erkman MJ, Walker PS. A study of knee geometry applied to the design of condylar prostheses. Biomed Eng 1974;9:14-17.

11. Fitz W, Losina E. Why we need individualized partial knee replacements. Presented at the 9th EFORT meeting, Vienna, Austria, 2009.

12. Shinno N. Statico-dynamic analysis of movement of the knee. I. Modus of movement of the knee. Tokushima J Exp Med 1961;8:101-110.

13. Howell SM, Howell SJ, Hull ML. Assessment of the radii of the medial and lateral femoral condyles in varus and valgus knees with osteoarthritis. J Bone Joint Surg [Am] 2010;92:98-104.

14. Steklov N, Slamin J, Srivastav S, D'Lima D. Unicompartmental knee resurfacing: enlarged tibio-femoral contact area and reduced contact stress using novel patient-derived geometries. Open Biomed Eng J 2010;4:85-92.

15. Servien E, Saffarini M, Lustig S, et al. Lateral versus medial tibial plateau: morphometric analysis and adaptability with current tibial component design. Knee Surg Sports Traumatol Arthrosc 2008;16:1141-1145.

16. Surendran S, Kwak DS, Lee UY, et al. Anthropometry of the medial tibial condyle to design the tibial component for unicondylar knee arthroplasty for the Korean population. Knee Surg Sports Traumatol Arthrosc 2007;15:436-442.

17. Fitzpatrick C, FitzPatrick D, Lee J, Auger D. Statistical design of unicompartmental tibial implants and comparison with current devices. Knee 2007;14:138-144.

18. Scott R. Total Knee Arthroplasty. Philadelphia: WB Saunders, 2005.

19. Pennington DW, Swienckowski JJ, Lutes WB, Drake GN. Lateral unicompartmental knee arthroplasty: survivorship and technical considerations at an average follow-up of 12.4 years. J Arthroplasty 2006;21:13-17.

20. Price AJ, Rees JL, Beard DJ, et al. Sagittal plane kinematics of a mobile-bearing unicompartmental knee arthroplasty at 10 years: a comparative in vivo fluoroscopic analysis. J Arthroplasty 2004;19:590-597.

21. Patil S, Colwell CW Jr, Ezzet KA, D'Lima DD. Can normal knee kinematics be restored with unicompartmental knee replacement? J Bone Joint Surg [Am] 2005;87:332-338.

22. Whiteside LA. Making your next unicompartmental knee arthroplasty last: three keys to success. J Arthroplasty 2005;20(4 Suppl 2):2-3.

23. Hoffmann F, Campbell D, et al. Ligament balancing in unicondylar knee prothesis: early clinical results of a multicentre study on 175 cases. Presented at the 9th EFORT meeting, Vienna, Austria, 2009.

24. Tokuhara Y, Kadoya Y, Nakagawa S, et al. The flexion gap in normal knees: an MRI study. J Bone Joint Surg [Br] 2004;86:1133-1136.

25. Fitz W. Unicompartmental knee arthroplasty with use of novel patient-specific resurfacing implants and personalized jigs. J Bone Joint Surg [Am] 2009;91(Suppl 1):69-76.

26. Fang DM, Ritter MA, Davis KE. Coronal alignment in total knee arthroplasty: just how important is it? J Arthroplasty 2009;24(6 Suppl):39-43.

27. Choong PF, Dowsey MM, Stoney JD. Does accurate anatomical alignment result in better function and quality of life? Comparing conventional and computer-assisted total knee arthroplasty. J Arthroplasty 2009;24:560-569.

28. Koeck FX, Beckmann J, Luring C, et al. Evaluation of implant position and knee alignment after patient-specific unicompartmental knee arthroplasty. Knee 2010;August 3. [Epub ahead of print]

第 16 章
内侧单间室膝关节置换的髌骨问题

Keith R. Berend

要　点

- 牛津 UKA 的适应证前提条件是前内侧间室骨关节炎。当这些条件都具备，其他不必要的禁忌，如年龄、体重以及髌股关节状态均可以被安全地忽略，并且不影响牛津 UKA 的结果。
- 即使有明显的关节炎存在，矫正内翻畸形时保留前交叉韧带，仍对髌股关节具有一定的保护作用。
- 作者是采用假体设计者介绍和指导的方法进行手术的。
- 骨水泥固定技术是预防松动的关键，清除可能会造成撞击的骨赘非常重要，以减少脱位和磨损的潜在风险。
- 内侧 UKA 是一个相对保守的治疗方案，它可以准确地纠正力线异常，恢复膝关节炎发生前的关节功能和运动学特征，并可缓解疼痛。
- 相对于固定平台的多半径 / 多中心股骨假体，牛津 UKA 嵌入的股骨假体，半月板衬垫活动，可以更好地耐受髌股关节疾病。

引　言

　　对符合适应证的膝关节患者，单间室膝关节置换（UKA）或部分膝关节置换术是治疗退行性关节病的终极微创方式。UKA 保存骨量，保留正常韧带结构，并恢复正常膝关节运动学。这些是任何全膝关节置换术（TKA）无法实现的。牛津 UKA（Biomet，Inc.，Warsaw，IN）通过采用一个完全匹配的半月板衬垫植入，无论是回顾性研究还是 RSA 研究，均显示出其在所有膝关节植入物中磨损率最低，平均每年 0.02mm[1,2]。因此，不论是适应证还是禁忌证，磨损似乎都不是一个

限制因素。与固定型 UKA 相比，牛津 UKA 高度匹配，提供较大的接触面积，降低接触应力，从而减少磨损。其他设计假体却不同，在很多固定型 UKA 中，如嵌入型球形股骨假体，可能明显增加髌股关节问题。已发表的长期随访结果表明，牛津假体单间室膝关节置换成为治疗内侧间室膝关节疾病最成功的手术方式之一，因此是 UKA 最佳选择。在一些独立的病例系列报道中，其 15 年和 20 年的生存率分别为 95% 和 92%[3]。

　　在过去的几十年，UKA 适应证被广泛讨论。严格按经典的适应证，只有一小部分膝关节疾病适合 UKA。按照 Kozinn 和 Scott 的标准，年龄超过 60 岁，体重小于 82kg，并须排除活动量大的患者。此外，该经典适应证还需排除累积畸形超过 15°，屈曲挛缩超过 5°，和超过最低限度的髌股关节炎变化[4]。当采用该适应证选择患者时，只有 2% ~ 12% 的膝关节炎符合 UKA 手术标准[5,6]。所谓的牛津 UKA 适应证较宽松，其纳入或排除标准更强调解剖学和影像学特点。这些扩展标准背后的前提是，UKA 是用来治疗一种特殊的疾病：前内侧骨关节炎。前内侧骨关节炎指内侧间室全层软骨损失，关节内翻畸形可以矫正，外翻应力 X 线显示外侧间室存在间隙。根据定义，这些标准是指韧带的功能完整，病变局限在内侧胫骨平台前 1/3 或 2/3。当这些条件都具备时，其他不必要的禁忌，如年龄、体重以及髌股关节状态可以安全地忽略，并且不影响牛津 UKA 的结果。

　　在美国，目前争论最多的是髌股关节问题。对牛津 UKA 适合的患者，并不需要关注髌股关节问题。笔者认为，即使有明显的关节炎存在，矫正内翻畸形，保存交叉韧带，对髌股关节具有一定的保护作用。尽管未考虑髌股关节问题，长期的随访结果显示，牛津 UKA 没有受到髌股关节疾病进展或膝前疼痛影响（图 16-1）。

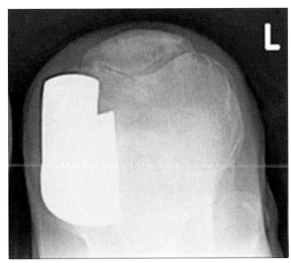

图 16-1　左膝内侧牛津活动型衬垫 UKA 术后 2 年切线位 X 线片。髌股关节内侧面全层软骨磨损。患者在全运动范围没有疼痛（0 ~ 135°）。

手术技术

作者采用假体设计者介绍和指导的手术方法进行手术。手术侧的患肢放置在一个专门固定支撑架上，小腿悬空，允许膝关节自由屈曲超过 110°。微创切口暴露后，暴露近端胫骨平台内侧。非常重要的一点是，内侧不进行松解，因为手术目的是将膝关节矫正至病变以前状态，内侧松解会导致矫枉过正。切除胫骨近端，对其胫骨基底部进行测量，确定假体大小尺寸。测量屈曲间隙（应该 4mm 或以上）。使用髓内定位，将股骨钻孔向导安装在股骨远端。根据术前模板，选择恰当大小的股骨器械。经股骨力线向导确定位置钻孔，此孔用于后髁截骨及股骨栓和磨钻平衡屈伸间隙。一旦股骨后髁截骨完成后，对股骨远端应用圆柱形磨钻将多中心的股骨髁成形为球面状，以利于牛津假体植入。平衡屈伸间隙，二者差异不应超过 1mm，目前 TKA 还达不到如此精确。可利用研磨栓研磨股骨远端进行屈伸间隙平衡的调整。完成屈伸间隙平衡，最后对胫骨进行准备，插入试模。球形设计可以有更高的吻合度，比固定型假体可容许更大的力线误差。此外，股骨假体置入后运动却不会与髌骨接触。骨水泥固定技术是预防松动的关键，清除潜在造成撞击的骨赘对于减少脱位和磨损的风险非常重要。

结　果

迄今为止我们已经完成 1500 多例内侧牛津 UKA。

6 年累积生存率超过 98%。我们采用牛津适应证，报道 268 例 318 膝内侧间室 UKA[7]。术前 211 膝存在孤立性的内侧疼痛（67%），20 膝存在膝前疼痛（6%），9 膝为外侧疼痛（3%），9 膝为后方疼痛（3%），65 膝为全膝关节性质疼痛（21%）。随访平均 8 个月（6 周 ~ 28 个月）。6 膝进行翻修，早期假体生存率 98.1%。术前 X 线检查存在髌股关节疾病和没有髌股关节疾病的两组比较，假体生存率没有区别。事实上，术前存在髌股关节疾病的组别 KSS 疼痛评分偏高（$P=0.052$）。术前疼痛的部位不是影响假体生存率的重要因素，并且不影响术后膝关节评分。

讨　论

内侧 UKA 是一个相对保守的真正微创治疗方案，它可以准确地纠正力线异常，并恢复膝关节关节炎发生前的关节功能和运动学特征，可缓解疼痛。基于前内侧骨关节炎的病理特征建立的适应证和禁忌证，30% ~ 35% 的膝关节炎可获得可重复的良好结果。发表的长期随访结果显示，牛津 UKA 磨损非常低且很明确，没有因为髌股关节退变或膝前疼痛而失败的病例。

Kuipers 等最近报道了第 3 代牛津膝早期失败的相关因素[8]。他们指出，年轻（<60 岁）是造成翻修的唯一变量，但术前髌股关节炎并不是导致假体生存率下降的相关因素，术前髌股关节的状态不应被视为禁忌。Beard 等研究了连续进行的 100 例牛津 UKA，专门评估术前膝前疼痛和髌股关节炎的影响[9]。一半以上的患者存在术前膝前痛，但 2 年内没有患者因为髌股疼痛或进展而进行翻修。此外，54% 的患者有髌股关节的退行性改变，但同样没有患者因为髌股退变进展而失败。我们也有类似发现，髌股关节的术前状态不影响手术结果，除非外侧关节面存在骨与骨关节面不平整和半脱位。Beard 等报道在这些情况下，膝关节评分不高。严重的髌股外侧关节疾病，与手术失败虽不相关，但对结果有负面影响。严重的髌股外侧关节疾病应被视为内侧 UKA 的相对禁忌。

看来，相对于固定平台的多半径 / 多中心股骨假体，嵌入股骨假体加上活动半月板衬垫骨面可能更耐受髌股关节疾病。Berger 等描述在固定型 UKA，术后第二个 10 年，髌股症状快速增加。10 年时只有 1.6% 的患者存在膝前痛，15 年时迅速上升到 10%[10]。在 15 年，固定型 UKA 由于髌股关节炎进展而生存率开始下降，

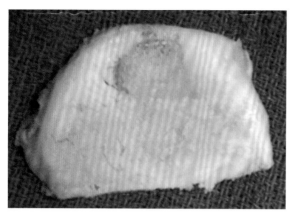

图16-2　切除的胫骨截骨骨片的临床照片。前内侧骨关节炎，骨磨损硬化在胫骨平台前三分之二。请注意，胫骨平台后方骨和软骨完整。当看到这些时，畸形是可矫正的，髌股关节疾病可以被安全地忽略。

由10年时的98%降到15年时的95.7%[10]。在第二个10年，固定型UKA与活动型UKA存在很大不同。牛津小组1998年至2005年连续完成824膝UKA，13%的患者滑车沟全层软骨损失，16%的患者髌股关节存在软骨全层磨损。这些严重髌股关节病并未影响该样本的结果[11]。人们希望看到美国的早期成功结果可以间接反映其他病例系列牛津UKA的长期优良结果。尽管报道没考虑髌股关节的状态，6年假体生存率优于98%。这些数据清楚地表明，膝前痛和髌股关节疾病不仅可以不考虑，而且它的存在不影响手术预后，亦不会造成失败（图16-2）。

（郭万首　张启栋 译　刘朝晖 校）

参考文献

1. Kendrick BJ, Longino D, Pandit H, et al. Polyethylene wear in Oxford unicompartmental knee replacement: a retrieval study of 47 bearings. J Bone Joint Surg [Br] 2010;92:367-373.
2. Price AJ, Short A, Kellett C, et al. Ten-year in vivo wear measurement of a fully congruent mobile bearing unicompartmental knee arthroplasty. J Bone Joint Surg [Br] 2005;87:1493-1497.
3. Price AJ, Waite JC, Svard U. Long-term clinical results of the medial Oxford unicompartmental knee arthroplasty. Clin Orthop Relat Res 2005;(435):171-180.
4. Kozinn SC, Scott R. Unicondylar knee arthroplasty. J Bone Joint Surg [Am] 1989;71:145-150.
5. Ritter MA, Faris PM, Thong AE, et al. Intra-operative findings of varus osteoarthritis of the knee: an analysis of pre-operative alignment in potential candidates for unicompartmental arthroplasty. J Bone Joint Surg [Am] 2004;86:43-47.
6. Laskin RS. Unicompartmental knee replacement: some unanswered questions. Clin Orthop Relat Res 2001;(392):267-271.
7. Berend KR, Lombardi AV Jr, Adams JB. Obesity, young age, patellofemoral disease, and anterior knee pain: identifying the unicondylar arthroplasty patient in the United States. Orthopedics 2007;30(Suppl 5):19-23.
8. Kuipers BM, Kollen BJ, Bots PC, et al. Factors associated with reduced early survival in the Oxford phase III medial unicompartmental knee replacement. Knee 2010;17:48-52.
9. Beard DJ, Pandit H, Gill HS, et al. The influence of the presence and severity of pre-existing patellofemoral degenerative changes on the outcome of the Oxford medial unicompartmental knee replacement. J Bone Joint Surg [Br] 2007;89:1597-1601.
10. Berger RA, Meneghini RM, Sheinkop MB, et al. The progression of patellofemoral arthritis after medial unicompartmental replacement: results at 11 to 15 years. Clin Orthop Relat Res 2004;(428):92-99.
11. Beard DJ, Pandit H, Ostlere S, et al. Pre-operative clinical and radiological assessment of the patellofemoral joint in unicompartmental knee replacement and its influence on outcome. J Bone Joint Surg [Br] 2007;89:1602-1607.

第 17 章

微创手术：内侧固定型衬垫单间室膝关节置换

William Macaulay, Amrit Goyal

要 点

- 患者选择适当（仔细考虑 Kozinn 和 Scott 的标准）。
- 避免矫枉过正（切除足够的胫骨和使用薄胫骨假体）。
- 假体大小选择适当，旋转适度。
- 胫骨假体不可太小：从胫骨髁间嵴至内侧胫骨皮质。假体也不可悬出。
- 平衡屈伸间隙。

引 言

在过去 10 年，单间室膝关节置换（UKA）得到广泛开展。单间室膝关节置换的概念是 Marmor 在 20 世纪 70 年代首次提出的。他报道说，在其平均 11 年的随访中，患者疼痛缓解达 86.6%[1]。然而，Insall 和 Aglietti[2] 以及 Laskin[3] 等报道 UKA 失败率高，分别为 26% 和 20%，特别是内侧间室关节置换术。研究表明失败的主要原因是不适当的患者选择、技术失误和假体设计缺陷。O'Rourke 等[4] 最近报道 Marmor 假体 5 年生存率为 96%，20 年生存率为 84%。多年来，随着手术技术提高和假体设计与器械的改进，UKA 的研究又重新兴起。相对胫骨高位截骨，UKA 具有更好的疼痛缓解、功能恢复快、并发症少和长期随访结果更好的优势。此外，与全膝关节置换术（TKA）相比，UKA 具有更符合生理的步态和更佳的运动范围，因为前交叉韧带、对侧半月板和其他组织结构都被保存[5]。此外，恢复速度更快[6]。如果失败需要翻修，也可以很容易应用 TKA 翻修，且病死率低。

自 2002 年，本文第一作者使用精确可重复的微创外科技术进行 UKA（本技术由 Gesell 和 Tria[7] 进行少许改进），使用假体为 Miller-Galante（MG）假体（Zimmer，Warsaw，IN），具体内容本章有详述。Naudie 等[8] 报道 MG 假体 5 年生存率为 94%，10 年生存率为 90%。Argenson 等[9] 报道本假体 5.5 年生存率为 97%。Berger 等[10,11] 报道 Jorge Galante's MG 假体 10 年生存率 98%，13 年生存率为 95.7%。多年来，通过改进器械及调整手术技术，从传统的 UKA 发展到微创手术（minimally invasive surgery，MIS）。MIS 的理念并不单指皮肤小切口，其目的旨在保存骨量和保存所有可能的软组织。此外，关节切开时不切开股四头肌腱，不翻转髌骨，从而保持股四头肌的完整性与功能[12]。MIS 可以更快地恢复，减少痛苦，缩短住院时间，并表现出更好的美观效果。若单纯追求 MIS，却忽视手术技术，可导致假体位置不良力线异常和明显的软组织损伤。Coon[12] 发现，微创 UKA 与传统 UKA 相比，短期结果相似。Pandit 等[6] 发现微创 UKA 7 年假体生存率为 97.3%。因为 MIS 假体失败常出现在早期，因此 Pandit 等认为，微创 UKA 与传统 UKA 应比较二者的长期效果。

术前准备

UKA 成功的一个重要环节是患者选择。Kozinn 和 Scott[13] 在 1989 年总结回顾，提出了 UKA 患者选择标准。如下是我们认为最重要的选择标准：

理想的单间室膝关节置换适应证是：低需求、体重轻的孤立性内侧间室疾病患者（>55 岁）。膝关节运动度应 >90°，屈曲挛缩 ≤ 5°，外翻畸形 <15°，内翻畸形 <10° 并可在被动应力下矫正至中立位。没有静息痛和炎性关节病证据。没有弥漫性疼痛或其他膝关节间室的明显累及。前后位 X 线片上外侧间室应该有全厚的关节间隙，半月板和关节软骨保存完好。髌股关节疼痛是相对禁忌。膝关节稳定，没有任何交叉韧带或侧副韧带

的功能不全。内侧或外侧半脱位，或胫骨后方骨丢失提示交叉韧带功能不全。单一的股骨髁骨坏死不应有广泛干骺端-骨干累及。理想的情况下，患者应该能够用单指准确定位内侧间室疼痛的来源，负重时更明显（所谓的"单指试验"）[14]。

对所有患者详细询问病史，仔细体格检查及影像学检查。其中，影像学检查最重要。患者应该有伸直位和屈曲45°位站立负重全长膝关节前后位X线片，以评估下肢机械力线，X线片上不应有胫股关节半脱位或错位；若存在，提示对侧间室累及。髌股切线位X线片评估髌股关节。侧位X线片确定胫骨后倾及股骨后方骨赘，股骨后方骨赘可造成膝深屈曲时的撞击，确定胫骨磨损形式是否到达胫骨平台内后方[胫骨平台内后方磨损提示前交叉韧带（ACL）功能不全]。髁间或髁位X线片（屈膝前后位）有助于评价软骨磨损变薄程度，这在屈膝时更为明显。在一些骨坏死的患者，可以应用MRI评估病变累及范围。MRI还可以帮助评估其他间室和软骨厚度变化。

内侧固定型衬垫 UKA 的手术技术

体位与铺单

除非存在禁忌，我们喜欢UKA患者接受区域阻滞麻醉。麻醉师应了解患者术后需要尽早恢复行走和早期康复锻炼的需求。注意不要给患者镇静药物时间过长。患者的准备工作是按照标准程序进行。患者仰卧在手术床上。大腿近端上止血带，若存在屈曲挛缩时，可以较容易发现，止血带下放不透水的棉布用于防止潮湿、损伤皮肤。手术开始前应用安全的剃毛刀进行手术部位备皮。应用氯己定肥皂和水进行皮肤擦拭，并用氯己定进行着色。下肢皮肤应用碘浸润塑料膜粘贴防止皮肤渗漏。MIS入路需要不断改变膝关节体位以达到最佳视野，所以下肢贴膜应松弛，不要限制下肢屈曲。我们喜欢将大腿固定在屈膝90°位，但若有下肢固定架可更方便。

切　口

皮肤切口（图17-1）位于中线稍内侧，从髌骨内侧上缘至胫骨结节内侧。切口长约10cm，取决于患者的体型大小和脂肪组织多少，必要时可适当延长，以避免皮肤张力过大。去除切口周围约2cm的支持带脂肪组织，可以开出一个"移动窗"。内侧髌旁切开关

节（图17-2），从髌骨上极下一横指至关节线以远约15mm。切开关节囊，不损伤股内侧肌。此外，该技术保留髌上囊，不需要外翻髌骨或脱位髌骨。这可以减少术后疼痛，允许更快的股四头肌功能控制，因为该技术对伸膝机制干扰很小。

通过切除一小部分内侧和髌下脂肪垫，显露内侧间室。术中保护外侧间室结构和交叉韧带。检查髌股间室（易观察到）、外侧间室（牵拉组织可观察到）和ACL。如果见到严重关节退变时，则转为TKA。TKA应作为UKA的后备计划。只在内侧骨膜下作局限松解（只要满足胫骨截骨即可）。不是100%内翻膝都可以在屈膝20°轻柔外翻应力下矫正至中立位，如果需要，轻度矫正力线（不超过5°），松解内侧副韧带深层。避免矫枉过正，否则可引起对侧间室负荷增加，因此在某些情况下我们常留约2°的矫正不足。髁间窝的任何骨赘均需去除，以防止对ACL撞击。

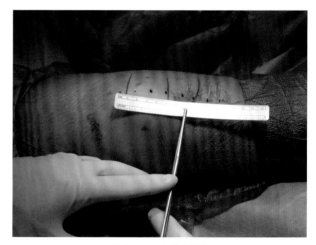

图 17-1　皮肤切口。

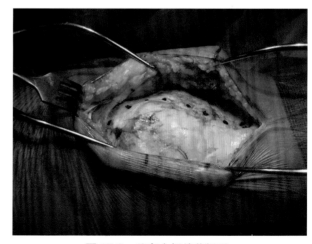

图 17-2　髌旁内侧关节切开。

股骨准备

我们使用髓内技术对股骨准备。髓内杆插入点位于后交叉韧带起点前 1cm，股骨髁间窝的前方。膝关节屈曲约 30°，用钻孔器制作出插入点。用 8mm 钻头钻孔，为股骨髓内杆向导开路。吸引器吸出股骨髓腔脂肪，减少脂肪栓塞风险。对所有病例，髓腔开孔的一个额外好处是，它可用于对髌骨向外侧牵开。根据手术侧不同，在内侧股骨远端安放股骨远端截骨向导（图 17-3）。如果患者股骨解剖变异或存在长柄髋假体，可以使用短杆髓内杆。截骨向导贴近股骨髁（这有助于确保适当厚度的骨切除），必要时可以进行固定。对股骨向导应用固定钉进行固定，远端截骨器适当调整外翻。外翻角通过术前站立位 X 线进行评估确定。通常在股骨远端约 4° 外翻位截骨。股骨远端截骨要足够厚以适应股骨假体厚度。在这个阶段，可以去除内侧骨赘。此外，去除截骨表面任何可能骨突起，使它完全平坦，这对随后的假体安置非常重要。

下一步，插入髓内髌骨牵开器（图 17-4）（先取出内侧股骨远端截骨向导），它可以更好地暴露和预防髌骨损伤。股骨完成向导（图 17-5）放于股骨远端截骨面。确定股骨大小和正确的安放位置，是本手术最关键的步骤。股骨假体大小应在前内侧截骨面留 1～2mm 暴露的软骨下骨。股骨假体的大小要足以覆盖几乎所有的股骨髁，但不能太大以防止髌骨撞击。股骨截骨向导

安装时，要坐在股骨后髁上，贴近骨面，否则截骨和随后的假体安放可能不准确。适当地旋转股骨截骨向导，应用固定钉固定，前后股骨面钻孔，然后对股骨后髁截骨。当进行后方处理时，股骨前方栓可用于稳定截骨向导，随后用弯骨刀和刮勺去除后方骨赘（图 17-6），防止在膝深屈时发生撞击。截骨表面必须平滑，不能有任

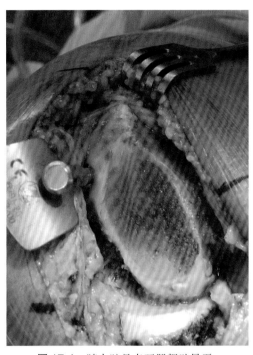

图 17-4　髓内髌骨牵开器帮助暴露。

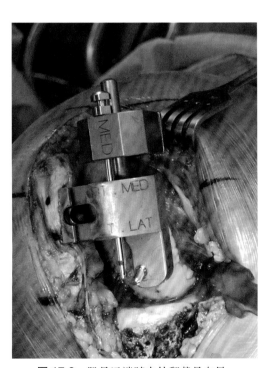

图 17-3　股骨远端髓内外翻截骨向导。

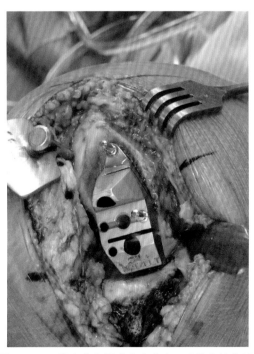

图 17-5　股骨完成向导确定大小和正确的安放位置。

何不规整。股骨向导应平行胫骨长轴放置，无论是 90°屈曲还是充分伸直。股骨力线很重要，这可避免对聚乙烯边缘的应力集中。股骨假体通常小于股骨髁。如果在两种型号之间选择时，应选择较小的。现在，我们开始注意胫骨侧。

胫骨准备

应用髓外定位进行胫骨准备。髓内定位需要外翻髌骨和更广泛的暴露，MIS 技术若采用髓内定位，难度很大。胫骨力线杆远端部分放于踝穴中心（位于胫前肌腱上方），用弹簧带固定住。力线杆近端固定于胫骨髁间嵴中央。注意避免胫骨周围厚厚的包布对定位造成影响[15]。胫骨截骨后倾应与患者的胫骨后倾相匹配。从胫骨磨损最深处用 2mm 测厚器进行胫骨截骨。宁松勿紧（对于旋钮的松紧）、3～4mm 截骨可以避免内侧间室过度填充。固定胫骨截骨向导（图 17-7），一旦位置放好，拧紧所有旋钮。内侧放置牵开器保护内侧副韧带，髁间窝放置另一牵开器保护外侧结构。应用往复锯对胫骨表面进行前后垂直截骨（保留 ACL 附着点）。同时，截骨要靠近 ACL 附着点，以尽可能得到胫骨皮质对胫骨托广泛的支持。此外，注意截骨要适当旋转，不要损害后交叉韧带。垂直截骨时，避免胫骨皮质任何前或后延长，避免胫骨髁间嵴截骨过深，这些都非常重要。

胫骨完成截骨后，取出胫骨截骨面（形状像"半个棒棒糖"）（图 17-8）。用骨锉将胫骨任何不平整的地方处理平滑（图 17-9）。去除内侧副韧带下方骨赘，切除内侧半月板，在这个阶段这些操作相对容易。胫骨大小型号是以最佳覆盖胫骨表面前后径和左右径的尺寸确定（图 17-10）。另外，也可用切除的胫骨表面估计胫骨托的大小。胫骨大小的选择，以确保假体可以坐于坚强

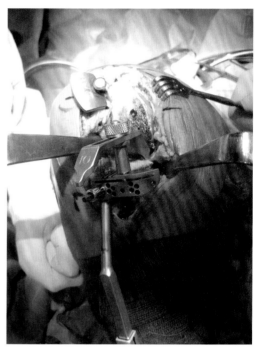

图 17-7 小切口胫骨截骨。

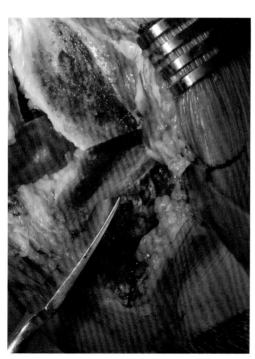

图 17-6 弯骨刀去除股骨后髁骨赘。

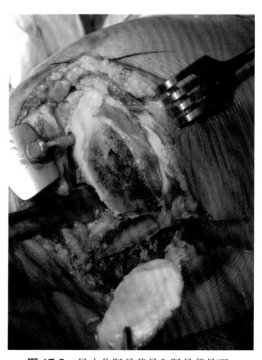

图 17-8 最小化胫骨截骨和胫骨截骨面。

骨皮质为宜，且无悬出。一个偏小的胫骨假体具有较高的下沉风险，尤其是胫骨切除比预期深时。1/4 英寸骨刀用于胫骨中央开槽，以放置胫骨托（中央翼）（图 17-11）。然后，将假体打入胫骨并确定牢靠。胫骨后方钻孔，完成胫骨制备。

试模复位

深屈膝，放入髌骨牵开器，用 T 型手柄打入器将股骨试模安装于股骨。安放胫骨试模，通常会让患者残留 2°～3° 的内翻（当胫骨切除不多时，通常是放 8mm 胫骨假体）。检查膝关节活动范围，和全活动范围内的韧带平衡（图 17-12、图 17-13）。可以用一塑料占位器检查，其一端是 2mm 厚，另一端是 3mm 厚。在屈曲 0° 和 90° 时，2mm 端插入容易，而 3mm 困难，则 2mm 合适。理想的是 90° 屈曲和完全伸直时，应该有 2mm 的松弛度。膝关节屈伸时，股骨假体应位于胫骨

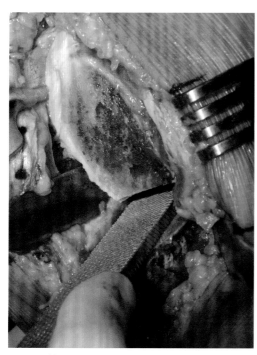

图 17-9　修整截骨面，去除任何骨面不规整的地方。

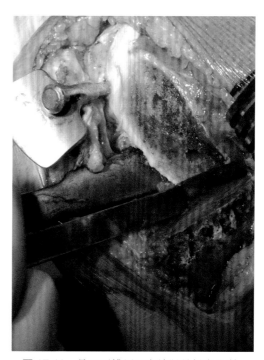

图 17-11　骨刀开槽用于安放胫骨托中央翼。

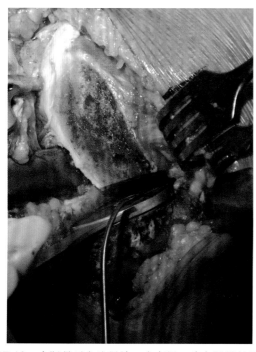

图 17-10　在胫骨后方边界放一个弯耙，确定胫骨的尺寸。

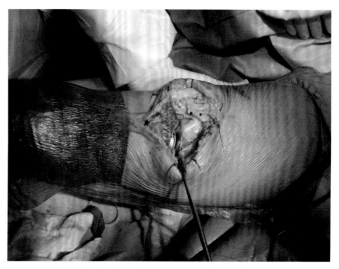

图 17-12　伸膝，检查力线与平衡。

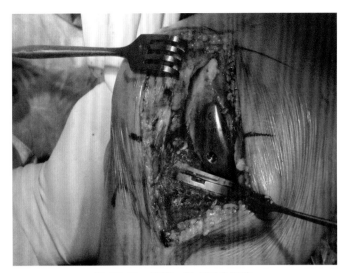

图 17-13　屈膝，检查屈曲间隙。

假体中央，而不应随股骨髁解剖定位。如果需要的话，应该重新调整位置。

　　UKA 力线不同于 TKA。在 UKA，聚乙烯垫插入的厚度控制力线，而在 TKA 则是由截骨决定。若屈伸间隙均紧，可以通过减少插入聚乙烯垫的厚度，或增加胫骨截骨，来帮助平衡屈伸间隙。伸直间隙过紧，屈曲间隙正常，胫骨重新截骨，适当减少后倾，这样可以增加伸直间隙而不改变屈曲间隙。在调整胫骨侧前，需要矫正任何屈曲挛缩，或紧张的伸直间隙。同样，屈曲间隙过紧，可导致股骨假体后滚，胫骨假体前方翘起。这可以限制术后屈曲，并导致聚乙烯过度负荷。这可以通过使用较薄的聚乙烯衬垫或略增加胫骨后倾来纠正。检查髌骨轨迹，确保股骨假体不撞击髌骨。

假体固定

　　取出假体试模，应用脉冲冲洗去除所有碎骨片和血凝块。用纱布擦干骨面。如果需要，在胫骨或股骨硬化骨表面钻孔，以达到更好的骨水泥-骨粘接。第一步，先固定胫骨假体，我们喜欢黏性大、可立即混合后使用的骨水泥。骨水泥在前方涂得多些，后方少些，这样使打压时骨水泥从前方挤出。无菌纱布可以放在胫骨后面，帮助清除后方挤出的多余的骨水泥，但必须注意不要将纱布卡在界面接触处。应用胫骨打器将胫骨托牢固安装在胫骨截骨表面。取出胫骨后方的纱布。若还有骨水泥残留，应用一个弯曲的神经根拉钩去除胫骨后方多余的骨水泥。深屈曲膝关节，放置髌骨牵开器，插入股骨假体。然后轻微半屈曲膝关节，取出髌骨牵开器，然后再深屈膝，完成股骨假体打入。插入聚乙烯试模，

伸直腿，待骨水泥固化。再次检查力线是否存在过度矫正。骨水泥固化后，取出聚乙烯试模，去除边缘多余骨水泥，尽管此时暴露有限。最后插入聚乙烯垫（图 17-14、图 17-15）。彻底冲洗关节腔，去除任何骨碎片和游离体。缝合切口，共三层（图 17-16、图 17-17）。无菌敷料包扎，松止血带，下肢用弹力绷带轻轻包扎。

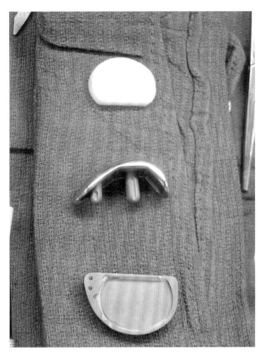

图 17-14　最后准备安装的假体。

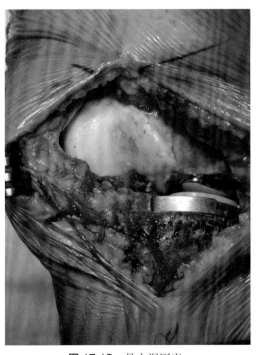

图 17-15　骨水泥固定。

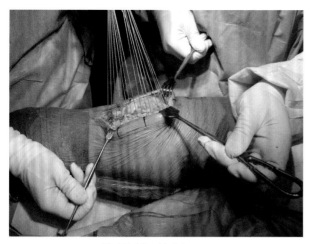

图 17-16　缝合切口。

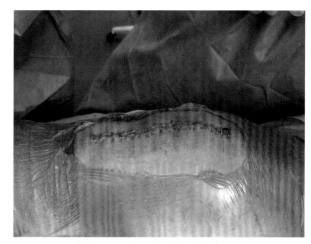

图 17-17　切口钉关闭皮肤切口。

术后处理和随访

脊髓麻醉消退，患者回恢复室，但如应用股神经阻滞，可减轻一半以上的疼痛。给予适当超前镇痛，疼痛就不会上升到一定程度，将有利于镇痛。多模式预防静脉血栓，包括阿司匹林、压力泵等。术后当天或第一、二天可以出院，此时需要患者能够舒适行走和保持平衡。与 TKA 相比，UKA 恢复速度快得多。并且，患者的自主感觉更像是一个正常膝关节。物理治疗师可以帮助患者在家进行关节活动度和肌力恢复锻炼。术后 4 周和 3 个月，门诊复查，评估临床效果及 X 线结果。

小　结

微创内侧单间室膝关节置换保存骨量，放置假体位置精确。恰当的患者选择、细致的手术技术和精细的手术操作，可以获得可重复性的结果，并可取得良好的临床结果。

（郭万首　张启栋　译　刘朝晖　校）

参考文献

1. Marmor L. Unicompartmental knee arthroplasty: ten- to 13-year follow-up study. Clin Orthop Relat Res 1988;(226):14-20.
2. Insall JN, Aglietti P. A five to seven-year follow-up of unicondylar arthroplasty. J Bone Joint Surg [Am] 1980;62:1329-1337.
3. Laskin RS. Unicompartmental tibiofemoral resurfacing arthroplasty. J Bone Joint Surg [Am] 1978;60:182-185.
4. O'Rourke MR, Gardner JJ, Callaghan JJ, et al. The John Insall Award. Unicompartmental knee replacement: a minimum twenty-one-year follow-up, end-result study. Clin Orthop Relat Res 2005;(440):27-37.
5. Andriacchi TP, Galante JO, Fermier RW. The influence of total knee replacement design on walking and stair-climbing. J Bone Joint Surg [Am] 1982;64:1328-1335.
6. Pandit H, Jenkins C, Barker K, et al. The Oxford medial unicompartmental knee replacement using a minimally-invasive approach. J Bone Joint Surg [Br] 2006;88:54-60.
7. Gesell MW, Tria AJ Jr. MIS unicondylar knee arthroplasty: surgical approach and early results. Clin Orthop Relat Res 2004;(428):53-60.
8. Naudie D, Guerin J, Parker DA, et al. Medial unicompartmental knee arthroplasty with the Miller-Galante prosthesis. J Bone Joint Surg [Am] 2004;86:1931-1935.
9. Argenson JA, Chevrol-Benkeddache Y, Aubaniac JM. Modern unicompartmental knee arthroplasty with cement: a three to ten year follow-up study. J Bone Joint Surg [Am] 2002;84:2235-2239.
10. Berger RA, Nedeff DD, Barden RM, et al. Unicompartmental knee arthroplasty: clinical experience at 6- to 10-year followup. Clin Orthop Relat Res 1999;(367):50-60.
11. Berger RA, Meneghini RM, Jacobs JJ, et al. Results of unicompartmental knee arthroplasty at a minimum of ten years of follow-up. J Bone Joint Surg [Am] 2005;87:999-1006.
12. Coon TM. Minimally invasive unicompartmental knee arthroplasty using the quad-sparing instrumentation. Operative Techniques Orthop 2006;16:195-206.
13. Kozinn SC, Scott R. Unicondylar knee arthroplasty. J Bone Joint Surg [Am] 1989;71:145-150.
14. Bert JM. Unicompartmental knee replacement. Orthop Clin North Am 2005;36:513-522.
15. Hernigou P, Deschamps G. Posterior slope of the tibial implant and the outcome of unicompartmental knee arthroplasty. J Bone Joint Surg [Am] 2004;86:506-511.

第四部分
结果

第 18 章
活动型衬垫单间室膝关节置换：长期结果

Nicholas Bottomley, Benjamin Kendrick, Hemant Pandit,
Christopher Dodd, David Murray, Andrew Price

要　点

- 活动型衬垫假体设计在于降低磨损。
- 手术适应证、假体植入技术和外科专业知识，与手术中期和长期随访结果密切相关。
- 研究结果表明活动型衬垫单间室膝关节置换 20 年生存率高达 92%。
- 少数的失败病例多发生在第二个 10 年。

引言：假体设计

　　活动型衬垫单间室膝关节置换假体由一个球形的金属部件、一个平坦的胫骨托及完全适配的活动聚乙烯半月板衬垫组成。本假体在 1976 年面世，其设计初衷在于降低聚乙烯磨损和保留关节较高活动度。设计原则是通过恢复韧带和肌肉自然张力而提供限制。一个完全适配的活动聚乙烯衬垫可以容许聚乙烯和假体间接触面积最大化，降低聚乙烯磨损。活动型聚乙烯衬垫上表面呈球凹形，适配股骨球形表面，底部平坦，坐于胫骨托上。这种高适配的球形股骨、平坦胫骨托和活动衬垫可以使前交叉韧带和内侧副韧带在膝关节屈曲活动的整个范围中保持自然生理张力。聚乙烯衬垫在压应力下可以允许滑动和滚动，从而减少假体 - 骨界面剪切力，后者是导致假体松动的一个重要因素。

　　活动型衬垫 UKA 最常用的假体是牛津单间室膝关节置换假体[1]。该假体初始设计是用做双侧间室置换，但 1982 年第一次被用做单间室（单髁）关节置换（第 1 代）。此后，本假体经过两代改进，假体器械和植入方法有了很大提升，但都保留原始设计特点。在第 1 代假体，股骨表面截骨是斜面形状以适应非球面股骨假体。然而，此假体在精确平衡屈伸间隙方面存在困难。1987 年，第 2 代牛津单间室膝关节置换假体问世，并试图改进第 1 代的不足。股骨假体部分改变成一个内凹球面，股骨表面准备采用研磨钻围绕研磨栓转动磨钻。屈膝时，对股骨远端表面逐次 1mm 递增研磨，可以平衡屈伸间隙（图 18-1）。1998 年第 3 代假体出现，并提供新型器械，假体型号范围增加，通过小切口置入假体[2]。该设计保留高适配特征，通过微创切口置入，可短期获得优势，长期生存率高（图 18-2）。牛津假体是第一种活动半月板假体，随后，在其理论基础上又出现了一些其他活动半月板假体，如 AMC 膝假体（Uniglide）是利用一个完全活动半月板，恢复膝关节韧带自然张力；然而，其股骨假体形状与牛津膝不同，股骨假体的半径到屈曲 45° 都保持不变，到股骨后髁部分减少。

　　我们回顾上述假体长期结果。有大量关于牛津膝关节的文献，而其他假体的文献数量有限。早期置入结果令人印象深刻，但随时间推移，结果可能极大地改变，因此长期的结果是评价假体的重要因素。例如，在固定型衬垫 PCA 假体，90% 的患者术后 2 年内具有令人满意的功能[3]，然而，3.7 年累积生存率只有 77%[4]。我们的目的是回顾活动半月板膝关节置换假体的长期结果，至少 10 年以上。

结果：研究类型的解释
生存率

　　关节置换手术评估结果，无论是对外科医生选择手术类型，还是对选择假体都极为重要，同时也可以为患者咨询提供有关预期数据。最常用的衡量指标是假体生存率（翻修作为终点），但评估术后假体功能也很重要，因为与纯粹假体生存分析相比，术后治疗效果也非常重要[5]。现代生存分析需要明确定义失败终点，提供失败例数及假体使用时间。因此了解每个研究的确切终点定义非常重要，因为一些作者以去除植入假体作为失败终

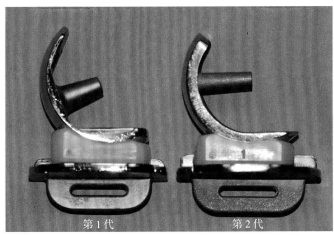

图 18-1　第 1 代和第 2 代牛津单间室膝关节置换假体，相比第 1 代假体，第 2 代假体股骨远端截骨改进，股骨远端变为球形表面。

点，另一些作者使用二次手术作为失败终点，而不考虑手术类型。失败终点的定义差异，可能会影响假体生存率的报道结果。生存分析可以采用生存表法或 Kaplan-Meier 法。无论是哪种方法，有些数据要必须理解。生存数据是累积的，从长期来看它允许预测预计失败率，降低长期随访大量假体数据的需要，但是在每个时间需要明确风险数量，如果这个数低于 15，则结果很难解释。失访率也很重要，研究应提供最好和最坏两种情况。

研究类型

　　活动型衬垫假体的结果，主要从三个渠道获得。首先是队列研究，其次是前瞻性研究，最后是关节登记中心的数据。

队列研究

　　队列研究通常是单个或小组外科医生治疗病例的观察结果。其优点是，患者资料详细，并通常可接近百分之百的随访。然而，从连续的病例序列中纳入与排除，样本量往往小，结果可能受术前适应证、手术技术和术后翻修适应证的显著影响。此外，这些研究通常带有偏倚，因为其报道者通常是假体设计者或爱好者，这可能不代表所有使用该假体的一般骨科医生水平。尽管如此，队列研究为我们提供了重要的成功或失败信息。

前瞻性试验

　　对假体或外科技术进行前瞻性随机对照试验，可以去除上述队列研究的很多缺陷。然而，它们不常见，因为组织和实施该类型研究非常复杂，成本高。但其相比队列研究，可提供更高质量的数据。这种类型的研究数据可用于解释，虽然目前还没有发表的 10 年累积翻修率报道。

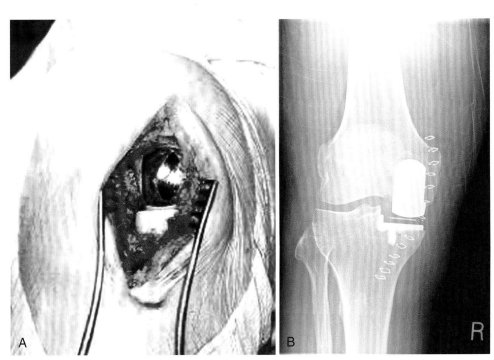

图 18-2　（A）术中照片显示第 3 代牛津单间室膝关节置换假体采用微创切口植入。（B）第 3 代牛津假体术后 X 线片。注意缝钉显示的皮肤切口。

关节登记中心

关节登记中心主要功能是评估大规模治疗的成功率，经常以全国人口为基础人群。他们提供的数据，代表了临床实践中真实数据，没有队列研究的固有偏倚，可以用来比较不同假体的结果。为此，登记中心常采用"翻修"为失败终点，"累积翻修率"（cumulative revision rate）作为假体间相互比较的指标。一个患者对应一个医生，是否翻修很容易获得，但对翻修率解释存在困难。不足的是，关节置换登记中心的数据没有考虑患者选择、手术技术和翻修指征的差异。Robertsson 等[6] 在 2001 年定义"外科常规"（surgical routine）来描述这些因素，结果表明，每年置换数量少于 23 膝的中心，翻修率是每年置换数量 23 膝以上中心的 1.63 倍。在过去的 10 年，新西兰关节注册中心引入患者结果数据报告系统（patient reported outcome data，PROMS），提供翻修时临床结果和患者功能评分，这些改进措施提供了有益信息。分析这些数据表明，在每一个类别的临床结果中，单间室膝关节置换是全膝关节置换翻修率的 4～6 倍。虽然在比较 UKA 不同设计的假体中数据相对可靠，这反映出了使用关节登记中心数据比较 UKA 和 TKA 时存在的问题。

长期结果

理想的长期结果能反映所有患者的整个假体生存期的结果和效果，换句话说，就是直到患者死亡或翻修。但目前没有这样对单间室膝关节置换的研究，因此，下一个最好的评价指标是一个预测的"真实"的长期结果，这可以通过生存分析而取得。10 年生存率分析一直是评估假体的金标准。例如，在英国，有一个 10 年期的基准，10 年失败率不超过 10%[7]。另外一个更好的长期评估结果是 20 年生存数据。事实上，目前只有少数研究提供 10 年以上的数据；很多研究报道的随访时间不到 10 年，而这些短期生存分析仍然为指导外科实践提供了有价值的信息。

中期评估获得的经验教训

目前已发表了一系列研究的中期结果，其后没有报道这些研究的长期结果。然而，仍然可以从中吸取有价值的经验教训，这些与长期的结果是有关的，因此我们在这里强调一下。Kort 等[8] 评估 8 个外科医生进行的 130 例第 3 代牛津单间室膝关节置换，所有医生操作数量每年都少于 10 例，随访时间 2～7 年，本组总生存率是 89%，但没有说明这一生存率是如何达到的。有趣的

是，在失败的 17 例病例中，他们将 13 例归因于人为的假体力线错误，另外 2 例因为创伤和感染。37 例术前存在外侧关节间隙狭窄，1 例存在外侧间室软骨剥脱。结果，现在该中心正严格遵守假体指南操作，所有单间室膝关节置换集中由他们的两名医生进行。这项研究表明，手术适应证、手术技术和外科专业知识与中长期结果紧密相关。同样，在对 437 例第 3 代假体研究中，Kuipers 等[9] 报道 5 年（平均 2.6 年）累积生存率 84.7%（可信区间 80.1%～89.3%），101 例仍然处于失败危险中。平均每个医生每年进行 8 例单间室膝关节置换手术。有趣的是，作者指出将近四分之一的翻修是因为持续不明原因的疼痛，没有证据表明假体功能障碍，作者也没有提及翻修术后是否功能改善。作者也承认这些翻修可能是不必要的。这些结果进一步说明，病例选择与手术技术是早中期结果的重要影响因素，因而势必会影响长期结果。具体来说，正如单间室膝关节置换指南所阐述[1, 10]，完整的前交叉韧带（ACL）和对侧间室非常重要。遵守手术指征，可以获得优良结果。Pandit 等[11] 研究 688 例患者，5 年时有 96.5 例高危患者，累积生存率 97.3%。

遗憾的是，唯一一个比较固定型与活动型衬垫单间室膝关节置换的研究没有长期的随访。Confalonieri 等[12] 将 40 例患者随机分配到固定型 UKA 组（Allegretto）和活动型衬垫 UKA 组（AMC），结果有 1 个固定型衬垫病例翻修，而活动型衬垫组无翻修和脱位，但两组结果没有统计差异。Gleeson 等[13] 随机将患者分为活动型衬垫单间室膝关节置换组（47 例牛津假体）和固定型单间室膝关节置换组（57 例 St. Georg Sled 假体），平均随访 4 年，4 例活动半月板单间室膝关节置换翻修，3 例固定型单间室膝关节置换翻修。

长期结果

注册中心数据

三个注册中心——瑞典膝关节置换登记中心、芬兰关节置换登记中心、澳大利亚骨科协会注册中心报道了牛津单间室膝关节置换约 10 年的数据，我们总结了这些中心的最新数据结果。其他几个注册中心，如新西兰、挪威登记中心，没报道单独的固定型和活动型单间室膝关节置换结果，更没有内侧和外侧单间室膝关节置换的数据，英国国家注册中心目前仅有 3 年的特定假体的翻修率。因此，这里没把它们包括在内。瑞典膝关节置换登记中心的 2009 年度报道中，牛津单间室膝关节

置换 8 年累积生存率在 91% 以上。澳大利亚骨科学会注册中心 2009 年数据显示，牛津单间室膝关节置换 8 年累积生存率 87.1%[15]。芬兰关节置换登记中心报道牛津单间室膝关节置换 10 年生存率为 81%，略好于固定型单间室膝关节置换（79%，Miller-Galante）[16]。没有关于活动半月板衬垫单间室膝关节置换更详细的信息。在其他时间点，重要的信息已经从注册中心数据得到。1998 年，Lewold 等[17] 报道瑞典膝关节置换登记中心 10 年以上翻修原因，也是最常见被引用的翻修原因：首位是假体松动，第二位是对侧间室关节炎进展。遗憾的是，这些为所有类型的单间室膝关节置换合并后的数据，主要的假体是固定型，所以区分出活动型单间室膝关节置换非常困难。在此之前，该作者报道了牛津膝单间室膝关节置换 6 年的翻修原因[18]。虽然这些并非长期结果数据，但活动半月板衬垫有比例较高的脱位率和松动率。这些观察导致其一合著者后来强调常规手术技术的绝对重要性，这在前面的章节中已提到[6]。

队列研究

10 年研究

有 9 项研究报道了牛津假体 10 年的随访结果（表 18-1），并有范围较宽的生存率。有 6 篇研究报道，10 年累积生存率为 94% 或更高；然而，另外 3 篇研究报道累积生存率为 85% 或更低。发明者之一 Murray 等[19] 报道第 1 代、第 2 代牛津膝关节 10 年累积的"最坏"生存率为 97%（CI 93%~100%）。10 年时，44 膝单间室膝关节置换仍然处于危险中，没有因为聚乙烯磨损或无菌型胫骨松动而导致的失败。发明者之一 Pandit 等[20]

报道 1000 例第 3 代牛津膝关节，10 年累积生存率 96%。Keys 等[21] 报道了他们前 40 例第 3 代牛津单间室膝关节置换，结果优良，这也支持发明者的系列结果。患者平均随访 7.5 年，没有失访病例，10 年生存率 100%。在另外一个第 1 代、第 2 代的研究系列中，Svärd 和 Price[22] 报道 124 例患者 10 年累积生存率为 95%，平均随访 12.5 年，没有失访。Rajasekher 等[23] 报道了类似结果，在第 2 代假体 10 年累积生存率为 94%。

其他队列研究却没有显示类似的成功结果。Mercier 等[24] 报道的总体生存率为 74.7%。然而，他们特别提请注意其广泛的病例选择标准，包括前交叉韧带缺陷和炎症关节病。如果这些病例被排除，10 年生存率提高到 85% 以上。在类似研究中，Kumar 和 Fiddian[25] 报道说，10 年生存率为 85%（CI 78%~92%），平均随访 5.6 年。他们又指出最初患者的选择，如炎症关节病，导致在总共 7 个失败病例中占据 4 个，功能评估结果表明，98% 的患者对手术结果高兴或满意。Vorlat 等[26] 报道胫骨高位截骨术（HTO）对牛津单间室膝关节置换结果有影响。总的来说，10 年累积生存率 82%；然而，8 例曾行 HTO 的病例有 4 例失败（2 例对侧间室进展，2 例原因不详），当剔除这部分病例，结果会有改善。

20 年研究

有 2 个研究报道了 20 年生存率（表 18-2）。Price 和 Svärd[27] 报道 10 年后更长时间的累积生存率（也有报道在 15 年）。683 膝 20 年累积生存率是 92%，该病例系列的优势在于没有失访。最常见的翻修原因是外侧间室关节炎进展，尽管在 20 年期间只发生了 10 例，即

表 18-1　10年生存率总结

时间	作者	假体代	数量	平均年龄（岁）	平均随访时间（年）（范围）	10年生存率 生存率%（95%CI）	危险数
1998	Murray	1、2	144	71（35~91）	7.6（6~14）	97（93~100）	44
1999	Kumar and Fiddian	2	100	71	5.6（1~11）	85（78~92）	83
2000	Svärd and Price	1、2	124	70（51~86）	12.5（10.1~15.6）	95	97
2002	Emerson et al	2	50	64	6.8（2~13）	92（-）	—
2004	Keys et al	2	40	68（40~80）	7.5（6~10）	100（-）	6
2004	Rajasekhar et al	2	135	72（53~88）	5.8（2~12）	94（84~97）	22
2006	Vorlat et al	2	141	66（46~89）	5.5（1~10）	82（SE 6.9）	80
2009	Mercier et al	3	43	69（47~86）	14.9	75（-）	24
2009	Pandit et al	3	1000	66（32~87）	—	96（-）	

1.5% 的病例外侧间室关节炎进展。以前的研究表明，对内翻畸形矫枉过正可能导致外侧间室相对快速的关节炎进展[29]。外侧间室关节炎进展发生率不高，不是牛津单间室膝关节置换的常见特征。Weale 等[30] 以往的研究结果也支持上述观点。此外，目前还没有因为髌股问题而失败的病例，因此，该研究认为髌股关节疾病不是手术禁忌。这项研究进一步强调严格遵守当今手术适应证的重要性，因为在 HTO 或 ACL 缺陷亚组（包括在总的结果），失败率为 71%。该有趣的特征也是 Svärd 和 Price 病例系列在 10 年以上失败率相对较少的原因。感染和脱位似乎是牛津单间室膝关节置换的早期并发症，外侧间室骨关节炎进展和假体松动是导致中期失败的主要原因。然而，在第二个 10 年只有 3 例需要翻修，2 例因为对侧间室关节炎进展和 1 例因为股骨假体松动。另外，值得注意的是，第二个 10 年没有因为聚乙烯磨损失败的病例，这表明牛津单间室膝关节置换设计的降低接触应力预防磨损的初衷是成功的。Barrington 和 Emerson[31] 的 20 年的研究结果进一步验证了 Svärd 和 Price 的结果，其生存率是 94%，没有半月板衬垫脱位、胫骨下沉或聚乙烯磨损而翻修的病例。他们还报道了良好的功能评分，术后平均膝关节协会评分（KSS 评分）从术前 47 提高到 94。

　　10 年和 20 年的研究失败原因列表于 18-3。对侧间室退变成为导致失败的最主要原因，但每年的随访显示它只影响 0.11% 的病例。这个现象也许并不奇怪。

临床结果

　　有少数研究数据报道了长期临床结果，这些研究归纳在表 18-4。这些研究在评估中采用的标准明显不一致，因此对临床结果很难做出统一解释。然而，所有的临床评分从术后到最后随访都得到明显提高。Price 等[28] 报道术后 1 年、6 年和 10 年的纵向数据，有趣的是，显著增加的临床评分不随随访时间的增加而

表 18-3　10年和20年翻修原因				
	10年研究*（8项研究，患者数4116）		20年研究*（2项研究，患者数736）	
半月板衬垫	0.9	（19.5）	0.4	（8.1）
半月板衬垫脱位	0.7	（15.9）	0.3	（5.4）
半月板衬垫骨折	0.1	（2.4）	0.0	（0.0）
半月板衬垫撞击	0.1	（1.2）	0.1	（2.7）
磨损	0.4	（8.5）	0.0	（0.0）
聚乙烯磨损（主要是骨溶解	0.0	（0.0）	0.0	（0.0）
松动-全部	1.1	（23.2）	1.4	（27）
松动—非特异	0.2	（4.9）	0.1	（2.7）
松动（双侧）	0.1	（1.2）	0.3	（5.4）
股骨松动	0.2	（4.9）	1.0	（18.9）
胫骨松动	0.6	（12.2）	0.0	（0.0）
疼痛	0.3	（7.3）	0.4	（8.1）
关节炎进展	1.1	（23.2）	2.2	（43.2）
*PFJ*进展	0.0	（0.0）	0.0	（0.0）
外侧间室进展	1.1	（23.2）	2.2	（43.2）
感染	0.4	（8.5）	0.7	（13.5）
假体骨折	0.1	（2.4）	0.0	（0.0）
ACL断裂	0.2	（3.7）	0.0	（0.0）
平台骨折	0.1	（1.2）	0.0	（0.0）
关节内积血	0.1	（1.2）	0.0	（0.0）
不稳定	0.1	（1.2）	0.0	（0.0）
翻修总计	4.6	（100）	5.0	（100）

* 翻修比例（所有翻修占的比率）

降低；换句话说，患者 10 年后的功能和术后 1 年的功能是一样的好。

小　结

　　总的来说，活动型衬垫单间室膝关节置换可以取得优良的长期结果。然而，这些研究都强调，患者选择是决定手术结果的一个重要因素。尤其是，ACL 缺陷和曾行 HTO 是影响单间室膝关节置换效果的最重要因素，

表 18-2　20年生存率总结								
时间	作者	假体（代）	数量	平均年龄（岁）	平均随访时间（范围）	20年生存率		
						生存率%（95%CI）		危险数
2010	Price and Svärd	1、2、3	683	69.7	—	92.1（±33.2）		15
2010	Barrington and Emerson	2	54	64	16～21	94（−）		44

表 18-4　文献报道的长期临床结果总结

时间	作者	随访时间（年）	AKSS 平均		AKSS 功能		HSS		OKS		IKS	
			术前	术后	术前	术后	术前	术后	术前	术后	术前	术后
1999	Kumar，Fiddian	5.5	62	91	45	71	N/D*	N/D	N/D	N/D	N/D	N/D
2004	Keys	没有说明	37	97	36	87	N/D	N/D	20	40	N/D	N/D
2005	Price	1，6，10	N/D	N/D	N/D	N/D	56.5	1年—88.4 6年—88.4 10年—86	N/D	N/D	N/D	N/D
2006	Vorlat	没有说明	N/D	N/D	N/D	N/D	N/D	N/D	N/D	N/D	N/D	N/D
2009	Mercier	没有说明	N/D	N/D	N/D	N/D	N/D	N/D	N/D	N/D	107.2	145.5
2009	Pandit	没有说明	N/D	N/D	N/D	N/D	N/D	N/D	23	41	N/D	N/D

N/D（no data），没有数据。

但体重指数高、活动量大或髌股关节中度病变不是单间室膝关节置换的禁忌。10～20 年低翻修率可能反映出"降低磨损"设计的效果。早期并发症如对侧间室关节炎进展和衬垫脱位是一个问题，虽然这些可以通过遵守手术常规和反复操作来降低其发生率。10 年和 20 年的良好结果表明，单间室膝关节置换可以作为具有完整的 ACL 内侧间室关节炎的终极治疗方案，而不应被视为全膝关节置换的过渡手术。即便如此，单间室膝关节置换翻修仍然比全膝关节翻修容易；多数报道翻修采用全膝关节置换，且不是长柄假体。通过严格选择适应证，可以取得 10 年优良的结果。然而，研究报道中适应证和手术技术的不同似乎是决定结果的一个很重要因素。

尽管仅有 2 篇研究报道了 20 年的数据，结果显示，牛津单间室膝关节置换可以作为内侧膝关节骨关节炎的最终处理方法，而不应被视为全膝关节置换术前过渡手术。

（张启栋　译　郭万首　校）

参考文献

1. Goodfellow J. Unicompartmental Arthroplasty with the Oxford Knee. Oxford: Oxford University Press, 2006.
2. Rees JL, Price AJ, Beard DJ, et al. Minimally invasive Oxford unicompartmental knee arthroplasty: functional results at 1 year and the effect of surgical inexperience. Knee 2004;11:363-367.
3. Magnussen PA, Bartlett RJ. Cementless PCA unicompartmental joint arthroplasty for osteoarthritis of the knee: a prospective study of 51 cases. J Arthroplasty 1990;5:151-158.
4. Harilainen A, Ylinen P, Sandelin J, Vahvanen V. Survival analysis and predictors of failure in unicompartmental knee replacement using a PCA prosthesis. Knee 1995;1:201-207.
5. Price AJ, Longino D, Rees J, et al. Are pain and function better measures of outcome than revision rates after TKR in the younger patient? Knee 2010;17:196-199.
6. Robertsson O, Knutson K, Lewold S, Lidgren L. The routine of surgical management reduces failure after unicompartmental knee arthroplasty. J Bone Joint Surg [Br] 2001;83:45-49.
7. Medical Devices Agency NIfCE, British Orthopaedic Association. Post-market surveillance of CE marked joint replacement implants including guidance to manufacturers on postmarket clinical studies. EC Medical Devices Directive. London: British Orthopaedic Association, 2000.
8. Kort NP, van Raay JJ, van Horn JJ. The Oxford phase III unicompartmental knee replacement in patients less than 60 years of age. Knee Surg Sports Traumatol Arthrosc 2007;15:356-360.
9. Kuipers B, Kollen B, Kaijser Bots P, et al. Factors associated with reduced early survival in the Oxford phase III medial unicompartment knee replacement. Knee 2010;17:48-52.
10. Kozinn SC, Scott R. Unicondylar knee arthroplasty. J Bone Joint Surg [Am] 1989;71:145-150.
11. Pandit H, Jenkins C, Barker K, et al. The Oxford medial unicompartmental knee replacement using a minimally-invasive approach. J Bone Joint Surg [Br] 2006;88:54-60.
12. Confalonieri N, Manzotti A, Pullen C. Comparison of a mobile with

a fixed tibial bearing unicompartimental knee prosthesis: a prospective randomized trial using a dedicated outcome score. Knee 2004;11:357-362.

13. Gleeson RE, Evans R, Ackroyd CE, et al. Fixed or mobile bearing unicompartmental knee replacement? A comparative cohort study. Knee 2004;11:379-384.

14. Lidgren L, Robertsson O, Dahl A. Swedish Knee Arthoplasty Register—Annual Report. Lund: Swedish Knee Arthoplasty Register, 2009, pp 30-34.

15. Graves S. Australian Orthopaedic Association National Joint Registry—Annual Report. Adelaide: Australian Orthopaedic Association, 2009, pp 112-124.

16. Koskinen E, Paavolainen P, Eskelinen A, et al. Unicondylar knee replacement for primary osteoarthritis: a prospective follow-up study of 1,819 patients from the Finnish Arthroplasty Register. Acta Orthop 2007;78:128-135.

17. Lewold S, Robertsson O, Knutson K, Lidgren L. Revision of unicompartmental knee arthroplasty: outcome in 1,135 cases from the Swedish Knee Arthroplasty study. Acta Orthop Scand 1998;69: 469-474.

18. Lewold S, Goodman S, Knutson K, et al. Oxford meniscal bearing knee versus the Marmor knee in unicompartmental arthroplasty for arthrosis: a Swedish multicenter survival study. J Arthroplasty 1995;10:722-731.

19. Murray DW, Goodfellow JW, O'Connor JJ. The Oxford medial unicompartmental arthroplasty: a ten-year survival study. J Bone Joint Surg [Br] 1998;80:983-989.

20. Pandit H, Jenkins C, Beard D, et al. Minimally invasive medial Oxford UKR 10 year survival. Presented at the Annual Meeting of the American Academy of Orthopedic Surgeons, Las Vegas, 2009.

21. Keys GW, Ul-Abiddin Z, Toh EM. Analysis of first forty Oxford medial unicompartmental knee replacement from a small district hospital in UK. Knee 2004;11:375-377.

22. Svärd UC, Price AJ. Oxford medial unicompartmental knee arthroplasty: a survival analysis of an independent series. J Bone Joint Surg [Br] 2001;83:191-194.

23. Rajasekhar C, Das S, Smith A. Unicompartmental knee arthroplasty: 2- to 12-year results in a community hospital. J Bone Joint Surg [Br] 2004;86:983-985.

24. Mercier N, Wimsey S, Saragaglia D. Long-term clinical results of the Oxford medial unicompartmental knee arthroplasty. Int Orthop 2010;34:1137-1143.

25. Kumar A, Fiddian NJ. Medial unicompartmental arthroplasty of the knee. Knee 1999;6:21-23.

26. Vorlat P, Putzeys G, Cottenie D, et al. The Oxford unicompartmental knee prosthesis: an independent 10-year survival analysis. Knee Surg Sports Traumatol Arthrosc 2006;14:40-45.

27. Price AJ Svärd U. A second decade lifetable survival analysis of the Oxford unicompartmental knee arthroplasty. Clin Orthop Relat Res 2011;(469):174-179.

28. Price A, Waite J, Svärd U. Long-term clinical results of the medial Oxford unicompartmental knee arthroplasty. Clin Orthop Relat Res 2005;(435):171-180.

29. Dejour D, Chatain F, Habi S. The role of the femoropatellar articulation and the opposite compartment in the degradation of the functional result of unicompartmental prostheses. [Role de l'articulation femoro-patellaire et du compartiment oppose dans la degradation du resultat fonctionnel des protheses unicompartimentales.] Rev Chir Orthop Reparatrice Appar Mot 1996;82:37-39.

30. Weale AE, Murray DW, Crawford R, et al. Does arthritis progress in the retained compartments after "Oxford" medial unicompartmental arthroplasty? A clinical and radiological study with a minimum ten-year follow-up. J Bone Joint Surg [Br] 1999;81:783-789.

31. Barrington J, Emerson R. The Oxford knee: first report of 20-year follow-up in the US. Presented at the Annual Meeting of the American Academy of Orthopedic Surgeons, New Orleans, 2010.

32. Emerson RH Jr, Hansborough T, Reitman RD, et al. Comparison of a mobile with a fixed-bearing unicompartmental knee implant. Clin Orthop Relat Res 2002;(404):62-70.

第 19 章

固定型衬垫单间室膝关节置换：长期结果

Todd C. Kelley, David F. Dalury

要 点

- 传统上，大多数 UKA 假体为固定型衬垫。
- 对于侧间室和前交叉韧带缺陷的膝关节，固定型 UKA 也许更灵活。
- 很多研究显示多种固定型 UKA 长期结果良好。

引 言

几十年来，单间室膝关节置换（UKA）已被用于治疗保守治疗无效的单间室胫股关节炎。这个概念非常吸引人：仅置换磨损部分的膝关节。与 TKA 相比，UKA 有明显优势：恢复快，早期恢复功能，增加关节活动度。多年来，固定型 UKA 已被证明非常成功。良好结果的获得，需要恰当的患者选择、恢复下肢力线和精细的外科技术。近年来，传统的严格的手术适应证已慢慢扩大。固定型衬垫 UKA 已被证明可提供患者满意效果和良好功能。回顾 UKA 的长期结果，是认识 UKA 在治疗单间室膝关节炎重要性的理由。

历史背景

现代 UKA 假体是从 MacIntosh 和 McKeever[1] 早期设计中演变而来的。这些假体出现在 20 世纪 50、60 年代，金属半关节置换假体设计旨在只置换胫骨平台。两款假体早期的报道结果令人鼓舞；然而，由于早期松动，随着金属 - 塑料组合骨水泥固定型假体的出现，金属半关节置换假体没有得到普及。

经典适应证

1989 年，Kozinn 和 Scott[2] 发表了他们的经典文章详细介绍 UKA 的患者选择标准。包括患者的年龄、体重、职业和生活需求、活动度、畸形程度和关节病理改变。根据他们的标准，患者年龄超过 60 岁、低需求的生活方式是最好的 UKA 候选人。患者不应肥胖，最理想的是，体重小于 82 千克（180 磅），休息时轻度疼痛，术前活动度大于 90°，屈曲挛缩小于 5°，冠状面成角畸形小于 15°（10° 内翻，15° 外翻），去除胫骨骨赘，被动应力下必须可矫正至中立位。术中，检查髌股间室及对侧胫股间室，没有发现软骨下骨外露。此外，好的结果还需要前交叉韧带完整。全身炎性关节病不是 UKA 的适应证。软骨钙化被认为是 UKA 的相对禁忌证。骨坏死不是禁忌，但需要足够的骨量来支撑假体。

扩大的适应证：年龄、活动量和体重

传统上，UKA 被用来治疗老年人、低需求的患者。然而，其适应证有可能扩大。2003 年，Pennington 等[4] 回顾研究年龄小于 60 岁患者的 UKA 结果，这些患者活动量较大，在手术后，所有患者都参加了高需求的活动，45 膝 UKA 随访平均 11 年，只有 3 膝翻修，其余 42 膝 UKA，93% 结果优良，11 年假体生存率 92%。

同样，Parratte 等[5] 在 2009 年回顾研究 35 膝年龄小于 50 岁患者的 UKA，临床结果良好，12 年生存率 80%，但他们同时也指出，聚乙烯磨损是这组年轻患者的主要失败原因。

Kozinn 和 Scott[3] 认为，体重超过 82 千克应该是 UKA 的禁忌。Berend 等[6] 研究支持这一标准，体重指数（BMI=kg/m^2）大于 32 是早期失败的预测因素，降低生存率。然而，82 千克的重量界限仍存争议。一些人谨慎地认为，UKA 的重量限制可提高到 90 千克[7]。Naal 等[8] 报道，体重指数和早期临床结果或假体失败没有关联性。Tabor 等[9] 建议，年轻与肥胖不应被视为 UKA 禁忌。事实上，在他们的分析中，肥胖患者比非肥胖患者在 20 年的生存率还要好。

单间室膝关节置换长期结果（表 19-1）

许多文献报道了内侧和外侧 UKA 的长期结果。Marmor 在 1988 年最早报道了固定型 UKA 长期研究结果[10]，包括 60 例 Modular Marmor 假体，53 例内侧，7 例外侧，随访至少 10 年，70% 患者获得满意的结果。

在过去的 10 年里，有大量的研究表明现代固定型衬垫 UKA 有良好的长期结果和生存率。Squire 等[11] 回顾 1975—1982 年间连续进行的 140 例全聚乙烯 Marmor 骨水泥固定假体手术，并报道他们的长期结果，在最后随访时，34 例（48 膝）患者还活着可用于分析。只有 4 例（4 膝）失去了随访，29 例（40 膝）至少随访 15 年。在这个长期的随访中，12.5% 的 UKA 进行翻修。生存分析结果令人鼓舞。以翻修作为生存终点，而不管是什么原因导致的，22 年假体生存率 84%。以无菌性松动导致翻修作为终点，22 年生存率为 93%。对侧间室疾病进展与胫骨磨损下沉是长期失败的原因。然而，这些患者整体满意度很好。2002 年，Argenson 等[12] 回顾 160 例 UKA（145 例内侧，15 例外侧），平均随访 5.5 年（3 ~ 9.3 年），患者平均年龄为 66 岁（35 ~ 88 岁），平均特种外科医院评分（HSS）从 59 分（10 ~ 90）提高至 96 分（50 ~ 100），92% 为优秀等级。以任何原因导致的翻修或 X 线显示松动作为生存终点，10 年生存率是 94%。

Naudie 等[13] 在 2004 年报道 113 例内侧 UKA，平均随访 10 年，发现内侧 UKA 可良好地缓解疼痛和恢复功能。以翻修或 X 线松动作为生存终点，5 年假体生存率为 93%，10 年为 86%。在最后的随访时平均膝关节协会评分和功能评分分别为 93 和 80。2005 年，Berger 等[15] 报道连续进行的 62 膝 UKA 最少 10 年的随访结果，术后平均 HSS 评分为 92，92% 结果优良，10 年生存率为 98%。另外，Berger 等[15] 报道说，随访 10 年只有 1.6% 的患者出现髌股关节症状。然而，在 15 年随访时，10% 的患者出现中重度髌股症状。虽然该病例系列中髌股进展性关节炎是失败的主要原因，但临床效果和生存率良好。O'Rourke 等[16] 在 2005 年报道连续进行的 136 膝 UKA，最少随访 21 年，以翻修作为生存终点，20 年生存率为 84%，25 年生存率为 72%。患者翻修的最危险因素是手术时年轻。虽然临床和功能评

分在这组相对较低，需要注意的是，这个长期随访是在一个老年组患者多、骨科合并症多的医疗中心进行的。Steele 等[17] 回顾 Bristol 数据库，以确定固定型衬垫 UKA 超过 10 年的生存率，虽然在第二个 10 年 Bristol 膝关节评分从 86 下降到 79，但生存率令人满意，20 年为 85.9%，25 年为 80%。

一个文献综述强调假体设计类型在固定型 UKA 中的重要作用。2006 年，Eickmann 等[18] 回顾在 20 世纪 80 年代至 90 年代由同一名医生进行的 411 例内侧固定型 UKA，9 年生存率为 80%，这一结果与假体设计有很大关系。当胫骨假体厚度大于 7mm，聚乙烯放置时间小于 1 年，9 年生存率提高到 94%。导致翻修的因素包括患者年轻、胫骨假体薄、聚乙烯放置时间长和所利用的假体植入系统。

外侧单间室膝关节置换结果（表 19-2）

外侧间室膝关节骨关节炎比较罕见，外侧固定型 UKA 报道相对较少。虽然许多文献包含内侧和外侧 UKA 结果，但关于孤立外侧间室 UKA 的数据很少。有限的数据表明外侧间室 UKA 适应证并不完全相同。2002 年，Ashraf 等[19] 报道 88 膝 St. Georg Sled 外侧单间室膝关节置换，平均随访 9 年（2 ~ 21 年），15 膝翻修，10 年生存率为 83%。15 年生存率为 74.5%。作者指出，这些结果是可以接受的，因为 15 个翻修的膝中有 4 膝是由于假体断裂引起。1988 年重新改进假体设计后，再没出现因为假体失败而翻修的病例。随访 10 年，78% 结果优秀或良好。作者指出，手术是由多个外科医生进行，这表明该结果具有可重复性。

2006 年，Pennington 等[20] 讨论了有关胫骨假体正确放置的"锁 - 扣"（screw-home）机制。作者强调将胫骨假体内旋 10° ~ 15° 非常重要。对胫骨假体定位的改进是基于伸膝时股骨假体过度向前内侧方悬出的观察做出的。胫骨假体内旋 10° ~ 15°，允许假体关节中心线在整个运动范围中相一致。他们报道使用此改进方法，连续进行 29 例外侧 UKA，平均随访 12.4 年（3.1 ~ 15.6 年），没有翻修病例，所有病例 HSS 评分优秀或良好。

2007 年，Sah 和 Scott[21] 报道 49 例内侧入路进行的外侧 UKA 中期结果，平均随访 5.2 年（2 ~ 15 年）。术前诊断是原发性骨关节炎或创伤性关节炎。术后平均 KSS 得分提高至 89 分，没有翻修病例。值得注意

表 19-1　内侧和外侧固定型单间室膝关节置换的长期结果

作者	时间	假体	研究膝数量	随访时膝数量	平均年龄（范围）	随访时间，年（范围）	结果	评论
Marmor	1988	Marmor	87	60	63 (31~85)	11 (10~13)	70%满意	53内侧 7外侧
Squire	1999	Marmor	140	48	68 (51~83)	18 (15.8~21.8)	HSS评分 82 KSS临床评分85 KSS功能评分71	125内侧，15外侧，最后随访时34人48膝存活，以翻修作终点，22年生存率84%；以无菌性松动作终点，22年生存率93%
Argenson	2002	Miller-Galante	172	160	66 (35~88)	5.5 (3~9.3)	平均HSS评分从59 (10~90) 提高至96 (50~100) 92%优 5%良 2%一般 1%差	145内侧，15 外侧 10年生存率94%
Pennington	2003	Miller-Galante	46	45	54 (35~60)	11 (5.6~13.8)	HSS评分 93%优	44内侧，2 外侧 所有患者年龄小于等于60岁且活动量大 11年生存率92%
Naudie	2004	Miller-Galante	113	97	68 (39~87)	10 (3~14)	KSS评分93 KSS功能评分80	以翻修作为生存终点，5年生存率93%，10年生存率86%
Berger	2005	Miller-Galante	62	49	68 (51~84)	12 (10~13)	HSS评分92 80%优 12%良 8%一般	59内侧，3 外侧 以翻修作为生存终点，10年生存率98%，13年生存率95.7%
O'Rourke	2005	Marmor	136	19	70.9 (51.1~93.6)	24 (17~28.1)	HSS评分 58 KSS临床评分72 KSS功能评分53	122内侧 14 外侧 21年随访时14人19膝存活，只有2人失访 以翻修作为生存终点，20年生存率84%，25年生存率72%
Tabor	2005	Marmor	100	95	59人大于60岁；36人小于60岁	12.1 (0.25~25.5)	KSS临床评分89.3 KSS功能评分73.1	5年生存率93.7%，10年生存率85.9%，20年生存率80.2% 15年生存率89.8%，肥胖患者的20年生存率比非肥胖患者高
Eickmann	2006	12款假体	411	N/A	67 (45~89)	9 (0.1~19.3)	N/A	9年生存率80% 翻修相关因素：年轻、小的胫骨假体、聚乙烯衬垫、假体系统
Steele	2006	St.Georg Sled	203	N/A	67.1 (35.7~85)	14.8 (10~29.4)	在第二个10年，Bristol评分从86降至79	20年生存率85.9%，25年生存率80%
Parratte	2009	Miller-Galante	35	35	46 (41~49)	9.7 (5~16)	KSS临床评分97 KSS功能评分89	所有均为内侧 12年生存率80.6%

表 19-2	外侧固定型单间室膝关节置换的长期结果							
作者	时间	假体	研究膝数量	随访时膝数量	平均年龄（范围）	随访时间，年（范围）	结果	评论
Ashraf	2002	St.Georg Sled	88	83	69（35～81）	9（2～21）	10年优良率为78%	10年生存率为83%，15年生存率为74%
Pennington	2006	Miller-Galante	29	29	68（52～86）	12.4（3.1～15.6）	所有均优良	胫骨假体放在内旋10°～15°
Sah and Scott	2007	1990s：PFC 2001：PFC Sigma 2002–2004：Preservation UKA	49	48	61（37～84）	5.2（2～15）	所有患者术后KSS评分为89；原发性骨关节炎患者的得分高于创伤后关节炎患者	使用内侧入路，以便可能需要转换全膝关节置换术
Argenson	2008	Marmor（15）Alpina（1）Miller-Galant（20）ZUK（4）	40	38	61（34～79）	12.6（3～23）	23热情 9满意 1没变化 4不满意	10年生存率92%，16年生存率84%

的是，原发性骨关节炎患者术后平均膝关节功能评分显著高于创伤性关节炎患者。有趣的是，当作者计划对 102 膝进行外侧 UKA 手术时，只有 49 膝接受了外侧 UKA。剩下的 53 个病例，由于术中肉眼观察到所有间室退变而放弃外侧 UKA，术中转为全膝关节置换术。在作者看来，应用熟悉的内侧关节入路，在需要时便于中转为全膝关节置换术。

Argenson 等[23] 在 2008 年报道 40 膝外侧 UKA 的长期结果，平均随访 12.6 年。手术适应证包括术前屈曲超过 100°，能完全伸直，在矢状面和冠状面关节稳定。最后几年的研究时，他们把术前内翻 / 外翻应力 X 线片作为评估内侧间室和确定矫正畸形程度的工具。在最后的随访时，62% 的患者非常满意，24% 满意，14% 认为没有变化或不满意。当时只有 4 膝因为出现症状性骨关节炎的进展而翻修。10 年假体生存率为 92%，16 年为 84%。

结 论

回顾固定型 UKA 的文献，说明选择适当的患者是 UKA 成功的重要环节。而有一些研究对患者的年龄、活动量和体重的指征做出了谨慎扩大，但文献仍继续强调力线、术前关节活动度和其他间室的有限病变对手术成功非常重要。一般来说，大多数作者认为，可以容许髌股关节轻度至中度的病变，但需要有完整的前交叉韧带。精湛的手术技术（良好的骨水泥固定技术，去除骨水泥和骨碎片，恰当的力线）更为重要。精心设计的假体和精密的操作器械、现代聚乙烯技术和良好的固定也非常重要。最近的研究显示，固定型 UKA 具有良好的长期生存率，10 年以上的生存率为 90%。患者的选择至关重要，改进手术技术和器械，完善假体设计都有助于提高固定型 UKA 的长期效果。最近兴起的微创手术技术将会增加 UKA 的使用率，但目前还没有足够数据评论其对 UKA 结果的影响，仍需进一步研究。

（张启栋 译　刘朝晖 校）

参考文献

1. Jamali AA, Scott RD, Rubash HE, Freiberg AA. Unicompartmental knee arthroplasty: past, present, and future. Am J Orthop 2009; 38:17-23.

2. Scott RD, Joyce MJ, Ewald FC, Thomas WH. McKeever metallic hemiarthroplasty of the knee in unicompartmental degenerative arthritis: long-term clinical follow-up and current indications. J Bone Joint Surg [Am] 1985;67:203-207.

3. Kozinn SC, Scott R. Unicondylar knee arthroplasty. J Bone Joint Surg [Am] 1989;71:145-150.

4. Pennington DW, Swienckowski JJ, Lutes WB, Drake GN. Unicompartmental knee arthroplasty in patients sixty years of age or younger. J Bone Joint Surg [Am] 2003;85:1968-1973.

5. Parratte S, Argenson JN, Pearce O, et al. Medial unicompartmental knee replacement in the under-50s. J Bone Joint Surg [Br] 2009; 91:351-356.

6. Berend KR, Lombardi AV Jr, Mallory TH, et al. Early failure of minimally invasive unicompartmental knee arthroplasty is associated with obesity. Clin Orthop Relat Res 2005;(440):60-66.

7. Deshmukh RV, Scott RD. Unicompartmental knee arthroplasty: long-term results. Clin Orthop Relat Res 2001;(392):272-278.

8. Naal FD, Neuerburg C, Salzmann GM, et al. Association of body mass index and clinical outcome 2 years after unicompartmental knee arthroplasty. Arch Orthop Trauma Surg 2009;129:463-468.

9. Tabor OB Jr, Tabor OB, Bernard M, Wan JY. Unicompartmental knee arthroplasty: long-term success in middle-age and obese patients. J Surg Orthop Adv 2005;14(2):59-63.

10. Marmor L. Unicompartmental arthroplasty of the knee with a minimum ten-year follow-up period. Clin Orthop Relat Res 1988; (228):171-177.

11. Squire MW, Callaghan JJ, Goetz DD, et al. Unicompartmental knee replacement: a minimum 15 year follow-up study. Clin Orthop Relat Res 1999;(367):61-72.

12. Argenson JN, Chevrol-Benkeddache Y, Aubaniac JM. Modern unicompartmental knee arthroplasty with cement: a three to ten-year follow-up study. J Bone Joint Surg [Am] 2002;84: 2235-2239.

13. Naudie D, Guerin J, Parker DA, et al. Medial unicompartmental knee arthroplasty with the Miller-Galante prosthesis. J Bone Joint Surg [Am] 2004;86:1931-1935.

14. Berger RA, Meneghini RM, Jacobs JJ, et al. Results of unicompartmental knee arthroplasty at a minimum of ten years of follow-up. J Bone Joint Surg [Am] 2005;87:999-1006.

15. Berger RA, Meneghini RM, Sheinkop MB, et al. The progression of patellofemoral arthrosis after medial unicompartmental replacement: results at 11 to 15 years. Clin Orthop Relat Res 2004;(428): 92-99.

16. O'Rourke MR, Gardner JJ, Callaghan JJ, et al. The John Insall Award. Unicompartmental knee replacement: a minimum twenty-one-year follow-up, end-result study. Clin Orthop Relat Res 2005;(440):27-37.

17. Steele RG, Hutabarat S, Evans RL, et al. Survivorship of the St Georg Sled medial unicompartmental knee replacement beyond ten years. J Bone Joint Surg [Br] 2006;88:1164-1168.

18. Eickmann TH, Collier MB, Sukezaki F, et al. Survival of medial unicondylar arthroplasties placed by one surgeon 1984–1998. Clin Orthop Relat Res 2006;(452):143-149.

19. Ashraf T, Newman JH, Evans RL, Ackroyd CE. Lateral unicompartmental knee replacement survivorship and clinical experience over 21 years. J Bone Joint Surg [Br] 2002;84:1126-1130.

20. Pennington DW, Swienckowski JJ, Lutes WB, Drake GN. Lateral unicompartmental knee arthroplasty: survivorship and technical considerations at an average follow-up of 12.4 years. J Arthroplasty 2006;21:13-17.

21. Sah AP, Scott RD. Lateral unicompartmental knee arthroplasty through a medial approach: study with an average five-year follow-up. J Bone Joint Surg [Am] 2007;89:1948-1954.

22. Sah AP, Scott RD. Lateral unicompartmental knee arthroplasty through a medial approach: surgical technique. J Bone Joint Surg [Am] 2008;90(Suppl 2 Pt 2):195-205.

23. Argenson JN, Parratte S, Bertani A, et al. Long-term results with a lateral unicondylar replacement. Clin Orthop Relat Res 2008;(466): 2686-2693.

第五部分
髌股关节置换和混合置换

第 20 章

髌股关节置换术：适应证和结果

Jeffrey H. DeClaire

要 点

- 髌股关节炎最初实行保守治疗，措施包括理疗、恢复髌骨力学特征、非甾体抗炎药联合关节腔内注射、减轻体重和改变生活方式。当非手术治疗无效和疼痛严重时，可考虑外科手术。

- 髌股关节置换和全膝关节置换仍然是治疗孤立退行性髌股关节炎的最可靠方法。随着假体设计的改进和手术技术的提高，髌股关节置换术可以提供相对保守的治疗方法，可保留内侧和外侧半月板，以及前、后交叉韧带。

- 选择适当的患者仍然是获得髌股关节置换术长期成功的关键。髌股关节置换术用于治疗终末期孤立的髌股关节骨关节炎。此外，创伤后关节炎或晚期髌骨软化症，包括髌骨、滑车单面或双面软化都是髌股关节置换术的指征。

- 胫股关节炎或胫股关节软骨软化（内侧或外侧）是髌股关节置换术的禁忌。

- 髌股关节置换术与全膝关节置换术的外科技术略有不同。

- 因为大多数髌股关节炎患者术前即存在股四头肌功能不全，因此术前即开始锻炼股四头肌功能极其重要。

引 言

局限于髌股关节的骨关节炎是许多患者致残的原因，也是一个很有挑战性的临床课题，亟待处理。孤立的髌股关节炎发病率在逐渐增加，并将为更确切的治疗选择提出了更高的要求[1]。Davies 及其同事在一个影像学的研究中报道，连续 174 例 206 膝年龄超过 40 岁的

患者中，孤立的髌股关节炎发生率为 9.2%[2]。在另一研究中，Mcalindon 及其同事发现 55 岁以上具有症状的膝关节炎患者中，多达 24% 的妇女和 11% 的男性有孤立的髌股关节退行性关节炎[3]。髌股关节炎最初实行保守治疗，措施包括理疗、恢复髌骨力学特征、非甾体抗炎药联合关节腔内注射、减轻体重和改变生活方式。当非手术治疗无效和疼痛严重时，可以考虑外科手术。

髌股关节病采用非关节置换治疗，通常不能完全缓解症状，短期优良率仅为 20% ~ 75%。关节镜下清理和刺激骨髓治疗，短期效果有限，只有 40% ~ 60% 的患者满意[4]。骨软骨移植、自体软骨细胞移植和（或）胫骨结节前移，也不一定有成功的结果，其短期不满意率高达 25% ~ 30%[5, 6]。虽然髌骨切除被认为是一种替代手术，但其显著改变髌股生物力学，显著降低股四头肌肌力和伸肌力臂。实验结果表明，伸膝装置的力量被降低25% ~ 60%，这需要增加股四头肌 15% ~ 30% 的力量才能实现足够的伸膝扭矩[7, 8]。髌骨切除后，伸膝滞缺和屈膝降低非常常见，其经常导致残余的膝关节疼痛和不稳定，失败率高达 45%[9]。此外，髌骨切除后，胫股节应力增加达 250%，因此胫股关节发生关节炎退变进展的风险会增加[10]。

髌股关节置换和全膝关节置换仍然是治疗孤立退行性髌股关节炎的最可靠方法。虽然全膝关节置换术对一些患者是成功的治疗手段，但并不意味着所有患者都需要[11]。髌股关节置换术可以提供一个更为保守的方法，它可能对一些恰当的患者更为适合。与全膝关节置换相比，髌股关节置换只处理病变间室，保留胫股关节间室、内外侧半月板及前后交叉韧带。此外，髌股关节置换还可保留正常的膝关节运动学特点和生理运动。随着假体设计的改进和手术技术的提高，其手术效果的一致性和可预见性将会实现。

适应证和禁忌证

在过去，髌股关节置换的成功结果具有不一致性和不可预测性。这在很大程度上与假体设计不良、缺乏良好的手术器械及患者选择不当有关。恰当的患者选择仍然是髌股关节置换术获得较高长期成功率的关键因素。髌股关节置换术适应证为终末期孤立的髌股关节骨关节炎。此外，创伤后关节炎或髌骨、滑车单面或双面软化都是髌股关节置换术的指征。髌骨和滑车发育不良也可用髌股关节置换术成功治疗。术前切线位 X 线片发现髌骨轻微倾斜或半脱位，可以采用髌股关节置换术成功的治疗。无论是术前还是术后，解决任何髌骨力线异常显得极其重要。髌骨不稳定或慢性复发性髌骨脱位是髌股关节置换术的禁忌，除非这种情况在术前已成功纠正 [12]。需要注意的是，髌股关节置换是仅对表面置换，而不能矫正膝关节原有的旋转或成角畸形。这与全膝关节置换术截然不同，髌股关节置换不能矫正或改变机械或解剖轴线，也不能改变股骨或胫骨旋转问题。术前力线评估至关重要，其决定以后胫股关节间隙的退变和（或）髌骨轨迹不良、髌骨半脱位和脱位的发展趋势。

髌股关节置换术的禁忌证是胫股关节炎或重度软骨软化。术前确定是否存在胫股关节炎或重度软骨软化很重要。胫股退行性关节炎是髌股关节置换最常见的长期失败原因，需要转换为全膝关节置换术 [13]。此外，不能矫正的髌骨不稳定，合并严重髌股力线异常，将增加早期失败的风险，最好采用全膝关节置换术进行治疗 [14]。最近的新兴技术容许在髌股关节置换的同时，解决内侧或外侧股骨髁的软骨异常 [15]。然而，目前该技术临床经验有限，这种组合治疗方式仅适用于严格挑选的临床病例。髌股关节置换不适合炎症性关节炎或胫股关节负重面软骨钙化或半月板钙化的患者。慢性膝前疼痛，不能用髌股关节间隙直接解释的病例也不适合髌股关节置换术。患者对术后疼痛缓解、恢复时间和术后活动的现实期望程度，也是决定髌股关节置换术取得成功的重要因素。

髌股关节置换术被认为最适合年轻或中年患者（55～60 岁），其可提供一个更为明确的方案，而不需要进行全膝关节置换术 [16]。在年轻患者，髌股关节炎影响生活致严重残疾，过去通常全膝关节置换术成为他们唯一的选择，但他们又"太年轻"，若采用全膝关节置换治疗，需要牺牲胫股内外两个间室，以及前后交叉韧带，不值得推荐，此时非破坏性的置换手术选择成了

首选。髌股关节置换术为这些相对年轻的孤立的髌股关节炎患者提供了一个合理的治疗选择。另外，对于老年患者，髌股关节置换术是一个相对创伤小的选择。恰当的选择患者，可以获得长期生存率，已有报道平均随访 17 年的生存率为 98% [17]。当由于年龄或其他临床情况，全膝关节置换术可能不是理想的治疗选择时，髌股关节置换术可以被用来作为一种临时治疗措施 [16]。有些作者证明，髌股关节置换术转换成全膝关节置换术的效果同初次全膝关节置换术一样好，且不需要延长杆、加强垫或骨移植，也不需要限制性假体 [17]。老年患者（60～85 岁）也是髌股关节置换术的适合人群，因为相对全膝关节置换术，髌股关节置换可以提供一个更保守和微创的治疗方法 [12, 18]。

临床评估和术前规划

术前应进行充分的临床评估，包括详细询问病史和体格检查，以确保临床表现和体征局限在髌股关节。询问病史应侧重于是否存在髌骨不稳定与既往是否有髌骨复发性半脱位和（或）脱位的病史。症状局限于膝关节前方间室，而且来源于髌股关节软骨表面的退行性变，而不是来自于相关的韧带软组织病变，这一点极其重要。很多时候，这些患者都曾经做过手术，最常见的是关节镜检查治疗，其可能包括外侧松解、软骨成形术和力线调整。疼痛应主要孤立于髌股关节，常伴髌后肿胀。髌股关节疼痛往往表现为爬楼梯、从椅子上坐起、下蹲和在不平地面上行走时疼痛加剧。Leslie 和 Bentley 发现临床股四头肌失用性萎缩大于 2cm、慢性积液以及髌后肿胀是髌股关节关节软骨损坏的重要体征 [19]。

体检应包括全面评估韧带结构，排除任何相关的不稳定因素。髌后肿胀和积液非常常见，下蹲时髌后疼痛。任何内侧或外侧的关节线处压痛，都应该怀疑多间室软骨弥漫性退变和（或）半月板病变的可能性。韧带软组织病变引起的疼痛原因也应该进行彻底的评估，如鹅足滑囊炎、内外侧韧带炎、髌前滑囊炎、髌腱炎、或腰背部或同侧髋关节的放射痛。认真评估髌骨力线，包括评估 Q 角和髌骨轨迹，也是极重要的。如前所述，髌骨倾斜或轻度脱位通常可以在术前或术中解决；然而，明显的髌骨异常、髌骨反复脱位和半脱位是髌股关节置换术的禁忌。目前关于髌股关节置换和髌骨力线调整的数据有限。前或后交叉韧带功能不全不是髌股关节置换术的禁忌；不过，在髌股关节置换前应该重建交

叉韧带，以减少膝前痛和不稳定的风险。这点对保护胫股关节的关节软骨和半月板的结构非常重要。

　　站立负重位 X 线片对评估胫股关节间隙是必要的；其应包括站立前后位像、45° 屈曲后前位像、侧位和切线位像（图 20-1）。长腿站立负重（1.37cm）力线片进一步评估膝关节解剖和机械轴线（图 20-2）。胫股关节间隙轻度改变可以接受；但是，如果有任何涉及内侧或外侧间室早期软骨退变的征象，或者半月板存在病变，都需要关节镜或手术时进一步评估。侧位像有助于显示髌股关节退行性变化，更有益于评估高位髌骨和低位髌骨。切线位或髌骨轴位 X 线片有助于确认髌股关节严重退行性改变，但有时可能不能准确地确定退变的严重程度。有时候，影像学看到存在明显的关节间隙，没有或仅有很少骨赘，却实际存在严重的关节软骨损失（图 20-3），这种情况并不罕见。

　　当对关节软骨退变的严重程度存在疑问时，以及任何怀疑涉及关节内的病变，关节镜下评估将有助于解决此疑问（图 20-4）。关节镜治疗孤立髌股关节骨关节

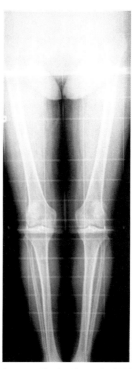

图 20-2　长腿站立负重 X 线片对评价解剖轴线和机械力线非常重要。

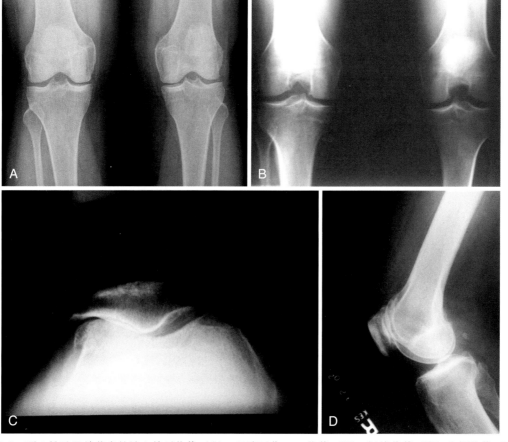

图 20-1　孤立性髌股关节炎的站立前后位像（A）、双膝屈曲 45° 位像（B）、切线位像（C）和侧位像（D）。

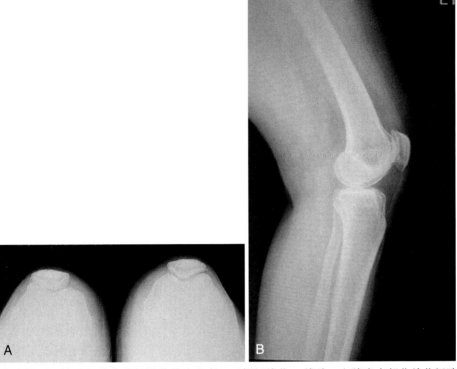

图 20-3　(A) 一名 54 岁女性孤立性髌股关节退行性关节炎患者，双侧切线位 X 线片，左膝尚有部分关节间隙。(B) 同一患者的侧位片。

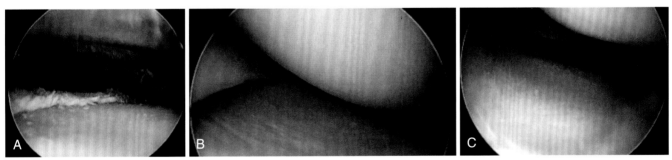

图 20-4　(A) 图 20-3 患者关节镜下显示孤立性髌股关节炎髌骨和滑车面严重的 IV 级退变；(B) 关节镜下，内侧间室关节面完整，内侧半月板正常；(C) 关节镜下，外侧间室关节面完整，外侧半月板正常。

炎能否成功是很难预测的，但它在评估软骨变化的严重程度方面很有价值，尤其是术前影像学评估不能完全肯定，或对髌股关节置换术适应证难以把握时。同时，关节镜下还可评估早期的胫股关节和半月板的病变。这一评估非常重要，因为这将判断其在未来的预后和髌股关节置换术长期成功的概率。先前的关节镜治疗照片对深入评估膝关节的退变是否孤立在髌股关节也极具价值。

术前教育和物理治疗对获得成功的髌股关节置换也非常有帮助。因为长期膝关节疼痛和髌股关节力学改变，导致许多患者都有显著的股四头肌萎缩。在术前重建股四头肌力量有利于明显改善术后恢复。

外科技术

体位与器械

髌股关节置换术与全膝关节置换术类似，一般使用全身麻醉或区域阻滞。短时椎管麻醉与轻度镇静相结合是首选，因为这将允许术后更好的镇痛，这也有益于术后短时内早期负重活动和恢复股四头肌功能。麻醉成功后，患者仰卧，患者脚下放一小软垫，允许膝关节屈曲 70°~90°（图 20-5）。过度屈曲没有必要，有时反而会阻碍股骨远端的暴露。手术器械比较简单，手术原则与全膝关节置换术相似（图 20-6）。髓内定位器用于股骨

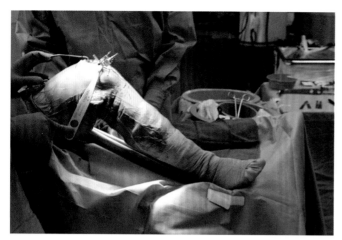

图 20-5　患者膝关节置于屈曲 70°～90° 位。

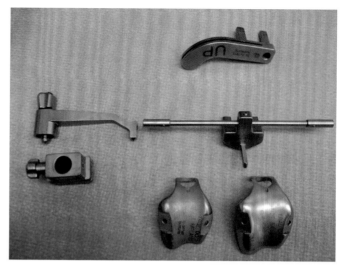

图 20-6　手术器械。

前方截骨，随后是用一个简单的电动锉准备股骨滑车。

手术技术

髌股关节置换术与全膝关节置换术相比，手术切口略有不同。必须注意观察、评估、保护正常解剖组织。作膝中线内侧皮肤切口，以便避免下跪时的点负重问题[20]（图 20-7）。切口应起自髌骨上极 1～2cm，止于关节线以下 1cm 处。由于主要是暴露股骨远端和前侧，没有必要像全膝关节置换术那样向远端延长切口。通过髌旁内侧关节囊切开或肌间入路切开，切开关节囊和滑膜（图 20-8）。切除小部分关节囊，因为这将使手术暴露简便，而且方便触及前侧皮质。注意尽量减少切除脂肪垫，小心保护内外侧半月板的前角以及内侧副韧带。

髌股关节置换术前进行全关节观察有重要意义，要确保髌股关节置换术适应证得当（图 20-9）。术前深入讨论手术指征是很有必要的，如果在内侧或外侧胫股关节负重区发生明显的退行性变化，或任何其他重大病变，则需要进行全膝关节置换术。孤立髌股关节炎患者如果股骨髁发现小块软骨缺损，可从滑车或髁间嵴相对健康的区域取骨软骨片进行移植（图 20-10）。准确评估股骨髁软骨缺损的大小非常重要，目前这种治疗方法仍然临床经验有限，需要记住的是，胫股关节间隙的退变可能造成早期的失败。

伸膝，首先进行髌骨截骨，这样将便于股骨远端的暴露及滑车的准备。这也将避免外翻髌骨，从而减少软组织损伤，保护伸肌机制。髌骨截骨采用的原则与全膝关节置换术相同，测量截骨大小。准备髌骨时，使用布巾钳可以很容易外翻髌骨和保持稳定（图 20-11）。去除髌骨周围的滑膜有助于准确确定截骨水平。必要时，可部分切除髌下脂肪垫，便于暴露。一旦清除髌骨周边的滑膜组织显露清楚其周缘，可以进行截骨测量。如全膝关节置换术一样，保留髌骨自然厚度极为重要，这可

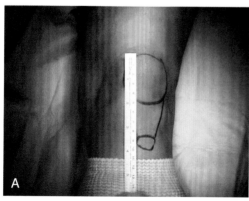

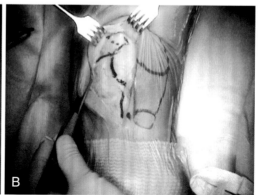

图 20-7　（A）前内侧的皮肤切口起自髌骨上极 1～2cm，延伸到关节线以下。（B）股内侧肌切开或内侧切开暴露深筋膜层。

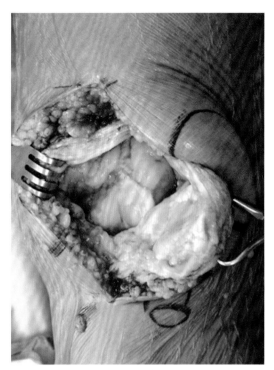

图 20-8　关节切开，注意不要损伤关节软骨、内外侧半月板以及半月板横韧带。

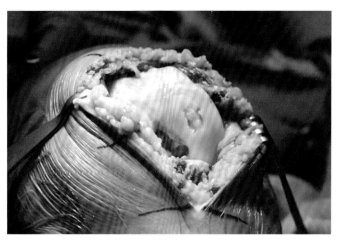

图 20-10　股骨髁内侧骨软骨缺损可以采用自体骨软骨移植治疗。骨软骨移植片可以从未被影响的滑车区健康组织处摘取。

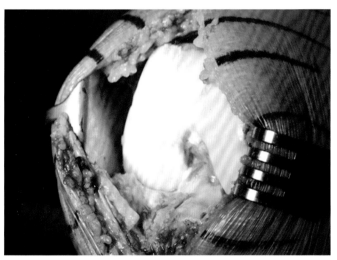

图 20-9　全面评估整个关节，保证内侧和外侧间室关节软骨完整，内侧和外侧半月板良好，前、后交叉韧带完整。

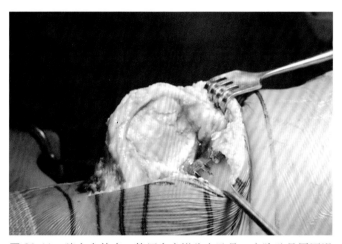

图 20-11　膝完全伸直，使用布巾钳稳定髌骨，去除髌骨周围滑膜，这样可以更准确地确定恰当的截骨水平。

避免髌股关节装填过度而影响髌骨关节、髌骨轨迹和运动范围。用卡尺在所有四个象限测量髌骨厚度，精确髌骨保留厚度，避免截骨倾斜（图 20-12）。水平的髌骨截骨可利用徒手法或器械法，这取决于医生的喜好（图 20-13）。截骨应平行，可再次用卡尺在所有四个象限测量评估髌骨厚度，避免斜切的风险，后者可造成髌骨轨迹不良（图 20-14）。用常规方法髌骨成形，内移髌骨以加强髌骨轨迹（图 20-15）。如果髌骨外侧面有一个

部分不能完全被髌骨假体覆盖，则需重新截骨，以避免关节活动中任何潜在的撞击风险（图 20-16）。插入假体试模，重新评估髌骨厚度是否合适。理想的目标是剩余髌骨的厚度和髌骨假体厚度之和应等于初始的髌骨厚度。

一旦髌骨准备完毕，可以将其方便地滑入外侧沟，从而避免翻转髌骨，减少手术创伤或对股四头肌伸膝机制的损伤。定制的髌骨牵开器可以便于拉开髌骨，手术中保护截骨面（图 20-17）。屈曲膝关节，保持在屈曲 70° ~ 90° 位置。要注意避免过度屈曲，这样可能会导致远端暴露困难。随着膝关节屈曲增加，伸膝张力增加。在滑车沟，进行髁间嵴的中心钻孔，定位是髁间嵴顶点前 1 ~ 2cm（图 20-18）。吸引器吸尽髓内骨髓组织，降低脂肪栓塞风险。插入髓内定位杆，准备前方截骨。插入髓内定位杆并需安全地固定在股骨远端

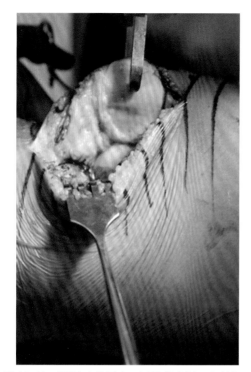

图 20-12　测量髌骨厚度，评估其内侧面和外侧面。

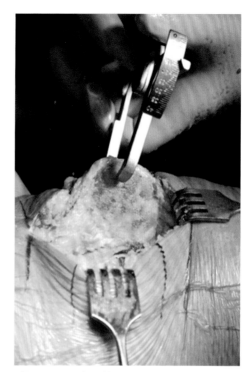

图 20-14　截骨后，再次评估髌骨厚度，核实髌骨截骨厚度和对称性。

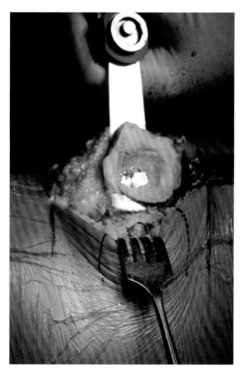

图 20-13　徒手或使用器械进行髌骨水平截骨，这取决于医生的喜好。

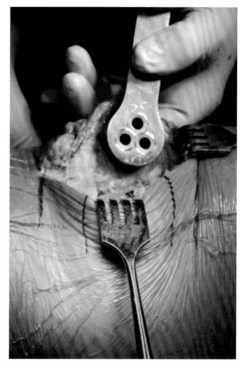

图 20-15　用髌骨大小向导和内侧化髌骨以改善髌骨轨迹。钻 3 个洞，便于标准化调整假体，确定假体大小。

（图 20-19）。髌股力线模块装于髓内定位杆，箭头指向膝关节。前方截骨的旋转调整可以通过 Whiteside 线来实现，因为有时暴露内侧和外侧髁很困难（图 20-20）。

如果切口暴露充分，通髁线也可以作为参考，力线杆的定位手柄平行于通髁线（图 20-21）。注意前方截骨时不应该有任何额外的外旋，牢记髌股关节置换仅是表面置换，而不能矫正旋转或力线异常。使用小型固定钉将髌股力线模块安全固定。股骨旋转现在已经设置，此时可以去除髓内定位杆。参考前方皮质，然后插入前方截骨向导，以便最小化进行前方截骨（图 20-22）。带角度的翼也可以被用来作为一个辅助参考，帮助确保前方截骨后假体能恰当安放且不会出现切迹。然后，使用摆锯以常规方式进行截骨（图 20-23）。

一旦前方截骨完成，利用试模选择股骨假体尺寸（图 20-24）。最大化覆盖股骨前方非常重要。选择能最大化覆盖股骨前方的假体，而不能有内侧或外侧悬出。

一旦股骨假体型号选中，用亚甲蓝标记出假体髁间的缺口部分，并正确识别需切除的软骨（图 20-25）。使用一个圆锥或电动锉，去除滑车沟的部分关节软骨，以容纳假体植入（图 20-26）。值得注意的是，将髁间假体植入，只需要用小锤即可。假体设计是一个 onlay 假体，因此适合突入髁间表面 1～2mm。这一点非常重要，因为这款假体允许髌骨假体与股骨假体相关节，而在屈曲时不会接触关节软骨。这是一个获得长期效果的要素，因为发现其他设计假体有早期关节侵蚀的现象。可以在骨面钻多个骨水泥固定孔，以使骨水泥固定时渗

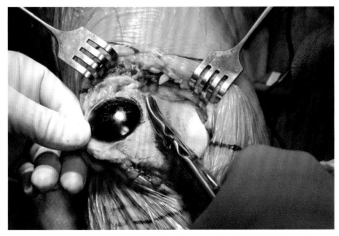

图 20-16　去除髌骨外侧面多余骨，避免潜在的撞击风险。

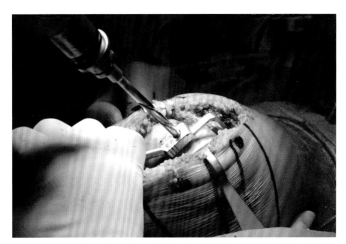

图 20-18　在滑车沟中央的髁间嵴顶点前 1～2cm 髓内开孔。

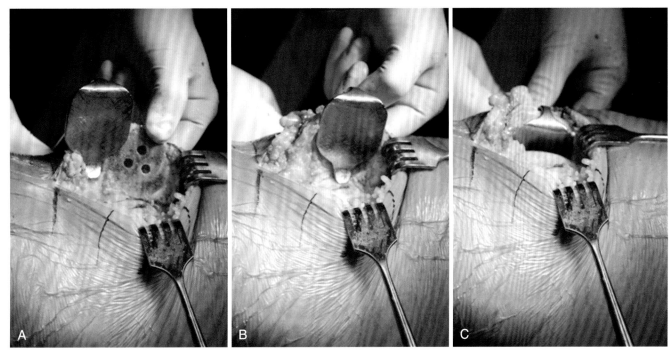

图 20-17　（A）定制的髌骨牵引器用来保护切除的髌骨面，方便髌骨向外侧沟脱出，暴露远端股骨。（B、C）保护髌骨面，不用外翻脱位。

透，保证骨水泥固定效果（图 20-27）。使用试模，钻安放假体中央栓孔（图 20-28）。复位试模，确保恢复正常髌股力学特征和力线（图 20-29）。使用在全膝关节置换术常用的"非接触技术"，在整个关节运动中，髌骨不应有倾斜或半脱位。如果发现有任何增加髌骨倾斜或轻度半脱位的因素，可以通过松解外侧来成功地

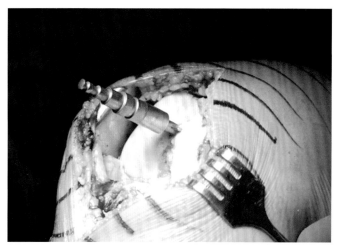

图 20-19　插入髓内定位杆，固定在股骨远端。

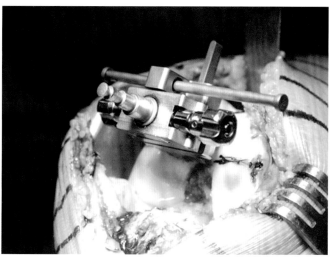

图 20-21　使用力线杆，调整旋转力线，使平行于通髁线。

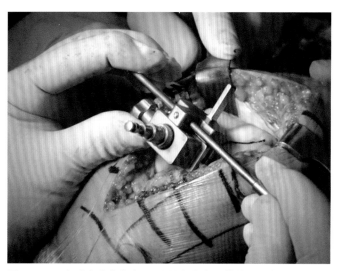

图 20-20　在髓内定位杆插入髌骨力线向导模块。根据 Whiteside 线或通髁线确定旋转力线。

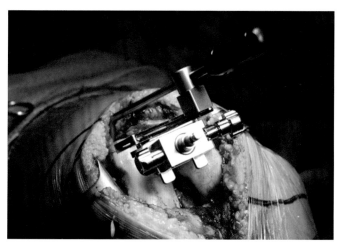

图 20-22　股骨前方截骨深度参考股骨外侧最高点，这样可保守截骨。

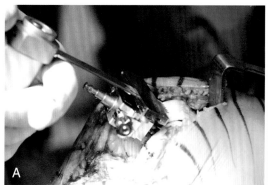

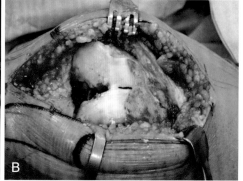

图 20-23　（A）确定截骨水平和旋转后，利用摆锯进行股骨前方截骨。（B）检查股骨前方截骨深度，以股骨前皮质平齐为准。

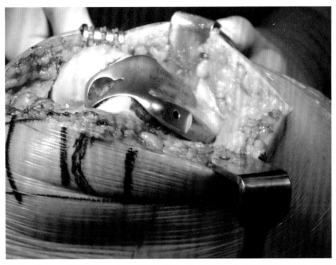

图 20-24　利用模板确定股骨假体大小。股骨假体选择以最大化覆盖股骨前方而没有悬出为准。

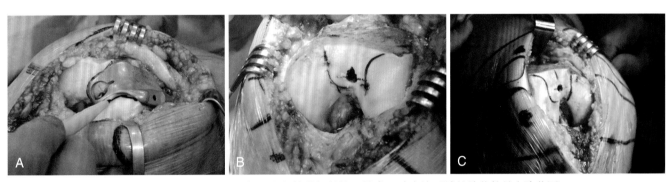

图 20-25　（A～C）亚甲蓝标记出假体髁间的缺口轮廓，确定该区域的关节软骨去除范围。

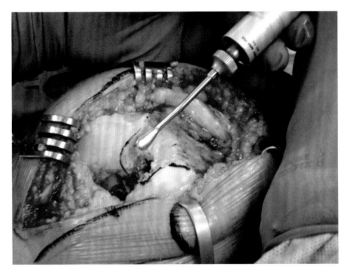

图 20-26　用一个圆锥或电动锉去除滑车沟的关节软骨，暴露软骨下骨，去骨量不要太多，因为假体是 onlay 假体。

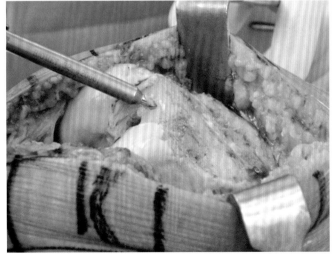

图 20-27　在骨面钻多个骨水泥固定孔，利于骨水泥渗透。

解决。若患者选择适当和手术技术准确，大多数情况下，手术时近端调整一般是不必要的。这最好在术前即确定。

常规准备股骨面以及髌骨面，然后骨水泥固定。骨水泥涂于股骨滑车和准备好的髌骨面，以保证足够的骨水泥渗透（图 20-30）。手动压住股骨滑车假体，用一个髌骨钳夹住髌骨假体直到骨水泥固化（图20-31）。一些细节需要注意，去除挤出的骨水泥，避免任何可能的第三体。再次检查髌骨力线和轨迹，然后彻底冲洗伤口，常规关闭伤口，逐层缝合皮下组织，皮内缝合皮肤（图20-32）。该假体带有中央栓的独特设计，消除任何可能存在的过渡区台阶，后者在膝深屈时有时可造成撞击或干扰髌骨轨迹（图20-33）。术后进行X线片检查，以确认假体植入位置和力线准确（图20-34）。

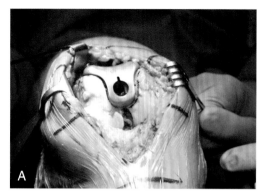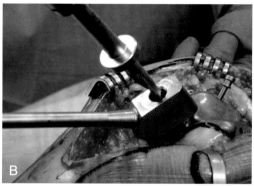

图20-28　试模固定在股骨（A），钻安放滑车假体中央栓孔（B）。

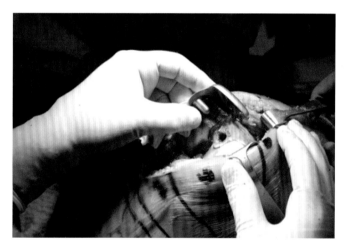

图20-29　试模复位，使用"非接触技术"确保髌骨轨迹和力线正常。任何残余外侧倾斜或半脱位都需要在这个时候解决。

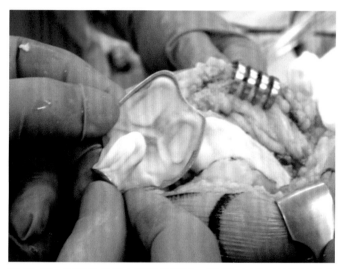

图20-30　手指涂抹骨水泥到截骨面，适当加压保证足够的骨水泥渗透。假体底面和中央栓的部位一样重要。

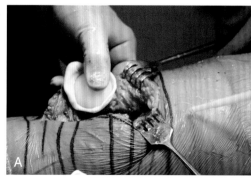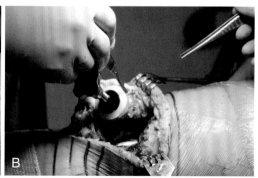

图20-31　（A）同样的方式准备髌骨，注意清除所有残余骨水泥，避免第三体磨损的可能性。（B）使用髌骨钳加压骨水泥，直到骨水泥固化。

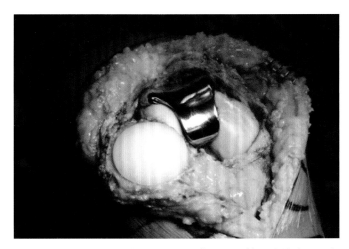

图 20-32　最后术中观察髌股关节假体显示假体力线恰当。注意保存脂肪垫和最低限度地暴露胫股关节间隙。

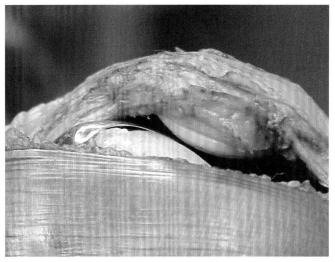

图 20-33　髌股关节显示力线适当和"非接触技术"髌骨轨迹良好。请注意，膝深屈时，髌骨部分并不与关节软骨相关节。

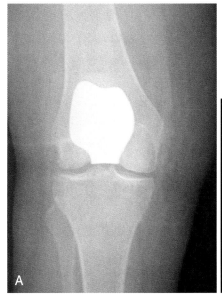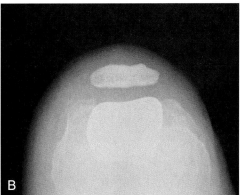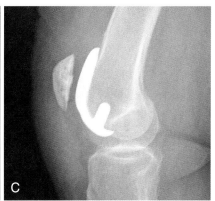

图 20-34　术后负重前后位 X 线片（A）、切线位片（B）、侧位片（C）显示精确对位，假体位置良好。

术后随访

由于大多数髌股关节炎患者在术前即已存在股四头肌功能不全，因此术前即开始股四头肌锻炼极为重要。在术后早期阶段给予适当的镇痛，有利于恢复股四头肌功能，防止伸肌机制丧失。手术时关节腔内注射"镇痛鸡尾酒"，可以帮助在术后早期阶段镇痛（图 20-35）。术后当天即开始股四头肌等长收缩练习、直腿抬高锻炼和关节活动锻炼。在住院治疗期间，使用持续被动运动锻炼器（CPM）对恢复有帮助，但并不是所有患者都必须应用。术后当天，在拐杖、助行器、手杖的保护下可以允许立即全负重，并鼓励患者术后当天即开始负重。对非甾体消炎药不过敏的患者，术前给予静脉注射 15mg 酮咯酸对于控制炎症反应有效，术后前 24 小时每 6 小时给药一次。住院期间，与全膝关节置换术类似，利用华法林（香豆素）预防血栓。除非有血栓风险或出血风险阿司匹林不能继续使用，大多数患者需继续服用肠溶阿司匹林 4 ~ 6 周（325mg 每日 2 次）。不能使用阿司匹林时，使用华法林 2 周。术后第一个 24 小时，静脉注射抗生素用于防止感染。当股四头肌肌力恢复，容许患者进行无限制活动，建议避免过度负荷和深屈活动，避免高应力的活动。

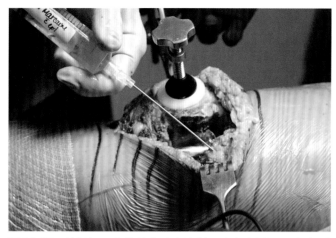

图 20-35 关闭切口之前关节腔内注射"止痛鸡尾酒"。深部关节囊层和皮下组织层均注射。

临床结果

髌股关节置换报道结果不一，这很大程度上由于假体设计不足、缺乏器械和患者选择不当有关。许多技术需要依赖徒手进行骨准备，导致假体安放位置不同和截骨深度不同。假体设计和器械改进允许更精确的骨准备，患者的选择也有提高。很多研究报道显示，其短中期的随访结果优良率为 80%~90%（表 20-1）。1955 年，McKeever[22] 第一个报道了髌骨置换的良好结果，当时使用的是金属假体，用螺丝固定。随后，其他作者报道了使用这种技术的不同结果。1979 年，Blazina 等[23] 第一次报道了对髌骨和股骨滑车均置换的结果。多年来有很多文献发表，但成功率在 44%~90%。Kooijman 等[24] 平均随访 17 年，优良结果占 86%。在

没有持续的胫股关节炎患者组，生存率达 98%。1988 年，Arciero 等[25] 报道 20 膝髌股关节置换术，满意率为 85%。2006 年，Ackroyd 等[26] 报道，5 年假体生存率为 95.8%，随访无一例假体失败。早期假体设计缺陷和患者的选择不恰当，导致髌股关节置换术的早期失败。早期的研究都没有严格的病例入选标准，并存在众多的技术缺陷，很少强调调整膝关节的伸肌机制。因此，早期的假体结果令人失望。多年来，随着假体设计的改进、手术器械的改良和更准确的患者选择标准，髌股关节置换的临床效果显著改善[18]。

与全膝关节置换术相比，髌股置换术具有潜在优势，其创伤小，保留半月板和交叉韧带，从而保留更多的膝关节自然运动。早期的失败原因主要是力线异常、磨损、撞击和胫股关节间隙退变。在过去的 5 年，新假体已经推出，可以更准确地重塑髌股关节功能。Ackroyd 等[26] 报道 240 例 306 膝髌股关节置换，结果疼痛缓解明显，功能改善提高。随访 5 年，没有显著功能的恶化或疼痛进展，没有由于置换导致的晚期并发症。有 14 例（16 膝，5%）发生胫股关节间隙退变，其中 10 例（11 膝，3.6%）进行翻修。14 膝（4%）存在膝前痛。目前没有因为机械松动而失败的病例。2006 年，Sisto 和 Sarin[27] 报道 25 个自己设计的髌股关节置换，意图重建个体化的解剖，解决与假体设计固有的相关问题。CT 扫描重建患者的股骨滑车三维模型，然后模拟制造钴铬定制的假体。随访 73 个月（6 年），所有 25 个假体在位，功能良好。膝关节协会功能评分为 89 分，膝关节协会评分为 91 分，18 例优秀，7 例良好。没有患者需要额外的手术或出现假体松动。

表 20-1 髌股关节置换（PFA）的临床结果					
研究	平均年龄（岁）	PFA数量	假体	随访结果	随访时间
Argenson（1995）	57（19~82）	66	Autocentric	84%优良	5.5年（2~10年）
Kooijman（2003）	50（20~77）	45	Richards II	86%优良	17年（15~21年）
Lonner	44（28~59）	25	Avon trochlea, Nexgen patella	96%优良	
Ackroyd（2007）	NA	109	Avon	95.8%优良	5.2年（5~8年）
Cartier（2005）	65（23~89）	72	Richards I & II	85%优良	4年（2~12年）
Blazina（1979）	39（19~81）	57	Richards I & II CSF-Wright	85%优良	2年（8~42个月）
Smith（2002）	72（42~86）	45	Lubinus	69%优良	4年（2~6年）
Merchant（2004）	49（30~81）	15	LCS	93%优良	3.8年（2.3~5.5年）

选择恰当的患者，髌股关节置换可以取得良好的效果和功能，且具有保存胫股关节、内外侧半月板和交叉韧带的优势。随着新假体出现，其早期结果令人鼓舞，可以显著恢复关节功能和活动度，明显减少疼痛。患者的选择仍然是髌股关节置换术成功的关键因素。在 2004 年，Lonner 的髌股关节置换结果表明，力线精确、假体位置准确、软组织平衡良好，可以提高髌骨轨迹。他指出，假体设计也是髌股关节并发症发生的一个因素[18]。同样重要的一点是，髌骨并发症从第一代假体的 17% 减少到第二代假体的 4%。

并发症

髌股关节置换术早期失败主要与继发于髌骨弹响和不稳定造成的持续疼痛有关。有时需要进一步手术干预，可采用关节镜或翻修手术，改善软组织平衡和（或）进行滑车假体翻修。这些问题主要与假体设计以及术前没有准确判断伸膝机制的异常有关。目前设计的假体有了很大的改善，由于改进假体滑车几何形态，减少了髌骨轨迹不良和功能不良的发生。在一小部分患者，软组织撞击可导致残余膝前痛和（或）髌骨不稳定，这和全膝关节置换术的发生频率类似。长期关注的假体下沉、松动和聚乙烯磨损却极为少见，文献病例合计发生率不足 1%。在非骨水泥假体，股骨滑车假体松动相对常见。胫股关节炎退变进展是髌股关节置换术失败的最常见原因，随访 15 年，发生率大约 20%。如果需要全膝关节置换翻修，其与初次全膝关节置换术类似（图 20 36）。全聚乙烯髌骨假体通常可被保留，标准的全膝关节置换术即足够，不需要延长杆、加强垫或骨移植，也不需要限制性假体。翻修全膝关节置换术的结果令人满意，与初次全膝关节置换术的临床结果不相上下[17]。

重要提示

- 患者的选择仍然是髌股关节置换术成功的一个关键因素。准确地诊断并确认是孤立性髌股关节退变非常重要。

- 影像摄片应包括双腿站立前后位片及 45° 屈曲位片，以准确地评估胫股关节间隙是否存在退行性变化。胫

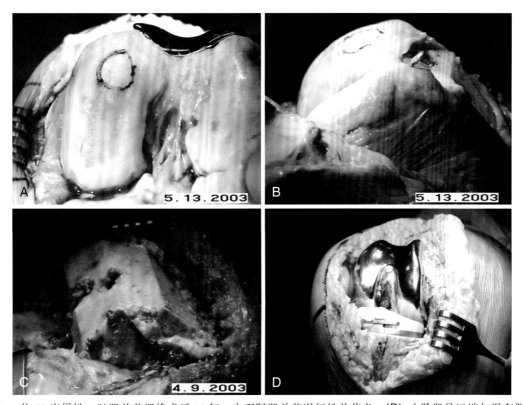

图 20-36 （A）一位 52 岁男性，髌股关节置换术后 10 年，出现胫股关节退行性关节炎；（B）去除股骨远端与滑车假体，没有发现严重的骨丢失；（C）股骨远端的最后准备。注意，股骨滑车区域无骨损失，按常规方式准备交叉韧带保留型全膝关节置换术。（D）交叉韧带保留型全膝关节置换。

股关节退变可影响临床结果。侧位和双侧切线位片对观察髌骨很重要。

- 关节镜对准确确定髌股关节置换术适应证非常重要。它可以提供更多的诊断信息，如进一步评估胫股关节关节面、内外侧半月板和前后交叉韧带。此外，它还可以准确评估髌股关节的退变严重程度。

- Q 角过大（女性 >20°，男性 >15°）或髌骨力线异常、半脱位或脱位，应该在术前或术中采用胫骨结节前移术矫正。记住，髌股关节置换不会矫正角度或旋转异常。

- 仔细选择假体和器械，对于髌股关节置换很重要。保守截骨和解剖过渡区的台阶是影响手术的关键因素。一般来说，onlay 假体更适用于所有滑车形状，不论是否滑车发育不良，其结果髌骨半脱位发病率较低。

- 术前物理治疗，结合早期的渐进性康复计划，重点恢复股四头肌功能。多模式镇痛，将大大提高早期恢复效果。

（张启栋 译 郭万首 校）

参考文献

1. Kurtz S, Ong K, Lau E, et al. Projections of primary and revision hip and knee arthroplasty in the United States from 2005 to 2030. J Bone Joint Surg [Am] 2007;89:780-785.

2. Davies AP, Vince AS, Shepstone L, et al. The radiologic prevalence of patellofemoral osteoarthritis. Clin Orthop Relat Res 2002;(402): 206-212.

3. McAlindon RE, Snow S, Cooper C, et al. Radiographic patterns of osteoarthritis of the knee joint in the community: the importance of the patellofemoral joint. Ann Rheum Dis 1992;51: 844-849.

4. Federico DJ, Reider B. Results of isolated patellar debridement for patellofemoral pain in patients with normal patellar alignment. Am J Sports Med 1997;25:663-669.

5. Fulkerson JP. Anteromedialization of the tibial tubercle for patell-ofemoral malalignment. Clin Orthop Relat Res 1983;(177): 176-181.

6. Minas T, Chiu R. Autologous chondrocyte implantation. Am J Knee Surg 2000;13:41-50.

7. Ackroyd CE, Polyzoides AJ. Patellectomy for osteoarthritis: a study of 81 patients followed from two to twenty-one years. J Bone Joint Surg [Br] 1978;60:353-357.

8. Kaufer H. Mechanical function of the patella. J Bone Joint Surg [Am] 1971;53:1151-1156.

9. Laskin RS, Palletta G. Total knee replacement in the patient who had undergone patellectomy. J Bone Joint Surg [Am] 1995;77: 1708-1712.

10. Dinham JM, French PR. Results of patellectomy for osteoarthritis. Postgrad Med 1972;48:590.

11. Laskin RS, Van Steijn M. Total knee replacement for patients with patellofemoral arthritis. Clin Orthop Relat Res 1989;(367):89-95.

12. Grelsarner RP. Current concepts review: patellofemoral arthritis. J Bone Joint Surg [Am] 2006;188:1849-1859.

13. Lonner JH. Patellofemoral arthroplasty. In Lotke JL, Lonner JH (eds). Knee Arthroplasty, 3rd ed. Philadelphia: Lippincott Williams & Wilkins, 2009, pp 343-359.

14. Mont MA, Haas S, Mullick T, et al. Total knee arthroplasty for patellofemoral arthritis. J Bone Joint Surg [Am] 2002;84: 1977-1981.

15. Lonner JH, Mehta S, Booth RE. Ipsilateral patellofemoral arthroplasty and autogenous osteochondral femoral condylar transplantation. J Arthroplasty 2007;22:1103-1136.

16. Gioe TJ, Novak C, Sinner P, et al. Knee arthroplasty in the young patient: survival in a community registry. Clin Orthop Relat Res 2007;(464):83.

17. Lonner JH, Jasko JG, Booth RE. Revision of a failed patellofemoral arthroplasty to a total knee arthroplasty. J Bone Joint Surg [Am] 2006;88:2337-2342.

18. Lonner JH. Patellofemoral arthroplasty: the impact of design on outcomes. Orthop Clin North Am 2008;39:347-354.

19. Leslie IJ, Bentley G. Arthroscopy in the diagnosis of chondromalacia patellae. Ann Rheum Dis 1978;37:540-547.

20. Yacoubian SV, Scott RD. Skin incision translation in total knee arthroplasty: the difference between flexion and extension. J Arthroplasty 2007;22:353-355.

21. Busch CA, Shore BJ, Bhandari R, et al. Efficacy of periarticular multimodal drug injection in total knee arthroplasty: a randomized trial. J Bone Joint Surg [Am] 2006;88:949-963.

22. McKeever DC. Patellar prosthesis. J Bone Joint Surg [Am] 1955; 37:1074.

23. Blazina M, Fox JM, Deo Pizzo W, et al. Patellofemoral replacement. Clin Orthop Relat Res 1979;(144):98-102.

24. Kooijman HJ, Driessen APPM, van Horn JR. Long-term results of patellofemoral arthroplasty. J Bone Joint Surg [Br] 2003;85:836-840.

25. Arciero R, Toomey H. Patellofemoral arthroplasty: a three to nine year follow-up study. Clin Orthop Relat Res 1988;(236):60.

26. Ackroyd CE, Newman JF, Elderidge J, Webb M. The Avon patell-ofemoral arthroplasty: two to five year results. J Bone Joint Surg [Br] 2003;85(Suppl 11):162-163.

27. Sisto DJ, Sarin VK. Custom patellofemoral arthroplasty of the knee. J Bone Joint Surg [Am] 2006;88:1475-1480.

第 21 章
长期的髌股关节炎进展

Jared R. H. Foran, Neil P. Sheth, Craig J. Della Valle

要 点

- 单间室膝关节置换后髌股关节的自然病史目前了解很少，绝大多数文献对此都没有报道和描述。
- 术前髌股关节的状态似乎并不影响牛津单间室膝关节置换的早中期结果。
- 影像学显示长期的髌股关节退变率高达 65%，但大部分是轻度的，很少需要翻修。
- 相比对侧胫股关节间室退变，因髌股关节间室退变而翻修的病例很少见。
- 评估髌股关节临床和影像学进展，仍需要精心设计、长期随访的研究来进一步证实。

引 言

恰当的病例选择，准确的力线，避免过度矫正，适当的假体大小和准确的位置安放，UKA 可以获得长期的生存率。在假体生存率的影响因素中，对胫股关节间室和（或）髌股关节间室退变进展的自然史却了解甚少。然而，UKA 最常见的失败原因是一个或多个未置换间室的疼痛[1]。UKA 术后髌股关节间室退变的发病率和后遗症发生率并没有完全降低。本章的目的是总结髌股间室退变的自然史，并分析其对 UKA 长期生存率的影响。

术前即存在的髌股关节病

术前 X 线片上即已存在的髌股关节病和（或）膝前痛对 UKA 的生存率影响已经讨论过，但仍然是一个争论的话题。直觉上讲，原有的髌股关节炎和（或）膝前痛应该对 UKA 结果有影响，许多作者认为这是 UKA 的禁忌[2,3]。然而，一些研究却不同意该假设。在

一个短期研究中，Beard 等[4]对 824 例内侧牛津 UKA（Biomet；Bridgend，United Kingdom）在术中评价髌股关节状态，发现股骨滑车或髌骨全厚软骨磨损有 128 膝（13%），随访 1 年以上，软骨磨损的患者的牛津评分或 KSS 分数并没有显著恶化，虽然髌骨全厚软骨磨损的患者 KSS 功能评分有显著恶化。此外，髌股关节退变的程度增加并没有恶化 UKA 结果。在另一个前瞻性研究，Beard 等[5]评估 100 膝牛津 UKA 的结果，术前虽然 54% 的患者有膝前痛，54% 的患者存在影像学上的髌股关节退变（包括 10% 关节间隙消失），但其结果显示与另外 46% 术前无疼痛或变性的患者结果类似。外侧髌股关节退变要比内侧髌股关节退变稍重，但两组整体结果都不错。作者得出的结论是，无论是内侧髌股关节退变还是膝前痛，都不应视为牛津 UKA 的禁忌。Kuipers 等[6]报道 437 例牛津 UKA，评估了术前髌股关节间室累及的影响，平均随访 2.6 年（0.1~7.9 年），结果术前髌股关节间室退变并没有降低假体生存率。事实上，他们发现一个奇怪的现象，术前髌股关节间室退变的患者翻修风险反而降低 70%。

术前髌股关节间室退变对 UKA 的长期结果的影响还不太清楚。有几个长期随访的研究，髌股关节退变不被认为是 UKA 的绝对禁忌[7-15]。大多数文献未能证明术前存在髌股关节病与不存在髌股关节病的患者失败率的不同。不过，Argenson 等[8]研究 160 例 UKA（Miller-Galante；Zimmer，Warsaw，IN），平均随访 5.5 年（3~9.3 年），发现 5 例翻修的病例中有 2 例是由于髌股关节炎。因此，作者指出，术前影像学存在髌股关节炎，或术中发现髌股关节广泛的软骨损失，应视为是 UKA 的禁忌。

大量的研究将髌股关节病的患者作为 UKA 手术纳入标准的一部分，但没有提到随访时临床或影像学上髌股关节的变化[16-23]。这些文献如表 21-1 所示。例如，

表 21-1	术前影像学存在髌股关节炎，但术后没有陈述髌股关节疾病进展的研究													
作者	时间	Pts数	UKA数	内侧	外侧	随访（年）			假体	失败数	比例	失败原因		
						平均	最少	最多				髌股间室	相邻胫股间室	非关节炎进展因素
Jones[18]	1981	179	207	n/a	n/a	2.6	n/a	n/a	multiple	23	11%			
Hasegawa[17]	1998	60	77	77	0	7	5	9	PCA	9	12%	0	1	8
Murray[20]	1998	114	144	144	0	7.6	n/a	13.8	Oxford	5	3%	0	2	3
Vorlat[23]	2000	38	41	38	3	4.8	2	8.3	Oxford	3	7%	0	2	1
Svard[22]	2001	103	124	124	0	12.5	10.1	15.6	Oxford	6	5%	0	0	6
Steele[21]	2006	174	203	203	0	14.8	10	29.4	St. GeorgSled	16	8%	1	6	11
Biswal[16]	2009	87	128	118	10	5.7	3	8	Allegretto	9	7%	0	3	6
Lustig[19]	2009	134	144	84	60	5.2	2	13.3	Uni-HLSEvolution	11	8%	0	5	6

Svard 和 Price[22] 报道 124 例内侧牛津 UKA，"髌股间室状态没有用来作为选择标准，没有患者因为髌股关节病而被排除"，长期随访结果显示 6 膝（4.8%）翻修，原因与髌股间室无关。然而，在随访中，没有提到对髌股间室进行评价。大多数研究中（表 21-1）UKA 没有因为髌股关节炎而失败的，有 2 个研究中各只有 1 个髌股关节并发症导致的失败。因此容易得出这样的结论，术前纳入髌股关节退变的患者并不影响 UKA 结果。然而，在这些研究中，并没有明确说明临床或影像学上髌股关节的状态，并将其作为结果进行评价。这可能是确实无髌股关节并发症发生，另外，也可能是作者没有注意髌股关节并发症，错误地认为髌股关节不是这些患者疼痛的来源。因此，我们谨慎地对这些报道做出解释，认为术前髌股间室状态是否会影响 UKA 长期结果的结论尚不能根据以上文献做出。

髌股关节病的长期进展

回顾研究 UKA 文献，特别强调长期随访。虽然有一些研究具体说明了 UKA 的髌股并发症，但只有极少的研究将临床和（或）影像学上髌股关节状态作为随访的评估指标[11, 17, 22-43]。这些研究中，很难说髌股关节退变不是临床并发症的来源，或不影响 UKA 结果，但这都被忽略了。因此，关于 UKA 的髌股关节自然史的有意义的结论尚不能从这些研究得出。

表 21-2 列出了另一些大型研究，从中难以得出 UKA 术后髌股关节退变的结论[21, 44-50]。在这些结果中，作者描述，失败是由于"疾病的进展"，但是，不幸的是，没有说明是发生在胫股间室还是髌股间室（图 21-1）。Steele 等[21] 报道 203 例内侧 UKA（St. Georg Sled；Waldemar-Link，Hamburg，Germany），平均随访 14.8 年（10 ~ 29.4 年），最常见的失败原因是"其他间室的疾病进展"，16 例失败病例中有 7 例是由于疾病进展，至少有 1 例翻修是由于外侧和髌股间室疾病的进展，但作者并没有说明其他 6 例患者退变的部位。O'Rourke 等[48] 描述 136 例 UKA（Marmor；Richards Orthopaedics，Memphis，TN），最少随访 21 年，在这一病例系列中，总体翻修率为 14.9%（19 膝），绝大多数（9 膝）的翻修是由于"疾病的进展"，同样，作者未说明具体的退变位置。不过，作者报道说，75 膝（59%）影像学上存在髌股关节炎，66 膝（52%）有对侧胫股关节炎进展。虽然退变发生在两个间室，但还不清楚导致失败的退变是发生在胫股间室还是髌股间室，还是二者都有。同样，Gioe 等[45] 报道 516 例 UKA（474 膝内侧，42 膝外侧），随访 5 ~ 10 年，使用的假体来自多个厂家，共有 39 例失败，最常见的翻修原因是"非置换间室的关节炎进展"，占 51.3%。同样，文中没有说明退变的位置。因此，根据上述报道，难以对髌股间室达成一致结论。

幸运的是，有些研究专门对髌股间室的临床和影像学进行了评价[7-15, 51-66]（表 21-3）。这些研究的随访范围从平均 2 年到 14.9 年不等，包括内侧 UKA 和外侧 UKA，假体类型多样。总的失败率为 0% ~ 30%，总体上，很少有因为髌股关节病变继发性进展而失败的病例。事实上，有近三分之二的研究，失败的主要原因不是因为疾病的进展（在任何间室）。Price 等[14] 随

						随访（年）						失败原因		
作者	时间	Pts数	UKA数	内侧	外侧	平均	最少	最多	假体	失败数	比例	髌股间室	相邻胫股间室	非关节炎进展因素
Marmor[46]	1988	51	60	53	7	11	10	13	Marmor	21	35%	1	2	11
Scott[49]	1991	100	86	88	12	n/a	8	12	Mark I and Mark II	13	15%	0	2	11
Weale[50]	1994	34	42	n/a	n/a	n/a	12	17	St.GeorgSled	5	12%	n/a	n/a	n/a
Ansari[44]	1997	n/a	461	461	0	4	1	17	Multiple	20	4%	0	9	11
Gioe[45]	2003	427	516	474	42	10	n/a	n/a	Multiple	39	8%	0	2	19
O'Rourke[48]	2005	103	136	122	14	n/a	21	n/a	Marmor	19	14%	n/a	n/a	10
Steele[21]	2006	174	203	203	0	14.8	10	29.4	St.GeorgSled	16	8%	1	6	11
Newman[47]	2009	23	24	n/a	n/a	15	15	15	St.GeorgSled	4	17%	0	2	1

表 21-2　影像学显示相邻间室退变，但没有指出胫股或髌股间室退变的长期研究

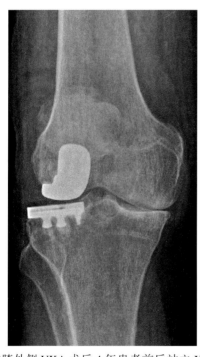

图 21-1　右膝外侧 UKA 术后 4 年患者前后站立 X 线位片。注意，相邻的胫股间室出现退行性变化。患者没有临床症状，因此不需要翻修。

访 114 膝内侧 UKA（牛津）至少 10 年，发现 23 例失败中有 16 例与疾病进展无关，其他 7 例失败是由于外侧间室进展。Hernigou 和 Deschamps[55] 报道 99 膝 UKA（Lotus；Howmedica，Benoist Girard，Herouville Saint Clair，France），总共 22 例失败，其中 18 例失败原因与退变无关，3 例失败是由于相邻胫股间室的退变进展，1 例失败是由于髌股间室的进展。总的来说，当失败的原因是由于疾病进展时，它最常见发生在未置换的胫股

间室。

将表 21-3 的研究进行汇总发现，邻近的胫股间室病变进展引起的翻修是髌股间室病变进展引起翻修的近 8 倍（有 360 例翻修是由于胫股间室病变的进展，45 例翻修是由于髌股间室病变进展）。尽管所有 4 个关于牛津 UKA 的研究报道影像学上髌股关节病变进展从 10% 到 50% 不等，但没有进行因髌股关节退变进展而翻修的病例。有意思的是，4 个研究其中有 2 个还纳入了术前影像学上髌股关节存在关节炎的病例。相反，在其中 9 例固定型 UKA 的研究中（不包括固定型和活动型均有的研究），有因为髌股关节炎进展而翻修的报道，但其中有 5 个研究在术前将髌股关节退变列为禁忌。Berger 等[53] 随访 59 膝内侧 UKA（Miller-Galante），平均随访 13 年（11～15 年），发现只有 2 例翻修是因为髌股关节退变（7 年和 12 年），另外有 2 例存在中、重度髌股症状。有趣的是，在 10 年时，只有 1.6% 的患者有髌股症状，但在 15 年时却增加到 10%。Saenz 等[63] 随访 144 例内侧 UKA（EIUS UKA；Stryker，Mahwah，NJ），虽然随访时间较短，平均 3 年（2～4.5 年），但有 4 例因为髌股关节退变需要翻修，没有因为相邻胫股关节病变进展而需要翻修的病例，另外 12 例需要翻修的病例与疾病进展无关。本研究中早期髌股失败的原因不清楚，但这是一个值得注意的异常。术前作者排除了任何存在膝前痛的患者，但没有具体说明是否存在术前影像学退变。

如表 21-3 所示，虽然由于髌股疾病进展的总体失败率不高，但影像学显示髌股疾病进展发生率明显较

表 21-3　随访时具体评价髌股关节状态的研究（包括没有退变进展严重性分级的研究）

作者	时间	Pts数	UKA数	内侧	外侧	随访（年）平均	最少	最多	假体	失败数	比例	失败原因 髌股间室	相邻胫股间室	非关节炎进展因素	PF%	失败时间（年）	X线PF 进展数	比例
Bae[9]	1983	60	72	68	4	3.9	2	8	Marmor and ModularII	1	1%	1	0	0	100%	n/a	n/a	n/a
Kennedy[56]	1987	n/a	100	100	0	4.3	2	10.3	Marmor	5	5%	1	1	3	20%	2.42	n/a	n/a
Klemme[11]	1994	30	33	28	5	5.7	2	9.3	Marmor	4	12%	0	0	4	0%	n/a	0	0%
Bert[54]	1998	97	100	94	6	10.1	9.5	12.2	Biomet (MBUKA)	12	12%	0	10	2	0%	n/a	0	0%
Lewold[57]	1998	n/a	14,722	13,436	1336	n/a	n/a	n/a	multiple	1135	8%	29	299	807	3%	n/a	n/a	n/a
Tabor[65]	1998	58	67	61	6	9.7	5	20	Marmor-like	11	16%	0	4	7	0%	n/a	n/a	n/a
Squire[64]	1999	103	140	125	15	17	15	21.2	Marmor	14	10%	0	7	7	0%	n/a	91	65%
Weale[66]	2000	38	43	39	4	n/a	5	n/a	St.GeorgSled	0	0%	0	0	0	0%	n/a	1	2%
Ackroyd[7]	2002	322	408	408	0	6.4	n/a	21	St.GeorgSled	25	6%	1	8	16	4%	n/a	96	60%
Argenson[8]	2002	147	160	145	15	5.5	3	9.3	Miller-Galante	5	3%	2	1	2	40%	1, 1.7	29	29%
Hernigou[55]	2002	80	99	74	25	14	10	20	Lotus	22	22%	1	3	18	5%	11	19	41%
Pennington[62]	2003	41	46	44	2	11	5.6	13.8	MG	3	7%	0	0	3	0%	n/a	21	36%
Berger[53]	2004	48	59	59	0	13	11	15	MG	4	7%	2	0	0	50%	7, 12	2	7%
Khan[10]	2004	n/a	30	26	4	n/a	10	10	St.GeorgSled	2	7%	0	0	2	0%	n/a	15	50%
Lisowski[13]	2004	28	30	n/a	n/a	2.5	2.1	3.0	OxfordPhase3	0	n/a	0	0	0	0%	n/a	21	34%
Berger[52]	2005	51	62	59	3	n/a	10	n/a	MG	2	3%	2	0	0	0%	7, 11	11	10%
Price[14]	2005	89	114	114	0	n/a	10	n/a	Oxford	23	30%	0	7	16	0%	n/a	n/a	n/a
Price[15]	2005	447	564	564	0	n/a	n/a	n/a	Oxford	24	4%	0	10	14	0%	n/a	10	37%
Li[58]	2006	n/a	28	28	0	2	n/a	n/a	Miller-Galante	0	0%	0	0	0	0%	n/a	10	38%
Li[58]	2006	n/a	28	28	0	2	n/a	n/a	Oxford	2	7%	0	0	2	0%	n/a	0	0%
Pennington[61]	2006	24	29	0	29	12.4	3.1	15.6	MG	0	0%	1	3	0	0%	n/a	5	13%
Argenson[51]	2008	39	40	0	40	12.6	3	23	multiple	5	13%	1	3	1	20%	2.4	4	9%
Koskinen[12]	2009	42	46	46	0	7	2.7	13.1	Miller-GalanteII	8	17%	0	3	5	0%	n/a	13	30%
Mercier[59]	2009	40	43	43	0	14.9	1	18	Oxford	13	30%	0	3	10	0%	n/a	6	17%
Parratte[60]	2009	31	35	35	0	9.7	5	16	Miller-Galante	6	17%	1	1	4	3%	8.1	4	3%
Saenz[63]	2010	113	144	144	0	3	2	4.5	StrykerUKA (EIUS)	16	11%	4	0	12	25%	n/a	n/a	n/a

高，从 0% 到 65% 不等。值得注意的是，有 5 个研究指出了影像学上髌股疾病进展的百分比，但并没有指出退变严重程度的等级。其中有 3 个研究报道，髌股疾病进展大于或等于 50%（50%、60% 和 65%），这是发病率最高的报道。因为从简单的骨赘到全层软骨丢失，都可以称为退变进展，其临床意义也不确定（图 21-2）。此外，尽管有较高的影像学进展比率，但只有一个研究报道因为退变进展而需要翻修（2 膝）[8]。

在这些研究中，髌股退变进展的影像学等级也有，但通常较低。比如说，Pennington 等 [62] 虽然报道 46 膝有 19 膝进展（41%），但所有均为 Berger 分级 I 级（仅有骨赘）。同样，Argenson 等 [51] 报道 40 膝有 5 膝进展（13%），所有这些患者 Ahlbäck 分级 I 级（关节间隙缩小 <3mm）。Hernigou 和 Deschamps[55] 对 99 膝 UKA 进行全面的影像学分析，平均随访 14 年（10～20 年），在 29 膝（29%）出现髌股关节骨关节炎，28 膝出现髌骨撞击股骨假体。他们发现，撞击发生在超大假体或靠前放置的股骨假体。与没有撞击的髌股骨关节炎相比，撞击会导致髌骨切迹和磨损，以及相关的髌股症状高发病率（图 21-3）。由于髌骨撞击，有 1 膝（1%）进行了翻修。在 Berger 等 [52] 的病例组，所有 4 例髌股改变 4 级的患者均与髌骨撞击相关。

结 论

单间室膝关节置换的临床成功与恰当的患者选择密切相关。对于术前髌股关节退变是否影响 UKA 的长期结果，目前仍存在争论，虽然牛津活动型 UKA 纳入髌

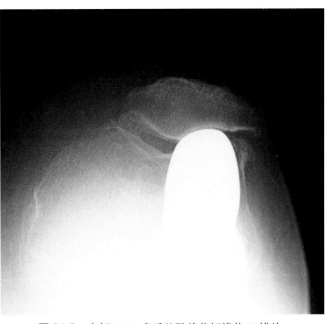

图 21-3 内侧 UKA 术后髌股关节切线位 X 线片。

股骨关节炎患者进行手术，且没有影响其早期结果。但文献研究显示，在长期的随访中，胫股和（或）髌股间室的退变很常见。然而，具体到涉及的髌股关节间室，改变通常是轻度的，很少需要翻修。

评估 UKA 术后髌股关节改变，仍需要长期的前瞻性研究。未来的研究需明确术前髌股关节的状态和膝前痛的发生率，术中需确定患者的全厚软骨磨损程度，具体的临床和影像学退变评估分级，并评估髌股关节病是否为翻修的危险因素。包括上述要素的临床试验，将有助于确定 UKA 髌股并发症的发病率，并将提高我们的患者选择标准，从而达到临床的成功。

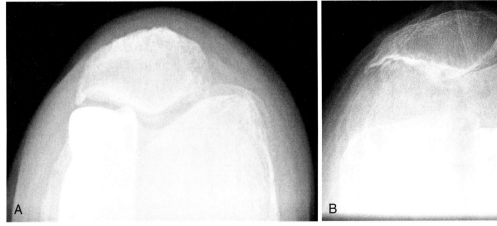

图 21-2 髌股关节切线位 X 线片显示关节炎进展，呈中度骨关节炎改变（A），全层软骨损失（B）。

（张启栋 译 郭万首 校）

参考文献

1. Borus T, Thornhill T. Unicompartmental knee arthroplasty. J Am Acad Orthop Surg 2008;16:9-18.
2. Kozinn SC, Scott R. Unicondylar knee arthroplasty. J Bone Joint Surg [Am] 1989;71:145-150.
3. Stern SH, Becker MW, Insall JN. Unicondylar knee arthroplasty: an evaluation of selection criteria. Clin Orthop Relat Res 1993;(286):143-148.
4. Beard DJ, Pandit H, Gill HS, et al. The influence of the presence and severity of pre-existing patellofemoral degenerative changes on the outcome of the Oxford medial unicompartmental knee replacement. J Bone Joint Surg [Br] 2007;89:1597-1601.
5. Beard DJ, Pandit H, Ostlere S, et al. Pre-operative clinical and radiological assessment of the patellofemoral joint in unicompartmental knee replacement and its influence on outcome. J Bone Joint Surg [Br] 2007;89:1602-1607.
6. Kuipers BM, Kollen BJ, Bots PC, et al. Factors associated with reduced early survival in the Oxford phase III medial unicompartment knee replacement. Knee 2010;17:48-52.
7. Ackroyd CE, Whitehouse SL, Newman JH, Joslin CC. A comparative study of the medial St Georg sled and kinematic total knee arthroplasties: ten-year survivorship. J Bone Joint Surg [Br] 2002;84:667-672.
8. Argenson JN, Chevrol-Benkeddache Y, Aubaniac JM. Modern unicompartmental knee arthroplasty with cement: a three to ten-year follow-up study. J Bone Joint Surg [Am] 2002;84:2235-2239.
9. Bae DK, Guhl JF, Keane SP. Unicompartmental knee arthroplasty for single compartment disease: clinical experience with an average four-year follow-up study. Clin Orthop Relat Res 1983;(176):233-238.
10. Khan OH, Davies H, Newman JH, Weale AE. Radiological changes ten years after St. Georg Sled unicompartmental knee replacement. Knee 2004;11:403-407.
11. Klemme WR, Galvin EG, Petersen SA. Unicompartmental knee arthroplasty: sequential radiographic and scintigraphic imaging with an average five-year follow-up. Clin Orthop Relat Res 1994;(301):233-238.
12. Koskinen E, Paavolainen P, Eskelinen A, et al. Medial unicompartmental knee arthroplasty with Miller-Galante II prosthesis: mid-term clinical and radiographic results. Arch Orthop Trauma Surg 2009;129:617-624.
13. Lisowski LA, Verheijen PM, Lisowski AE. Oxford Phase 3 unicompartmental knee arthroplasty (UKA): clinical and radiological results of minimum follow-up of 2 years. Orthop Traumatol Rehabil 2004;6:773-776.
14. Price AJ, Dodd CA, Svard UG, Murray DW. Oxford medial unicompartmental knee arthroplasty in patients younger and older than 60 years of age. J Bone Joint Surg [Br] 2005;87:1488-1492.
15. Price AJ, Waite JC, Svard U. Long-term clinical results of the medial Oxford unicompartmental knee arthroplasty. Clin Orthop Relat Res 2005;(435):171-180.
16. Biswal S, Brighton RW. Results of unicompartmental knee arthroplasty with cemented, fixed-bearing prosthesis using minimally invasive surgery. J Arthroplasty 2010;25:721-727.
17. Hasegawa Y, Ooishi Y, Shimizu T, et al. Unicompartmental knee arthroplasty for medial gonarthrosis: 5 to 9 years follow-up evaluation of 77 knees. Arch Orthop Trauma Surg 1998;117:183-187.
18. Jones WT, Bryan RS, Peterson LF, Ilstrup DM. Unicompartmental knee arthroplasty using polycentric and geometric hemicomponents. J Bone Joint Surg [Am] 1981;63:946-954.
19. Lustig S, Paillot JL, Servien E, et al. [Cemented all polyethylene tibial insert unicompartimental knee arthroplasty: a long term follow-up study]. Orthop Traumatol Surg Res 2009;95:12-21.
20. Murray DW, Goodfellow JW, O'Connor JJ. The Oxford medial unicompartmental arthroplasty: a ten-year survival study. J Bone Joint Surg [Br] 1998;80:983-989.
21. Steele RG, Hutabarat S, Evans RL, et al. Survivorship of the St Georg Sled medial unicompartmental knee replacement beyond ten years. J Bone Joint Surg [Br] 2006;88:1164-1168.
22. Svard UC, Price AJ. Oxford medial unicompartmental knee arthroplasty: a survival analysis of an independent series. J Bone Joint Surg [Br] 2001;83:191-194.
23. Vorlat P, Verdonk R, Schauvlieghe H. The Oxford unicompartmental knee prosthesis: a 5-year follow-up. Knee Surg Sports Traumatol Arthrosc 2000;8:154-158.
24. Aleto TJ, Berend ME, Ritter MA, et al. Early failure of unicompartmental knee arthroplasty leading to revision. J Arthroplasty 2008;23:159-163.
25. Ashraf T, Newman JH, Evans RL, Ackroyd CE. Lateral unicompartmental knee replacement survivorship and clinical experience over 21 years. J Bone Joint Surg [Br] 2002;84:1126-1130.
26. Bergenudd H. Porous-coated anatomic unicompartmental knee arthroplasty in osteoarthritis: a 3- to 9-year follow-up study. J Arthroplasty 1995;10(Suppl):S8-S13.
27. Carr A, Keyes G, Miller R, et al. Medial unicompartmental arthroplasty: a survival study of the Oxford meniscal knee. Clin Orthop Relat Res 1993;(295):205-213.
28. Cartier P, Sanouiller JL, Grelsamer RP. Unicompartmental knee arthroplasty surgery: 10-year minimum follow-up period. J Arthroplasty 1996;11:782-788.
29. Christensen NO. Unicompartmental prosthesis for gonarthrosis: a nine-year series of 575 knees from a Swedish hospital. Clin Orthop Relat Res 1991;(273):165-169.
30. Fehring TK, Odum SM, Masonis JL, Springer BD. Early failures in unicondylar arthroplasty. Orthopedics 2010;33:11.
31. Gulati A, Chau R, Simpson DJ, et al. Influence of component alignment on outcome for unicompartmental knee replacement. Knee 2009;16:196-199.
32. Hamilton WG, Collier MB, Tarabee E, et al. Incidence and reasons for reoperation after minimally invasive unicompartmental knee arthroplasty. J Arthroplasty 2006;21(6 Suppl 2):98-107.
33. Heck DA, Marmor L, Gibson A, Rougraff BT. Unicompartmental knee arthroplasty. A multicenter investigation with long-term follow-up evaluation. Clin Orthop Relat Res 1993;(286):154-159.
34. Hernigou P, Deschamps G. Alignment influences wear in the knee after medial unicompartmental arthroplasty. Clin Orthop Relat Res 2004;(423):161-165.
35. Jeer PJ, Keene GC, Gill P. Unicompartmental knee arthroplasty: an intermediate report of survivorship after the introduction of a new system with analysis of failures. Knee 2004;11:369-374.
36. Kort NP, van Raay JJ, Cheung J, et al. Analysis of Oxford medial unicompartmental knee replacement using the minimally invasive technique in patients aged 60 and above: an independent prospective series. Knee Surg Sports Traumatol Arthrosc 2007;15:1331-1334.
37. Koskinen E, Paavolainen P, Eskelinen A, et al. Unicondylar knee replacement for primary osteoarthritis: a prospective follow-up study of 1,819 patients from the Finnish Arthroplasty Register. Acta Orthop 2007;78:128-135.

38. Newman JH, Ackroyd CE, Shah NA. Unicompartmental or total knee replacement? Five-year results of a prospective, randomised trial of 102 osteoarthritic knees with unicompartmental arthritis. J Bone Joint Surg [Br] 1998;80:862-865.

39. Robertsson O, Lidgren L. The short-term results of 3 common UKA implants during different periods in Sweden. J Arthroplasty 2008; 23:801-807.

40. Schai PA, Suh JT, Thornhill TS, Scott RD. Unicompartmental knee arthroplasty in middle-aged patients: a 2- to 6-year follow-up evaluation. J Arthroplasty 1998;13:365-372.

41. Swank M, Stulberg SD, Jiganti J, Machairas S. The natural history of unicompartmental arthroplasty: an eight-year follow-up study with survivorship analysis. Clin Orthop Relat Res 1993;(286):130-142.

42. Walton MJ, Weale AE, Newman JH. The progression of arthritis following lateral unicompartmental knee replacement. Knee 2006; 13:374-377.

43. Whittaker JP, Naudie DD, McAuley JP, et al. Does bearing design influence midterm survivorship of unicompartmental arthroplasty? Clin Orthop Relat Res 2010;(468):73-81.

44. Ansari S, Newman JH, Ackroyd CE. St. Georg sledge for medial compartment knee replacement: 461 arthroplasties followed for 4 (1–17) years. Acta Orthop Scand 1997;68:430-434.

45. Gioe TJ, Killeen KK, Hoeffel DP, et al. Analysis of unicompartmental knee arthroplasty in a community-based implant registry. Clin Orthop Relat Res 2003;(416):111-119.

46. Marmor L. Unicompartmental arthroplasty of the knee with a minimum ten-year follow-up period. Clin Orthop Relat Res 1988; (228):171-177.

47. Newman J, Pydisetty RV, Ackroyd C. Unicompartmental or total knee replacement: the 15-year results of a prospective randomised controlled trial. J Bone Joint Surg [Br] 2009;91:52-57.

48. O'Rourke MR, Gardner JJ, Callaghan JJ, et al. The John Insall Award. Unicompartmental knee replacement: a minimum twenty-one-year followup, end-result study. Clin Orthop Relat Res 2005;(440):27-37.

49. Scott RD, Cobb AG, McQueary FG, Thornhill TS. Unicompartmental knee arthroplasty: eight- to 12-year follow-up evaluation with survivorship analysis. Clin Orthop Relat Res 1991;(271):96-100.

50. Weale AE, Newman JH. Unicompartmental arthroplasty and high tibial osteotomy for osteoarthrosis of the knee: a comparative study with a 12- to 17-year follow-up period. Clin Orthop Relat Res 1994; (302):134-137.

51. Argenson JN, Parratte S, Bertani A, et al. Long-term results with a lateral unicondylar replacement. Clin Orthop Relat Res 2008;(466): 2686-2693.

52. Berger RA, Meneghini RM, Jacobs JJ, et al. Results of unicompartmental knee arthroplasty at a minimum of ten years of follow-up. J Bone Joint Surg [Am] 2005;87:999-1006.

53. Berger RA, Meneghini RM, Sheinkop MB, et al. The progression of patellofemoral arthrosis after medial unicompartmental replacement: results at 11 to 15 years. Clin Orthop Relat Res 2004;(428): 92-99.

54. Bert JM. 10-year survivorship of metal-backed, unicompartmental arthroplasty. J Arthroplasty 1998;13:901-905.

55. Hernigou P, Deschamps G. Patellar impingement following unicompartmental arthroplasty. J Bone Joint Surg [Am] 2002;84:1132-1137.

56. Kennedy WR, White RP. Unicompartmental arthroplasty of the knee: postoperative alignment and its influence on overall results. Clin Orthop Relat Res 1987;(221):278-285.

57. Lewold S, Robertsson O, Knutson K, Lidgren L. Revision of unicompartmental knee arthroplasty: outcome in 1,135 cases from the Swedish Knee Arthroplasty study. Acta Orthop Scand 1998;69: 469-474.

58. Li MG, Yao F, Joss B, et al. Mobile vs. fixed bearing unicondylar knee arthroplasty: a randomized study on short term clinical outcomes and knee kinematics. Knee 2006;13:365-370.

59. Mercier N, Wimsey S, Saragaglia D. Long-term clinical results of the Oxford medial unicompartmental knee arthroplasty. Int Orthop 2010;34:1137-1143.

60. Parratte S, Argenson JN, Pearce O, et al. Medial unicompartmental knee replacement in the under-50s. J Bone Joint Surg [Br] 2009;91: 351-356.

61. Pennington DW, Swienckowski JJ, Lutes WB, Drake GN. Lateral unicompartmental knee arthroplasty: survivorship and technical considerations at an average follow-up of 12.4 years. J Arthroplasty 2006;21:13-17.

62. Pennington DW, Swienckowski JJ, Lutes WB, Drake GN. Unicompartmental knee arthroplasty in patients sixty years of age or younger. J Bone Joint Surg [Am] 2003;85:1968-1973.

63. Saenz CL, McGrath MS, Marker DR, et al. Early failure of a unicompartmental knee arthroplasty design with an all-polyethylene tibial component. Knee 2010;17:53-56.

64. Squire MW, Callaghan JJ, Goetz DD, et al. Unicompartmental knee replacement: a minimum 15 year followup study. Clin Orthop Relat Res 1999;(367):61-72.

65. Tabor OB Jr, Tabor OB. Unicompartmental arthroplasty: a long-term follow-up study. J Arthroplasty 1998;13:373-379.

66. Weale AE, Murray DW, Baines J, Newman JH. Radiological changes five years after unicompartmental knee replacement. J Bone Joint Surg [Br] 2000;82:996-1000.

第 22 章

混合置换：双间室置换

Lindsey Rolston

要 点

- 混合置换容许外科医生使用单片股骨假体同时处理内侧间室和髌股间室关节炎，同时保留前、后交叉韧带。
- 将会讨论假体设计原理、手术技术和中期结果。
- 患者的选择和并发症将会纳入综述。

器械与装备

全膝关节置换术（TKA）是治疗膝关节炎安全有效的手术方式，目前仍作为金标准[1,2]。然而，根据作者超过 15 年的 TKA 经验，有几点观察很明显。首先，并不是所有的全膝关节置换患者都满意他们的术后功能。Phil Noble[3] 的研究表明，50% 以上的 TKA 患者描述其术后存在某种形式的功能缺陷，特别是侧方运动。这些结果表明前交叉韧带（ACL）的重要性，它可能与膝关节置换术后功能满意度相关。其次，手术时，ACL 和后交叉韧带（PCL）往往是健康无损坏的，目前手术切除许多重要结构，这点令人不安。最后，内侧间室和髌股间室磨损，外侧间室可无症状[4]。没必要牺牲健康组织去切除整个关节面。

保留外侧间室和交叉韧带进行膝关节部分置换术并不是新创意。单间室膝关节置换（UKA）和髌股关节置换术（PFA）都已进行近 30 年[5,6]。UKA 只置换内侧间室，不考虑髌股关节炎的变化，被认为是一个令人满意的手术选择[7]。不过，有大量证据表明，骨关节炎（OA）可能存在术后进展，有可能影响其临床结果[8,9]。一个可行的解决办法是在现有的 UKA 基础上增加 PFA。然而，使这两款假体匹配具有技术上的挑战性，因为引入了关节软骨和假体之间的三个不连续区。除了技术方面的考虑之外，还必须考虑其成本。通过两个手术替代一个手术来解决双间室疾病，会增加不必要的手术费用。7 年前，出现一个单片的假体同时置换内侧胫股间室和髌股关节间室（Journey Deuce Bi-Compartmental Knee System；Smith and Nephew, Inc., Memphis，TN）（图 22-1）。这个假体可以保留 ACL 和 PCL，同时保存无症状的对侧间室。胫骨内侧部分假体是单髁假体，为全聚乙烯或金属托形式。该假体的设计初衷是，采用一个较小的切口手术，以达到较快恢复、减少疼痛、减少失血、提高稳定性和功能。

入 路

尽管对微创关节置换手术显露不佳存在争议，但微创关节置换技术一直吸引人们兴趣多年[10]。如果植入方法简便和临床结果满意的话，作者认为应首选微创

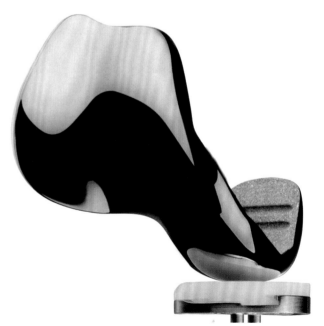

图 22-1 Journey Deuce 双髁关节置换系统（Smith and Nephew, Inc., Memphis, TN.）

技术。Deuce 膝不需要外科医生看见外侧间室，也不需要同时评估其完整性。外科手术技术采用相对小切口，植入方便。我们已经使用标准的髌旁内侧入路进行了80% 的手术。通常股四头肌只需切开 1 英寸。在剩余20% 的患者，作者使用股内侧肌入路，操作不存在困难。这种方法通常适用于那些曾经行过手术的患者，肌肉损伤小，操作更灵活。与 TKA 的手术显露相比较，Deuce 膝潜在优势是较少依赖切口长度。更重要的是它保留了健康组织。具体来说，不显露外侧间室或外侧膝动脉，因为后者如不处理，会增加疼痛和降低术后功能。相对于传统的 TKA，Deuce 膝可减少大约 50% 的骨切除量。此外，将拉钩置于外侧沟，或外翻髌骨，能够避免胫骨向前半脱位。其结果可以减少失血和组织张力、提高术后效果。鼓励医生使用任何必要的措施来方便手术，不要因为显露而影响手术，切口长度和股四头肌干扰并不是影响术后康复的第一要素。此外，自由切口长度可减少力线不良、皮肤缺损和残留骨水泥的风险[11, 12]。TKA 和 Deuce 膝的手术显露比较见图 22-2。

手术技术（见视频 22-1）

Deuce 膝首先进行胫骨准备，这类似 UKA。Deuce膝胫骨截骨模块利用一钉固定在胫骨，第二根钉固定延伸至胫骨外侧髁下方。第一根钉作为垂直截骨和水平截骨的一个停止标志。这可以防止胫骨髁间嵴下方或垂直方向的应力增加，预防骨折。此处两根钉不仅可以固定截骨模块，而且可以避免钉入软骨下骨，引起胫骨托的

软骨下塌陷，从而导致失败。胫骨保守截骨 2 ~ 4mm。在大多数情况下，从胫骨关节面最低点切除 2mm 是比较理想的。如果内侧和髌股关节间室磨损存在，膝关节力线居中，对胫骨进行 4mm 截骨可以防止矫枉过正和外侧间室负荷增大。推荐对胫骨进行保守截骨，矫正内翻 / 外翻至中立位，且有 2° ~ 4° 后倾。Deuce 膝进行双间室关节置换术（bicompartmental knee arthroplasty，BKA）可恢复膝关节力线[13]。与 UKA 相似，重要的是要把胫骨假体坐于皮质边缘且没有悬出，外侧部分要尽可能靠外但又未碰撞到 ACL 胫骨附着点。这允许负荷最大限度地分布在整个胫骨。间隙模块（spacer blocks）插入，确定膝关节屈伸间隙。与 TKA 截骨相似，允许矫正广泛性内翻畸形。与 UKA 不同，Deuce 膝可以独立完成伸直间隙平衡（不用考虑屈曲时），支持广泛的畸形矫正[13, 14]（图 22-3）。匹配滑车和股骨外侧髁之间的过渡区，是本技术起初最关心的问题。通过改进器械，笔者使这一技术可重复进行。

截骨完成后，像 TKA 一样，插入试模（图 22-4）。髌骨假体及其准备方法都同 TKA 一样。外侧支持带松解和部分髌外侧面被切除用于髌股关节平衡。在 BKA，恰当平衡髌股关节面非常重要，以预防髌骨外侧面与股骨外侧髁在过渡区发生撞击。这一技术考虑的是来自TKA 中的观察发现，考虑到髌股关节平衡时，在 BKA需要特别强调。除此之外，平衡外侧支持带软组织，将假体尽可能向外侧放置，但不悬出，可以允许髌骨在滑车槽内有好的轨迹。滑车槽与 Genesis Ⅱ 全膝关节系统（Smith and Nephew）是一样的，后者被证明髌股关节轨

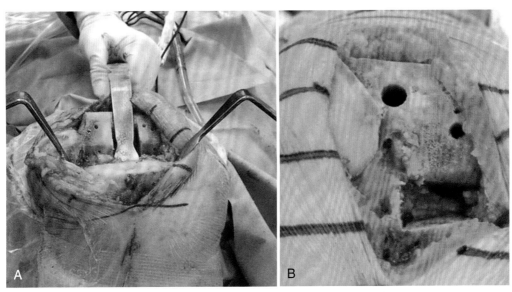

图 22-2　TKA（A）和 Deuce 膝（B）的手术显露比较。

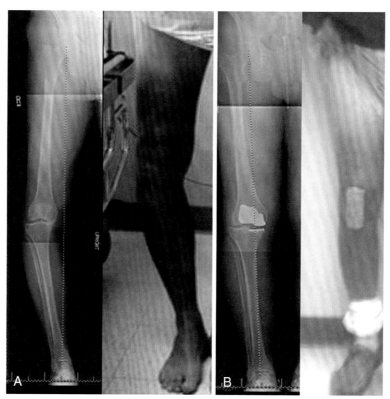

图 22-3 Deuce 膝植入后膝关节力线恢复：术前（A）和术后（B）。

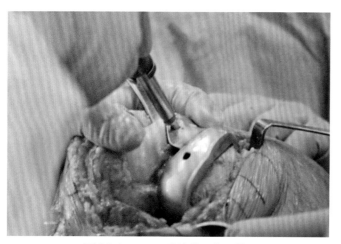

图 22-4 Deuce 膝关节置换试模。

迹良好，且临床疗效优良[15, 16]。髌骨假体有两种可被使用，嵌入（inlay）型或置入（onlay）型，都有良好的效果。然而，作者偏好使用 7.5mm 厚的髌骨三齿假体。这容许髌骨保守截骨，以及足够的覆盖面，且有良好的假体植入位置。

对于髌股关节，股骨假体的旋转也非常重要。保持适当的旋转，或外旋增加 1°～2°，髌股关节功能更佳。由于股骨假体是单片的，若需股骨假体旋转，需要考虑髌股关节和内侧间室的平衡。若增加外旋，可以使胫股接触面更靠内侧，而增加假体内旋对髌股关节的机械特征有不利影响。股骨假体的旋转取决于滑车沟的前后线和内上髁轴线。确定髁上轴线（通髁线）存在困难，因此，前后线（AP 线）仍然是确定股骨假体旋转的主要依据。

特殊情况、适应证和患者选择

首先，外侧间室存在症状是 Deuce 膝的禁忌。病史与体格检查对确定外侧膝关节疼痛的来源至关重要。髌骨外侧疼痛往往与髌股关节骨关节炎相关，并可以成功地治疗。不过，真正的外侧关节线疼痛，不能通过这个手术解决，无论外侧间室放射学多么正常。这种情况下，行 MRI 和（或）关节镜判断外侧间室病变，可能对诊断有益。完整的 ACL 对手术有利。然而，在作者进行的病例中，有一系列患者没有 ACL 也取得了成功的结果。近年来观察到 ACL 缺陷的患者占 6.38%。如果患者同时存在不稳定的症状，手术时需进行 ACL 重建或中转为 TKA。如果患者 ACL 缺陷，但活动水平较低，且无症状，进行 BKA 将不影响临床结果。最后，与 UKA 和 PFA 相似，炎症性关节病是 Deuce 膝的禁忌。

对一些难度大的病例，屈曲挛缩超过 10°，转换为

TKA 可能是必要的。屈曲挛缩可以通过松解内侧腘绳肌腱与后方关节囊、切除膝关节内后方骨赘来解决。好的骨质是必要的。对内翻畸形限制不高，这与 UKA 不同。因为通过截骨可以矫正内翻畸形，膝关节屈曲平衡和伸直平衡的调节是独立的，内侧松解可以矫正 20° 的内翻畸形。这样，术后可获得良好的稳定和功能。

围绕着患者的选择，一个常见的问题是：哪些人最适合该手术？是年轻活跃的患者还是老年患者？年轻者可以保留交叉韧带获得稳定且保存骨量？年老者惧怕 TKA 术后的康复和疼痛？通过完成了 800 例手术，笔者认为，年龄和活动水平对确定候选人不重要。应用 Deuce 膝，两个群体的患者都可从 BKA 手术中受益。适当的术前体格检查非常重要，尤其是疼痛的位置。如果患者诉膝关节外侧疼痛，用手指出其疼痛部位是必不可少的步骤，以确定疼痛是来自髌骨外侧面，还是真正的外侧关节线处痛。患者若指出是来自髌骨外侧面，仍可进行 BKA 手术，因为髌股关节也进行置换。如果患者疼痛来自外侧关节线，外侧间室不置换将无法解决外侧疼痛问题。存在外侧疼痛，但缺乏骨关节炎的影像学证据，不能以此确定手术指征。在这种情况下，适当考虑 MRI 或关节镜检查，对确定手术方式有帮助。体格检查时，必须考虑到以下方面：ACL 完整性、屈曲挛缩、髌骨轨迹和外侧间室是否变窄。

显然，不论在什么病例，外侧髁上的骨赘都应去除。"唇吻病变（kissing lesion）"需要切除，其不是 Deuce 膝的禁忌。如站立位 X 线片显示外侧股骨髁全层软骨病变，不能进行 BKA 手术，建议转换为 TKA。其他特殊的考虑包括膝关节内侧疾病力线正中，外侧间室张开。大多数内侧间室关节炎导致内翻畸形。有时，基于股骨和胫骨解剖，X 线片可能显示内侧间室和髌股间室关节炎，但外侧间室无症状。在这种情况下，胫骨截骨要稍多些，以免矫枉过正。胫骨过度外翻截骨可能导致低位髌骨（框 22-1）。低位髌骨可造成软骨在过渡区撞击，这种现象不好。此外，胫骨闭合楔形截骨可导致内侧间室力线处于中立位，BKA 手术存在矫枉过正的风险。若存在上述两种情况，转为 TKA 是必要的。

框 22-1　低位髌骨

- 避免胫骨闭合楔形截骨。
- 闭合楔形截骨导致髌骨低位。
- 低位髌骨可造成软骨在过渡区撞击

术后随访

如前所述，Deuce 膝潜在的好处是恢复快、保护健康组织、减少创伤、改善功能。早期的证据支持这一假说。在一个步态研究中，8 膝 BKA 和 10 膝对照组，Deuce 膝在步行时支持正常冠状面力学和伸膝机制[17]。在手术 1.2 年后，患者大部分恢复正常功能。考虑到临床结果，作者收集了 400 膝 Deuce 膝和 152 膝 TKA 患者术后的数据，配对体重指数和年龄（Deuce 膝为 65 岁；TKA 为 66 岁），平均随访分别为 29 个月（Deuce 膝）和 22 个月（TKA），在 3 年内的几乎每个随访时间点，Deuce 膝的 KSS 评分均优于 TKA，6 个月后即超过 90 分（图 22-5）。在 3 年内的几乎每个随访时间点，关节活动度的结果也是 Deuce 膝优于 TKA（图 22-6）。

除了临床结果外，作者还调查了早期功能情况，内容包括患者使用辅助设备的天数、恢复驾驶的时间、停止所有疼痛药的时间、住院天数、切口长度、平均上止血带时间以及患者是否需要输血。根据作者的工作，Deuce 膝患者停止使用辅助装置的时间比 TKA 患者早 10 天，恢复驾驶的时间比 TKA 患者早 13 天，停止止痛药的时间比 TKA 患者早 9 天。Deuce 膝平均住院 2.5 天，TKA 为 3.5 天。Deuce 膝平均上止血带的时间比 TKA 短 7 分钟。Deuce 膝只有 1.87% 的患者需要输血，而 TKA 为 36%。随访 43 个月，翻修率 1.3%。并发症包括以下情况：3 例需要手法获得关节活动度，3 例感染（1 急性，2 慢性），1 例全聚乙烯胫骨假体松动，1 例行外侧半月板部分切除术，1 例内侧胫骨平台骨折，1 例髌骨松动，2 例衬垫锁定机制失败，1 例胫骨托断裂。

到目前为止，7 年内进行了 5000 多例 Deuce 膝，其中作者做了 800 膝。术后早期临床结果是满意的。然而，为了验证其长期安全性和有效性，需要更多的研究支持。

重要提示

提高部分膝关节置换术的结果取决于多种因素。作者进行了 800 膝 Deuce 膝手术，没有观察到股骨假体失败，这基本上与 TKA 相当。当考虑是 UKA 或 BKA 时，胫骨侧的置换似乎是最薄弱的环节。首先建议减少胫骨截骨深度，原因是软骨下骨板是一个坚强的支撑，胫骨下 4mm 变得松软，不能抵抗内侧部分的应力。此

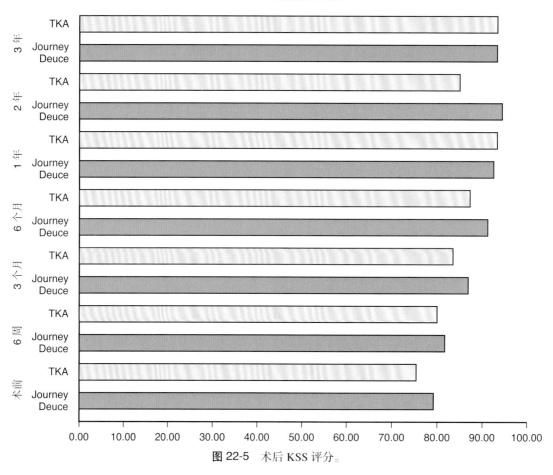

图 22-5　术后 KSS 评分。

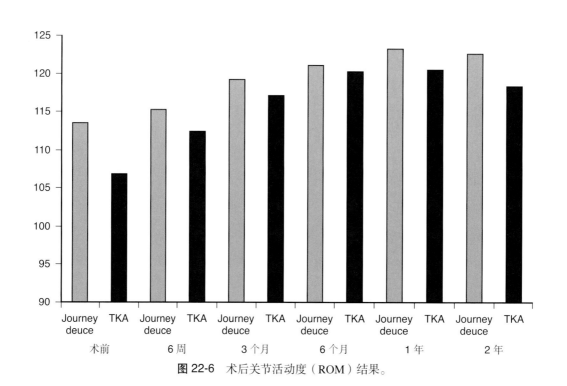

图 22-6　术后关节活动度（ROM）结果。

外，部分膝关节置换术常应用于年轻患者，这些患者可能在以后还需要翻修，保存骨量对以后翻修至关重要。

膝关节平衡对于降低内侧胫骨托的应力非常重要。因此，建议矫正大的内翻畸形。与 UKA 操作指南不同，这里可以松解和矫正畸形。然而，根据作者的经验，BKA 不能矫枉过正，将负荷转移向外侧间室。插入股骨和胫骨假体，保持膝完全伸直位直至骨水泥固化。因为膝关节在伸直位传递最大应力。这是所有膝关节置换术的原则，在 BKA 同样重要。

部分膝关节置换术后恢复涉及多个方面。适当的疼痛管理很关键。根据作者的经验，鸡尾酒镇痛很有效。推荐应用股骨和（或）坐骨神经阻滞进行镇痛。然而，神经阻滞将影响患肢负重 1～2 天，可能增加在行走时摔倒的风险。通常这些患者就在这个时间出院，因此这将可能妨碍治疗和恢复。

小 结

作者的经验表明，Deuce 膝 BKA 可以有效地用来治疗内侧和髌股间室疾病。尽管 TKA 可有效地治疗双间室疾病，Deuce 膝进行 BKA 的研究证据支持其可以提高术后功能[17]。这主要与其保留 ACL、截骨少、软组织损伤小、手术失血少有关。此外，作者调查 800 膝 Deuce 膝 2.5 年，术后稳定性好。对于部分骨关节炎患者，BKA 是一种可行的手术方法。虽然还需要更多的研究来评估其中长期效果，目前数据表明，BKA 在目前或将来的骨科重建市场将有一席之地。

（张启栋 泽　郭万首 校）

参考文献

1. Hart JA. Joint replacement surgery. Med J Aust 2004;180: S27-S30.
2. Kurtz S, Mowat F, Ong K, et al. Prevalence of primary and revision total hip and knee arthroplasty in the United States from 1990–2002. J Bone Joint Surg [Am] 2005;87:1487-1497.
3. Noble PC, Conditt MA, Cook KF, Mathis KB. The John Insall Award. Patient expectations affect satisfaction with total knee arthroplasty. Clin Orthop Relat Res 2006;(452):35-43.
4. Ledingham J, Regan M, Jones A, Doherty M. Radiographic patterns and associations of osteoarthritis of the knee in patients referred to hospital. Ann Rheum Dis 1993;52:520-526.
5. Borus T, Thornhill T. Unicompartmental knee arthroplasty. J Am Acad Orthop Surg 2008;16:9-18.
6. Leadbetter WB, Ragland PS, Mont MA. The appropriate use of patellofemoral arthroplasty: an analysis of reported indications, contraindications, and failures. Clin Orthop Relat Res 2005; (436):91-99.
7. Kendrick BJ, Rout R, Bottomley NJ, et al. The implications of damage to the lateral femoral condyle on medial unicompartmental knee replacement. J Bone Joint Surg [Br] 2010;92:374-379.
8. Berger RA, Meneghini RM, Sheinkop MB, et al. The progression of patellofemoral arthrosis after medial unicompartmental replacement: results at 11 to 15 years. Clin Orthop Relat Res 2004; (428):92-99.
9. Hernigou P, Deschamps G. Patellar impingment following unicom-partmental arthroplasty. J Bone Joint Surg [Am] 2002;84:1132-1137.
10. Khanna A, Gougoulias N, Longo UG, Maffulli N. Minimally invasive total knee arthroplasty: a systemic review. Orthop Clin North Am 2009;40:479-489.
11. Berenc KR, Lombardi AV. Avoiding the potential pitfalls of minimally invasive total knee surgery. Orthopedics 2005;289:1326-1330.
12. Dalury DF, Dennis DA. Mini-incision total knee arthroplasty can increase risk of component malalignment. Clin Orthop Relat Res 2005;(440):77-81.
13. Rolston L, Siewart K. Assessment of knee alignment after bicompartmental knee arthroplasty. J Arthroplasty 2009;24:1111-1114.
14. Emerson RH, Higgins LL. Unicompartmental knee arthroplasty with the Oxford prosthesis in patients with medial compartment arthritis. J Bone Joint Surg [Am] 2008;90:118-122.
15. Bourne RB, Laskin RS, Guerin JS. Ten-year results of the first 100 Genesis II total knee replacement procedures. Orthopedics 2007; 30:S83-S85.
16. Crockarell JR, Hicks JM, Schroeder RJ, et al. Total knee arthroplasty with asymmetric femoral condyles and tibial tray. J Arthroplasty 2010;25:108-113.
17. Wang H, Dugan E, Frame J, Rolston L. Gait analysis after bicompartmental knee replacement. Clin Biomech 2009;24: 751-754.

第23章
组合式双间室膝关节置换术

Jess H. Lonner

要 点

- 对于膝关节活动度尚可、畸形小、韧带稳定的双间室关节病患者，组合式双间室关节置换术是一个有效的治疗手段。
- 与股骨单片组成假体不同，组合式双间室膝关节置换术允许各假体独立选择大小和调整位置，相互之间没有任何干扰。
- 短期效果良好，但长期效果取决于细致的手术技术和设计良好的单髁、髌股关节假体。

引 言

单间室膝关节置换（UKA）和髌股关节置换（PFA）是治疗单间室关节炎的有效的方法；然而，关节炎通常影响内侧（或外侧）和髌股间室，传统上常采用全膝关节置换（TKA）治疗这些病例。虽然有些人认为 UKA 可以不考虑髌股关节炎症状[1,2]，但其他人没有办法复制其方法。此外，内侧或外侧间室软骨退变 3 级或 4 级是 PFA 治疗髌股关节炎的禁忌，通常需 TKA 治疗[3]。

几年前，出现一个突破性的进步，应用单片的双间室假体置换内侧和髌股间室，保留了交叉韧带和外侧间室[4]。虽然最初对双间室膝关节置换的接受热情不高，但随着手术技术提高、假体设计改进和不错的结果出现，它引起了不少人的兴趣。目前两种双间室膝关节置换方法都可使用，我的选择是组合式的方法，利用独立且不相关 UKA 和 PFA 进行手术。在其他章节，市售或定制的滑车、股骨髁连于一起的单片假体已经讨论过，本章将讨论组合式非相关的假体进行双间室膝关节置换的理论和临床结果。

双间室膝关节置换的理论

进行双间室膝关节置换的依据有两点。首先，很大一部分患者进行 TKA 是因为累及内侧（或外侧）和髌股间室的双间室关节炎，没有严重畸形，运动良好，交叉韧带完整。一项对 470 膝骨关节炎的影像学研究发现，50% 的关节炎影响内侧间室和髌股间室，但外侧间室和三间室关节炎比较少见[5]。通常这些患者采用 TKA 治疗。虽然 TKA 可以非常有效地缓解疼痛，具有好的生存率，但患者往往没有达到预期的功能[6]，这可能与 TKA 术后改变了膝关节运动学有关。而 UKA、PFA 或双间室置换由于保留前交叉韧带和其他间室的解剖结构，术后近乎正常[7-9]。其次，一些孤立进行 PFA 或 UKA 的患者，经过一段时间，往往未置换间室会发展成为关节炎，常需 TKA 翻修，而不是在退变的间室再加一个部分关节置换。这些情况下，组合式双间室置换术可能是一种有效的治疗方法。然而目前对这部分患者进行组合式双间室置换而不是 TKA，虽然直观且合乎逻辑，但数据支持匮乏。

双间室膝关节置换的适应证

双间室膝关节置换的适应证与 UKA 或 PFA 类似，除此之外，还需要有第二间室的关节炎或软骨软化疼痛（图 23-1）。因此，它可用于内侧或外侧间室和髌股关节间室退行性病变的患者或软骨软化疼痛的患者，术前能完全伸直（或屈曲挛缩小于 5°），运动范围良好（通常屈曲大于 90°），畸形小，交叉韧带功能完整，侧副韧带稳定，"第三"间室完整且无疼痛。UKA 或 PFA 的适应证的细节在其他章节已有详述。有些医生可能希望将手术限制用在年轻和活跃的患者，但我认为不应当对年龄设置人为的限制，我有很多老年患者进行该手术也取得了很好的结果。有些医生主张对内侧和髌股关节炎采用活动半月板的孤立内侧单髁置换，在本质上不考虑髌股关节炎及症状[1,2]。Berend[1] 和 Beard[2] 发现，无论是术前存在髌股关节炎还是疼痛，均不影响活动半月板的内侧单髁置换效果。然而，另外一些人发现，当存在髌股关节炎时，仅对内侧间室置换，可以预见膝前痛导致的失败。由于活动半月板单髁假体治疗双间室关节炎的有关数据未能在其他系列假体复制（特别是那些使用固定型假体进行单间室膝关节置换的研究），为什么髌股症状在不同假体对结果影响不同，难以给予合理的解释。我们偏好对涉及内侧（或外侧）和髌股间室的双髁关节炎采用组合式双间室关节置换治疗（图 23-2、图 23-3）。

基于双间室关节置换的理论方法，假体的内、外翻力线主要是由股骨外髁和滑车假体外侧缘的位置决定。基于股骨远端冠状面力线和形态的变异，若要确保滑车假体外侧边缘与股骨外侧髁的平滑，假体的内、外翻力线就会伴随改变。这可能影响假体髁大小选择和力线。当然，分析单片假体的 X 线片，股骨滑车和股骨髁远端的方向有很大差异，有些内翻，有些外翻，还有部分相对于股骨轴线处于中立位（图 23-4）。力线不良会影响假体使用的耐久性和功能。除非股骨远端有理想的形态，非定制单片假体很罕见有两部分（即滑车和髁部分）的力线和大小完全匹配的情况。不佳的力线或位置是否影响髌骨轨迹和中期结果尚不清楚；然而，这可以解释为什么 42 例单片双间室关节置换病例系列，在短

组合式非相关双间室膝关节置换术的原理

目前，有两种单片的双间室膝关节置换假体，但发表的临床数据很少或没有。Journey Deuce 膝（Smith & Nephew，Memphis，TN）是一个非定制假体，由三部分组成，滑车和股骨内髁连于一体的股骨假体部分置换股骨滑车和股骨内侧髁的表面，内侧胫骨假体置换内侧胫骨平台，全聚乙烯髌骨纽扣置换髌骨。iDuo 假体（ConforMIS，Burlington，MA）是一个定制设计的假体，可置换髌股间室和内侧（或外侧）间室，股骨髁和滑车是连于一体的。虽然早期的单片假体的经验使人们认识到双间室膝关节置换的作用，但使用市场上销售的单片双间室假体置换股骨内侧髁及滑车仍存在很多问题。

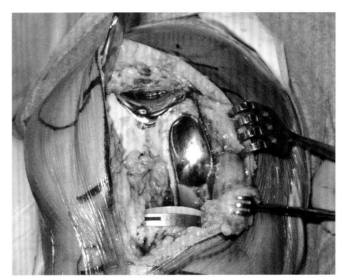

图 23-2　组合式双间室膝关节置换的术中照片。

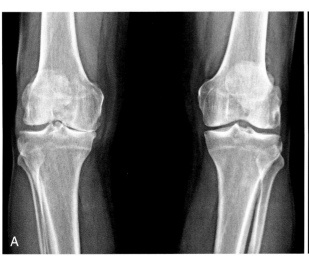
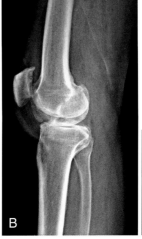
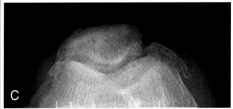

图 23-1　一位 60 岁男性双间室关节炎患者的术前前后位（A）、侧位（B）和切线位（C）X 线片。

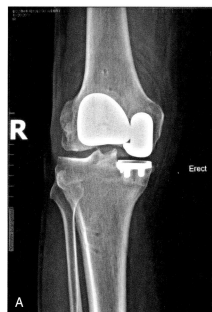
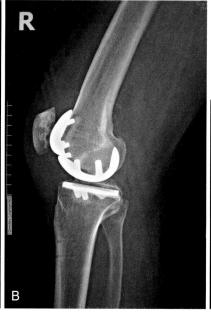
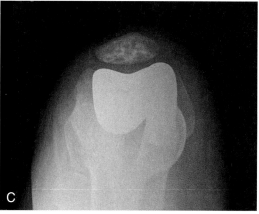

图 23-3　双间室膝关节置换术后前后位（A）、侧位（B）和切线位（C）X 线片。

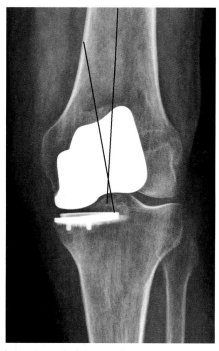

图 23-4　单片双间室膝关节置换术后前后位 X 线片显示很难实现假体的滑车和髁的精确对线。在这种情况下，股骨髁假体似乎相对于机械轴对线良好，但滑车部分指向内侧皮质，其可能影响髌骨轨迹。

期随访时，出现 12% 翻修和 25% 膝前痛[10]。

　　对 117 膝 CT 扫描研究发现股骨滑车和内侧（或外侧）股骨髁的几何关系存在相当大的变异，这进一步证明单片双间室膝关节置换术所固有的挑战[11]。本研究加强了组合式双间室膝关节置换的论据，组合式双间室可

以最佳调整和选择大小合适的个体假体。因此，双间室膝关节置换的另一种方法，是股骨滑车和内侧髁组合式的双间室置换，这也是我个人的喜好。这容许各个间室进行"独立"置换，确保各组成部分相对于股骨远端的关键轴和旋转轴的方向和力线恰当，而不受其他间室的影响（图 23-2 和图 23-3）。这也允许各间室尺寸调整，以适应不同患者和间室之间的几何、比例的变异性。组合式双间室膝关节置换高度兼容机器人协助骨准备及三维计划[12]。

　　当进行双间室膝关节置换时，股骨滑车假体和单髁股骨假体之间的过渡空隙因为假体大小而异。因股骨远端的形状和大小不同，二者之间的距离可以小到 1mm，大到 10mm（图 23-2）。在独立置换时，滑车和髁假体之间的过渡间隙相关问题并没有观察到，这支持假体可以在相对关节软骨齐平或凹陷大约 1mm 的适当位置植入。边缘突出可能导致髌骨假体卡住或撞击，因此应避免。假体边缘突出，可能原因是技术性错误或滑车假体的设计不当[13]。假体力线不良、位置不正，股骨滑车假体大小不当，或关节面不平滑，均可影响髌骨轨迹，从而影响双间室置换的短期和长期效果。

组合式双间室膝关节置换术临床结果

　　步态分析与等速肌力测试表明，双间室膝关节置换术后恢复正常膝关节力学和步态[9]。双间室膝关节置

换术的早期临床结果已显示出良好的疼痛缓解和膝关节功能，以及恰当的膝关节力线恢复[4,14-18]。患者通常可以独立站起，且可上楼梯[9-16]。然而，由于该手术较新，长期的结果仍然须待研究。

最近有一些关于组合式双间室膝关节置换术的报道结果。Heyse 等[15] 报道 9 例 9 膝患者，行内侧 UKA 和 PFA，手术时平均年龄为 64 ± 5 岁，3 例手术是分期进行的，UKA 和 PFA 间隔平均 5 年。平均随访 12 ± 5 年（4 ~ 17 年），没有翻修，虽然有 1 例患者发生外侧间室关节炎进展，但无症状。膝关节 KSS 评分从术前 39 ± 24 提高至 92 ± 10（P=0.007），膝关节功能评分从术前 30 ± 9 增加到 83 ± 18（P=0.002），在最后一次随访，平均关节活动度从 107° 增加到 121°（P=0.04），所有患者均满意或非常满意。Mahoney 等[16] 报道 17 例非关联 UKA 和 PFA 的短期结果，所有患者轻度疼痛或无疼痛，所有患者屈曲大于 120°。在该病例系列，所有患者能够不需要辅助站起，上楼梯。目前还没有 UKA 或 PFA 不相容的情况出现[16]。John 等[17] 回顾作者最初连续进行的 30 例组合式 UKA + PFA，最低随访 1 年（范围 1 ~ 2.5 年），发现 WOMAC 疼痛评分从 11 下降到 2.8（P=0.0001），功能评分从 13.6 下降到 3.2（P=0.0008），总评分从 24.6 下降到 6（P=0.0001），活动范围从 122° 增加到 138°（P=0.0001），膝关节协会功能评分和膝关节评分分别从 56 增加至 92、从 40 增加至 88（P=0.0001）。目前还没有围术期并发症的报道，也没有影像学证据证明聚乙烯磨损，松动，或渐进性胫股外侧间室关节炎发生。

尽管这些结果令人鼓舞，若双间室膝关节置换术患者选择不当、假体力线不佳或位置不良，对侧间室可发生渐进性关节炎。Parratte 等[14] 报道 77 膝内侧 UKA 和 PFA 组合式双间室膝关节置换，平均随访 12 年，有 6 例发生外侧间室无症状骨关节炎进展，但没有因关节炎进展而翻修的病例。在这些幸存的假体，疼痛、功能和膝关节评分都有很大的改善。然而，在该病例系列，有 27 膝失败，平均失败时间 8 年（范围 11 个月 ~ 22 年），20 例是因为滑车假体无菌性的松动，7 例是因为胫骨假体无菌性的松动。在这些失败的病例中，有 15 例滑车假体是非骨水泥型。尽管有这些失败，那些作者仍继续倡导组合式双间室膝关节置换术，他们认为非骨水泥滑

车固定、粗糙的手术器械和技术、聚乙烯质量不佳、假体设计缺陷是造成无菌性松动失败的原因。在 Parratte 等先前的报道，孤立的 PFA 滑车部件也具有较高的失败率[19]。对新技术和设计需要进一步的研究，以确定其是否同 TKA 一样具有长期耐久性。当然，目前报道的双间室膝关节置换术在改善早期功能和效果方面，结果令人鼓舞[4,12,17]。

分期双间室置换

另一个新概念，是在单间室膝关节置换或髌股关节置换术术后出现进展性关节炎时，可考虑分期双间室膝关节置换术。7% ~ 10% 的 UKA 患者在术后 10 ~ 15 年会发生症状性的髌股关节炎或髌股关节炎进展[20,21]。此外，10% ~ 25% 的 PFA 患者在术后 7 ~ 16 年可能出现胫股关节炎进展[19,22-24]。通常这些患者都采用 TKA 进行翻修治疗。这给我们直观的感觉是，在这些孤立的髌股置换或单间室膝关节置换患者，关节炎进展仅发生在未置换的一个间室，就可以分期进行单间室置换，而不是翻修为 TKA，这也就是组合式双间室置换。不过，虽然有一个研究进行了 3 例患者分期组合式双间室膝关节置换术，但没有报道这种 TKA 翻修替代方法的数据结果[15]。

结　论

恰当选择双间室关节炎的患者，组合式双间室膝关节置换术相比单独 UKA 或 PFA 更为有效。相对 TKA，也是另一种治疗方法。这里所说的双间室关节炎是指内侧（或外侧）和髌股关节炎，或者是第二个间室的软骨软化。组合式双间室膝关节置换术手术相对保守，可以保留关节生物力学，但手术技术要求高，高质量假体将是决定成功的重要因素。组合式双间室膝关节置换使用非相连的单髁假体和髌股假体进行置换，具有更大的灵活性，容许假体力线进行调整，这是单片双间室假体所不具备的，也因此能更准确地恢复膝关节间室的解剖。使用组合式双间室置换而不是单片假体置换，感觉很直观；然而，尚缺少相关研究比较二者的优劣。

（张启栋 译　郭万首 校）

参考文献

1. Berend KR, Lombardi AV, Adams JB. Obesity, young age, patell- ofemoral disease, and anterior knee pain: identifying the unicondy- lar arthroplasty patient in the United States. Orthopedics 2007;5(Suppl):19-23.

2. Beard DJ, Pandit H, Ostlere S, et al. Preoperative clinical and radiological assessment of the patellofemoral joint in unicompart- mental knee replacement and its influence on outcome. J Bone Joint Surg [Br] 2007;89:1602-1607.

3. Lonner JH. Patellofemoral arthroplasty. J Am Acad Orthop Surg 2007;15:495-506.

4. Rolston L, Bresch J, Engh G, et al. Bicompartmental knee arthroplasty: a bone-sparing, ligament-sparing, and minimally invasive alternative for active patients. Orthopedics 2007;30(8 Suppl):70-73.

5. Ledingham J, Regan M, Jones A, Doherty M. Radiographic patterns and associations of osteoarthritis of the knee in patients referred to hospital. Ann Rheum Dis 1993;52:520-526.

6. Noble PC, Gordon MJ, Weiss JM, et al. Does total knee replacement restore normal knee function? Clin Orthop Relat Res 2005;(435): 157-165.

7. Patil S, Colwell CW Jr, Ezzet KA, D'Lima DD. Can normal knee kinematics be restored with unicompartmental knee replacement? J Bone Joint Surg [Am] 2005;87:332-338.

8. Suggs JF, Park SE, Steffensmeier S, et al. Function of the anterior cruciate ligament after unicompartmental arthroplasty: an in vitro robotic study. J Arthroplasty 2004;19:224-229.

9. Wang H, Dugan E, Frame J, Rolston L. Gait analysis after bi- compartmental knee replacement. Clin Biomech 2009;24: 751-754.

10. Tria AJ Jr. Bicompartmental arthroplasty of the knee. Instr Course Lect 2010;59:61-73.

11. Banks SA, Abbasi A, Van Vorhis R, et al. Morphology of the distal femur for bicompartmental arthroplasty. Presented at the Annual Meeting of the American Academy of Orthopedic Surgeons, 2010.

12. Lonner JH. Modular bicompartmental knee arthroplasty with robotic arm assistance. Am J Orthop 2009;38(2 Suppl):28-31.

13. Lonner JH. Patellofemoral arthroplasty: the impact of design on outcomes. Orthop Clin North Am 2008;39:347-354.

14. Paratte S, Pauly V, Aubaniac JM, Argenson JN. Survival of bicom- partmental knee arthroplasty at 5–23 years. Clin Orthop Relat Res 2010;(468):64-72.

15. Heyse TJ, Khefacha A, Cartier P. UKA in combination with PFR at average 12-year follow-up. Arch Orthop Trauma Surg 2010;130: 1227-1230.

16. Argenson JN, Parratte S, Bertani A, et al. The new arthritic patient and arthroplasty options. J Bone Joint Surg [Am] 2009;91(Suppl 5): 43-48.

17. John T, Sheth N, Lonner JH. Modular bicompartmental arthroplasty of the knee. Presented at the Annual Meeting of the Knee Society, September 2010.

18. Rolston L, Siewert K. Assessment of knee alignment after bicom- partmental knee arthroplasty. J Arthoplasty 2009;24:1111-1114.

19. Argenson JN, Flecher X, Parratte S, Aubaniac JM. Patellofemoral arthroplasty: an update. Clin Orthop Relat Res 2005;(440):50-53.

20. Kahn OH, Davies H, Newman JH, Weale AE. Radiological changes ten years after St. Georg Sled unicompartmental knee replacement. Knee 2004;11:403-407.

21. Berger RA, Meneghini RM, Sheinkop MB, et al. The progression of patellofemoral arthrosis after medial unicompartmental replace- ment: results at 11 to 15 years. Clin Orthop Relat Res 2004;(428): 92-99.

22. Cartier P, Sanouiller JL, Khefacha A. Long-term results with a first patellofemoral prosthesis. Clin Orthop Relat Res 2005;(436): 47-54.

23. Nicol SG, Loveridge JM, Weale AE, et al. Arthritis progression after patellofemoral joint replacement. Knee 2006;13:290-295.

24. Kooijman HJ, Driessen APPM, VanHorn JR. Long-term results of patellofemoral arthroplasty: a report of 56 arthroplasties with 17 years of follow-up. J Bone Joint Surg [Br] 2003;85:836-840.

第六部分
并发症

第 24 章
单间室膝关节置换的失败方式

Jack M. Bert

要 点

- 单间室膝关节置换是单间室病变常见的外科手术。
- 单间室膝关节置换中长期效果尚不确定，很多因素可导致手术失败。
- 本章描述单间室膝关节置换最常见的失败机制，并试图解释失败原因。

引 言

单间室膝关节置换（UKA）已成为国内外治疗中、老年单间室骨关节炎常见的外科手术。单间室膝关节置换中长期生存率有不确定性。从 1998 年至 2005 年，单间室膝关节置换手术以 32.5% 的速度增长，而在同一时期，全膝关节置换术增长率是 9.4%[1]。在过去的 30 年，许多作者已经报道了单间室膝关节置换的适应证和禁忌证[2-23]。

适应证

1. 患者从事坐位职业；
2. 内翻畸形 <10°；
3. 膝关节活动范围 >90°，没有屈曲挛缩；
4. 骨关节炎或创伤后关节炎；
5. 非肥胖症；
6. 仅有单间室病变。

"单指试验"用于确定相应于单间室骨关节炎的 X 线表现的疼痛位置，是一个有意义的体征[3]。

禁忌证

1. 类风湿性关节炎；
2. 非局限性或广泛性膝疼痛；

3. 运动范围减少，有屈曲挛缩；
4. 运动活跃（跑步或撞击性负荷运动）；
5. 膝不稳定；
6. 严重肥胖。

对有禁忌证者进行单间室膝关节置换会导致更差的生存率。

失败原因

另外，以下因素也可导致单间室膝关节置换失败：

1. 不良手术和（或）骨水泥技术；
2. 不适当的假体设计；
3. 过度胫骨截骨；
4. 假体力线不良；
5. 假体失败；
6. 病例选择不适当，超出推荐的适应证范围。

某些假体已不再使用，因为其假体设计和聚乙烯垫失败显示出超高失败率[24, 25]。而且，在老年患者使用全聚乙烯胫骨（all polyethylene tibial，APT）假体，增加胫骨后倾和过量切除胫骨，导致某些患者内侧胫骨塌陷，假体下沉[26]。尽管最近有文章指出金属托减少水泥 - 骨界面应变和利用 APT 假体下部和偏心柱特殊的下表面粗糙结构获得了报道中最长的存活期[27]。然而，要强调的是，在这些病例中，小量的胫骨截骨展示了最长的生存期[19, 28]。

手术技术的重要性（见视频 24-1）

对于单间室膝关节置换，手术技术非常重要，不管使用什么假体。手术建议包括：内侧单间室膝关节置换时，股骨假体靠外侧放置，以适应伸膝时的外旋（图 24-1）；当使用 APT 假体时，尽可能植入最宽的假体，从内侧胫骨皮质骨到前交叉韧带，安放在内侧皮质骨上（图24-2）；应用斯氏针插入髁间窝以牵拉髌骨，有利于切口暴露。恰当的骨水泥技术非常重要，包括钻孔、冲洗枪冲洗和骨水泥应用前的表面干燥（图24-3）。骨水泥应该在成团期应用[29]，这会使股骨假体和胫骨假体固定得到改善[30]。当选择APT假体时，实验研究已证实胫骨假体的表面楔形榫头状粗糙结构对升离（lift-off）和剪切应力提供最大抵抗力（图24-4）。格纹状下表面模式趋于对升离和剪切应力产生最差的抵抗力[31,32]。

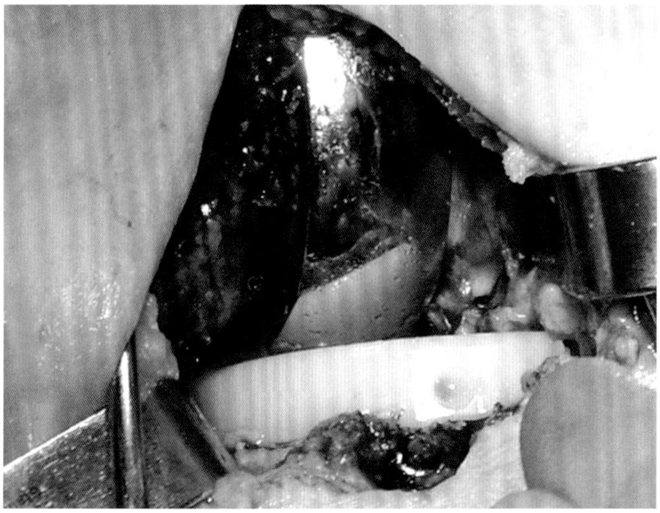

手术并发症

为了预防骨折和（或）胫骨假体下沉，避免胫骨过量截骨非常重要，已有经胫骨钉孔的骨折导致困难翻修情况的报道[33-35]（图24-5、图24-6）。报道显示，过度的内侧骨量切除引起内侧塌陷，2.5 年的随访表明，内侧放置的APT假体有 11% 的沉降率。对这些患者的放射学评估显示胫骨假体缺乏周围骨质支持和有明显的骨

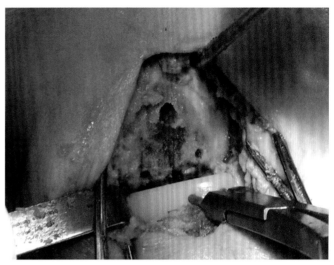

图 24-3　脉冲冲洗并干燥后，涂抹骨水泥前进行股骨钻孔。

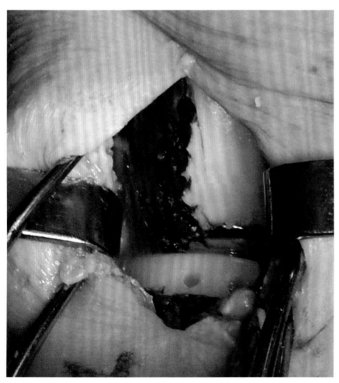

图 24-1　内侧 UKA 股骨假体靠外侧放置。

图 24-2　APT 假体安放于内侧胫骨皮质骨上。

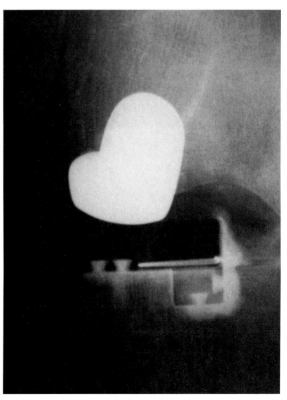

图 24-4　胫骨 APT 假体下表面的榫头状界面结构。

量去除[26]。如 Bloebaum 等[36]最初报道的，当于关节面下约 6～11mm 截骨时，大部分近端胫骨是高度多孔、以含气为主的松质骨。用电镜观察所切除的标本，在该截骨面多达 80% 的近端胫骨是松质骨，偏振光（图 24-7A）和非偏振光（图 24-7B）电镜对胫骨近端的观察都显示了这一现象。并且，胫骨近端截骨面后内侧和后外侧部骨量较其余部分关节面骨量多达 20%。该发现清楚地解释了假体固定及下沉可能存在的问题，尤其在胫骨前内侧和前外侧进行过多的截骨，或放置小号假体而缺少内侧胫骨皮质接触和支撑时更易出现。

力线不良

单间室膝关节置换的成功，力线至关重要。Squire 等在 1999 年首先报道了这一概念，他们注意到，在一组单间室膝关节置换患者中，有 46% 的患者术后外侧关节间隙消失[37]。内侧单间室膝关节置换术后外侧间室软骨磨损的原因通常是继发于术前内翻力线的过度矫正并引起术后外翻畸形（图 24-8）。在一组连续 100 例患

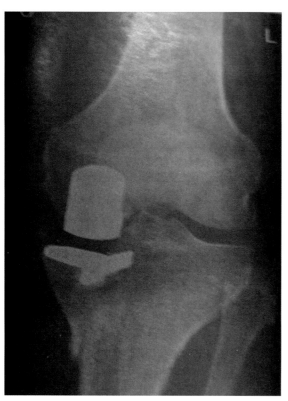

图 24-5　内侧胫骨经钉孔骨折。

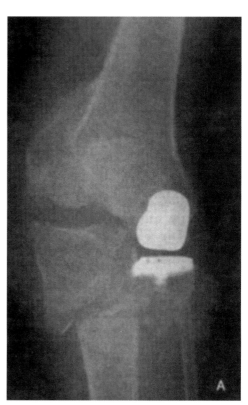

图 24-6　外侧 UKA 的胫骨灾难性骨折。

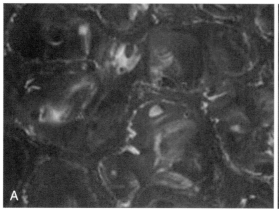

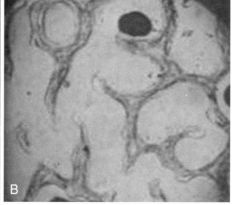

图 24-7　关节面下 8～11mm 近端胫骨。（A）电子显微镜偏振光视图；（B）非偏振光视图。

者中 [16]，由于进展性外侧间室磨损，83% 的患者出现了进展性外侧间室关节间隙消失（图 24-9）。而 Berger 等 [23] 注意到，当被置于中立位或轻微内翻位时，仅有 18% 的患者出现单间室膝关节置换术后进展性关节间隙消失（图 24-10）。对貌似正常的未受损的外侧间室软骨表面的活检显示了组织学上骨关节炎性早期改变，提示无症状膝关节可能已经存在退变性骨关节炎 [38]。由于在内侧股骨髁或胫骨平台矢状面假体放置不当，可能出现内 - 外侧不匹配。另外，股骨和胫骨的大小也很重要，因为胫骨假体需要置于内侧胫骨平台皮质以避免下沉。假如胫骨截骨过多或胫骨假体过小，假体下沉是常见的失败模式。在股骨内侧髁上股骨假体的外置有助于避免内 - 外侧不匹配 [3, 25, 26]。由于试图契合股骨和胫骨假体的表面几何形态，早先的假体设计更常引起关节表面不匹配（图 24-11）。

固定失败

固定失败最常见的原因是骨水泥技术和（或）假体设计问题（图 24-12）。由于使用薄聚乙烯衬垫和灭菌问题导致层裂及胫骨聚乙烯衬垫的早期磨损，带来

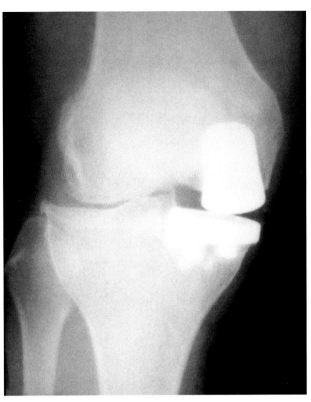

图 24-9　内侧 UKA 术后的进展性外侧关节间隙消失。

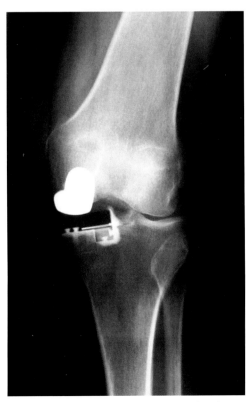

图 24-8　UKA 术后严重的外翻力线不良。

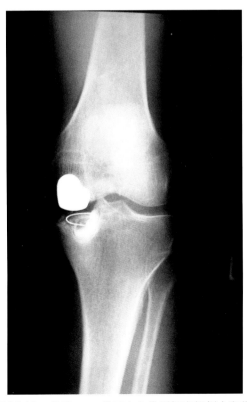

图 24-10　术后 UKA 处于中立位到轻度解剖内翻位。

胫骨衬垫过早失败的聚乙烯磨损在以前更常见[25]（图24-13）。

小切口暴露影响骨水泥清除，导致骨水泥存留于APT假体后方。当置入胫骨假体时可出现"雪犁"效应（图24-14A），导致后部骨水泥堆积（图24-14B、C），最终引起碎裂并导致游离体形成[39]。APT假体置入时应用小弯刮匙类器械清除其后方的骨水泥非常重要。

病例选择不当

病例选择不当包括所选病例有多间室的病变和（或）全膝痛[3]。不过，对于单间室膝关节置换是否可以忽略先前存在的髌股关节问题仍存在争议。一些作者认为先前存在的髌股关节病变不是禁忌证，除非有骨丢失和外侧关节面形成凹槽[40]。对运动活跃的患者进行单间室膝关节置换需要小心，因为可能出现松动和早期磨损。肥胖被认为是单间室膝关节置换的失败因素。2005年，Behrend等注意到，当其他因素被排除时，肥胖是影响单间室膝关节置换中长期存活的主要因素[41]。Healtheast关节注册中心的921个单间室膝关节置换术后的回顾性分析中[18]，作了一个应用Wilcoxon秩和检验、Kaplan-Meier生存分析、时序检验及Cox风险回归等方法比较累积翻修率的统计分析，平均随访7.2年

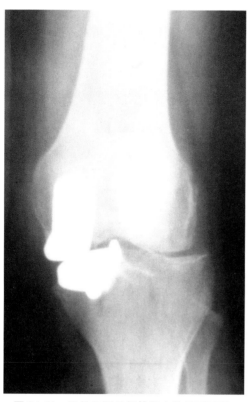

图24-11　股骨和胫骨假体的内外侧不匹配。

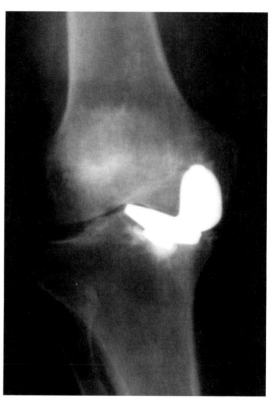

图24-12　UKA固定失败。

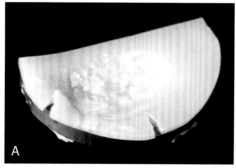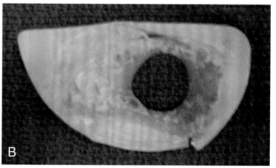

图24-13　（A）失败的聚乙烯衬垫植入显示层裂、侵蚀、碎裂和磨损；（B）失败的聚乙烯衬垫植入显示严重的磨损。

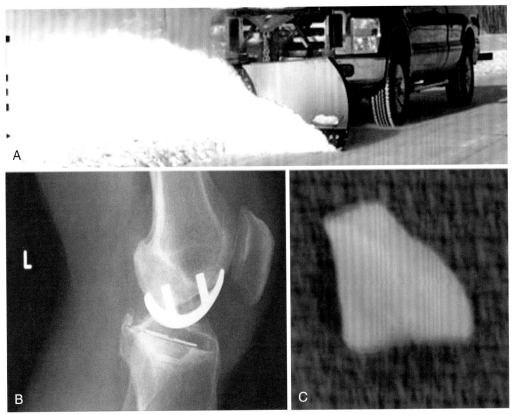

图 24-14 （A）雪犁效应图示雪 "堆"；（B）骨水泥堆积于胫骨假体后方；（C）后方断裂的骨水泥 "游离体" 2° 成角。

（2 ~ 14 年）。肥胖被定义为体质指数（BMI）大于 30。研究结果证实，在校正年龄和手术时间指数后，与正常 BMI 患者比较，超重或肥胖并没有增加翻修风险[42]。

小 结

总之，单间室膝关节置换失败常见的原因是手术技术不良，其可导致胫骨骨折和内外侧不匹配，致使假体轨迹不良和松动。其他因素包括骨水泥技术不佳，如未重视骨水泥假体置入前钻孔、脉冲式冲洗和截骨面干燥的重要性。另外，由于近端胫骨结构的多孔性，过多的胫骨截骨会引起假体下沉。内外侧匹配不好、关节表面和活动型衬垫的脱位可能缘于不合适的假体设计。假体和（或）下肢可能出现力线对线不良。病例选择不当可能是影响假体使用寿命的最重要因素。有广泛膝关节疼痛的患者单间室置换术后疼痛缓解不彻底。活动量大的患者容易出现早期失败。从逻辑上讲，肥胖对于该手术的长期效果来说是禁忌证，然而，中期疗效研究并不支持这一理论。对中、老年患者来说，恰当的病例选择和良好的假体设计，单间室膝关节置换可获得很大的成功。只要初次手术中保证了少量的胫骨截骨，对单间室膝关节置换失败进行全膝关节置换的翻修是极为成功的，没有操作困难。

（程立明 译 刘朝晖 校）

参考文献

1. Riddle D, Jiranek W, McGlynn F. Yearly incidence of unicompartmental knee arthroplasty in the United States. J Arthroplasty 2008;23:408-412.
2. Borus T, Thornhill T. Unicompartmental knee arthroplasty. J Am Acad Orthop Surg 2008;16:9-18.
3. Bert J. Unicompartmental knee replacement. Orthop Clin North Am 2005;36:513-522.
4. Skolnick M, Coventry M, Ilstrup D. Geometric total knee arthroplasty: a two year follow-up. J Bone Joint Surg [Am] 1976;58:749-753.

5. Skolnick M, Peterson L, Combs J. Polycentric knee arthroplasty—a two year follow-up. J Bone Joint Surg [Am] 1975;57:1033-1038.

6. Bae D, Guhl J, Keane S. Unicompartmental knee arthroplasty for single compartment disease: clinical experience with an average 4 year follow-up study. Clin Orthop Relat Res 1983;(176):233-238.

7. Laskin R. Unicompartmental tibiofemoral resurfacing arthroplasty. J Bone Joint Surg [Am] 1978;60:182-185.

8. Cameron H, Hunter G, Welsh R, et al. Unicompartmental knee replacement. Clin Orthop Relat Res 1981;(160):109-113.

9. Insall J, Aglietti P. A 5 to 7 year follow up of unicondylar arthroplasty. J Bone Joint Surg [Am] 1980;62:1329-1337.

10. Marmor L. The modular knee. Clin Orthop Relat Res 1973;(94):242-248.

11. Marmor L. Unicompartmental arthroplasty of the knee with a minimum of 10 year followup. Clin Orthop Relat Res 1988;(228):171-177.

12. Scott R, Cobb A, Ewald P, et al. Unicompartmental knee arthroplasty: 8 to 12 year follow-up with survivorship analysis. Clin Orthop Relat Res 1991;(271):96-100.

13. Heck D, Marmor L, Gibson A, et al. Unicompartmental knee arthroplasty: a multicenter investigation with long term follow-up evaluation. Clin Orthop Relat Res 1993;(286):154-159.

14. Cartier A, Kozinn S, Scott R. Unicompartmental knee arthroplasty surgery. J Arthroplasty 1996;11:782-786.

15. Grelsamer RP. Unicompartmental osteoarthritis of the knee. J Bone Joint Surg [Am] 1995;77:278-292.

16. Bert J. Ten year survivorship of metal backed unicompartmental arthroplasty. J Arthroplasty 1998;13:901-905.

17. Svärd UC, Price AJ. Oxford medial unicompartmental knee arthroplasty: a survival analysis of independent series. J Bone Joint Surg [Br] 2001;83:191-194.

18. Gioe T, Bert J, Killeen K, et al. Analysis of unicompartmental arthroplasty in a community based implant registry. Clin Orthop Relat Res 2003;(416):111-119.

19. Steele R, Hutabarat S, Evans R, et al. Survivorship of the St. Georg Sled medial unicompartmental knee replacement beyond 10 years. J Bone Joint Surg [Br] 2006;88:1164-1172.

20. Repicci J. Benefits and limitations of the unicondylar knee prosthesis. J Orthop 2003;26:274-279.

21. Sah A, Springer B, Scott R. Unicompartmental knee arthroplasty in octogenerians: survival longer than the patient. Clin Orthop Relat Res 2006;(451):107-112.

22. O'Rourke M, Gardner J, Callaghan J, et al. The John Insall Award. Unicompartmental knee replacement: a minimum 21 year follow-up, end results study. Clin Orthop Relat Res 2005;(440):27-34.

23. Berger R, Meneghini J, Jacobs J, et al. Results of unicompartmental knee arthroplasy at a minimun of ten years of follow-up. J Bone Joint Surg [Am] 2005;87:999-1004.

24. Hamilton W, Collier M, Tarabee E. Incidence and reasons for reoperation after minimally invasive unicompartmental knee arthroplasty. J Arthroplasty 2006;21(6 Suppl 2):98-107.

25. Bert J, Smith R. Failures of metal-backed unicompartmental arthroplasty. Knee 1997;4:41-48.

26. Aleto TJ, Berend ME, Ritter MA, et al. Early failure of unicompartmental knee arthroplasty leading to revision. J Arthroplasty 2008;23:159-163.

27. Small S, Behrend M, Ritter M, et al. Metal backing significantly decreases tibial strains in unicompartmental knee arthroplasty. Manuscript submitted for publication, January 2010.

28. Newman J, Pydisetty R, Ackroyd C. Unicompartmental or total knee replacement: the results of a prospective randomized controlled trial. J Bone Joint Surg [Br] 2009;91:52-57.

29. Bert J. Unicompartmental arthroplasty for unicompartmental knee arthritis. Tech Knee Surg 2007;6(4):1-10.

30. Bert J, McShane M. Is it necessary to cement the tibial stem in cemented total knee arthroplasty? Clin Orthop Relat Res 1998;(356):73-78.

31. Bert J, Koeneman J. A comparison of the mechanical stability of various unicompartmental tibial components. J Orthop Arthroplasty Rounds 1994;17:559-564.

32. Rosa RA, Bert JM, Bruce W, et al. An evaluation of all-ultra-high molecular weight polyethylene unicompartmental tibial component cement fixation mechanisms. J Bone Joint Surg [Am] 2002;84(Suppl 2):102-104.

33. Yang KY, Yeo SJ, Lo NN. Stress fracture of the medial tibial plateau after minimally invasive unicompartmental knee arthroplasty: a report of 2 cases. J Arthroplasty 2003;18:801-803.

34. Brumby S, Carrington R, Zayontz S, et al. Tibial plateau stress fracture: a complication of unicompartmental knee arthroplasty using 4 guide pinholes. J Arthroplasty 2003;18:809-812.

35. Song M, Kim B, Seong J, et al. Early complications after minimally invasive mobile-bearing unicompartmental arthroplasty. J Arthroplasty 2009;24:1281-1284.

36. Bloebaum R, Bachus K, Mitchell W, et al. Analysis of the bone surface area in resected tibia. Clin Orthop Relat Res 1994;(309):2-10.

37. Squire M, Callaghan J, Goetz D, et al. Unicompartmental knee replacement: a minimum 15 year followup study. Clin Orthop Relat Res 1999;(367):61-72.

38. Bert J. Histologic appearance of pristine articular cartilage in knees with unicompartmental osteoarthritis. J Knee Surg 2007;20:15-20.

39. Hamilton W, et al. Incidence and causes of reoperation after minimally invasive unicompartmental knee arthroplasty. Presented at the AAOS 73rd Annual Meeting, Chicago, IL, March 22–24, 2006.

40. Beard DJ, Pandit H, Ostlere S, et al. Pre-operative clinical and radiological assessment of the patellofemoral joint in unicompartmental knee replacement and its influence on outcome. J Bone Joint Surg [Br] 2007;89:1602-1607.

41. Behrend K, Lombardi A, Mallory T, et al. Early failure of minimally invasive unicompartmental knee arthroplasty is associated with obesity. Clin Orthop Relat Res 2005;(440):60-66.

42. Bert J, Tatman P, Mehle S, Killeen K. The effect of body mass index on survivorship of unicompartmental knee arthroplasty. Manuscript submitted for publication, February 2010.

第 25 章
失败的单间室膝关节置换

Jeffrey H. DeClaire

要 点

- 尽管假体设计改进、操作器械和手术技术发展以及病例选择恰当，单髁（单间室）关节置换失败仍不可避免发生。随着单间室膝关节置换的持续增多，失败的病例数会相应增多。

- 目前对单间室膝关节置换失败的治疗建议翻修为全膝关节置换术。在大多数情况下，单间室膝关节置换翻修为全膝关节置换术能够与初次全膝关节置换术一样地获得成功。

- 失败的类型可以预测单间室膝关节置换转换为全膝关节置换的复杂性。失败类型包括聚乙烯磨损、关节炎进展、髌股症状、无菌性松动、假体位置不良、内侧胫骨塌陷、适应证选择不当和技术因素。

- 聚乙烯磨损、有或无松动及进展性关节炎，是目前单间室膝关节置换最常见的失败类型。这些类型的失败有较少量的骨丢失，翻修手术较简单。

- 当单间室膝关节置换的失败是缘于内侧胫骨平台的早期塌陷时，会有明显的骨缺损，与其他无菌性失败机制如聚乙烯磨损相比，翻修手术的技术要求更高。

- 早期失败典型的原因为病例选择不当、感染、内侧胫骨塌陷、手术损伤致韧带不稳定、假体位置不良或假体松动。更常见的失败类型包括聚乙烯磨损、三间室关节炎进展或假体松动，多出现在术后第一个或第二个 10 年期。

- 一般来讲，晚期失败的处理技术要求较低，可通过交叉韧带保留或后稳定型初次全膝关节置换术进行转换，不需要额外的稳定措施或限制性处理。

- 手术方法遵循初次全膝关节置换术相同的原则，应用标准的全膝关节置换术器械。该手术最重要的技术之一是尽可能完整去除 UKA 植入物。

- 先行髌骨截骨以利于暴露股骨远端，也能避免髌骨翻转，最小化伸膝装置的软组织损伤。

- 有 3 个极为重要的方面在术前评估和术中操作时需要注意：远端股骨缺损、后侧（或后外侧）股骨缺损和内侧（或外侧）胫骨缺损。

引 言

在过去 10 年间，单间室膝关节置换得到普及，成为膝关节局限性退变性关节炎的主要治疗方法之一[1-3]。自单间室膝关节置换术出现以后，其已经成为既往 TKA 或 HTO 治疗单间室骨关节炎的替代疗法。该手术的优点是：能够提供更快的康复、更大的运动范围、保存更多的骨量以及更正常的膝关节运动学。由于保留了前、后交叉韧带，膝关节运动学功能更正常。随着假体设计、手术技术和适应证选择的改善，临床效果的改善已见诸文献报道。Berger 等报道了 62 个单间室置换术的前瞻性研究结果[3]，平均随访 12 年，没有假体松动或假体周围骨溶解，10 年生存率达 98%。Price 等报道牛津单髁假体 10 年生存率达 93%[4]。由于这些令人鼓舞的结果，单间室膝关节置换在近几年显著增加。1996—1997 年，单间室膝关节置换仅占美国市场 1% 的市场份额，2000—2001 年，增加到美国全部膝关节置换的 6%。1998—2005 年，美国单间室膝关节置换的数量以每年 10% 的速度递增[6]，该增长率约 3 倍于全膝关节置换术。目前据估计美国全部膝关节置换术中有 12% 是单间室膝关节置换。

尽管单间室膝关节置换术后早中期研究取得了高满意率结果，长期的生存率和结果始终是有待关注的问题。单间室膝关节置换的长期生存率已经随着假体设计的进展、操作器械和手术技术的发展及适应证选择的改善而提高。尽管有进展，单间室膝关节置换失败还会出现。当将全膝关节置换术作为关节置换术指数并与其比较时，单间室膝关节置换的累积翻修率趋于更高[7, 8]。Gioe 等评估了一个社区注册的超过 5000 例的全膝关节置换术发现，单间室膝关节置换的失败率是全聚乙烯骨水泥型全膝关节置换术的 7.2 倍[9]。挪威关节置换注册中心回应了同样的担忧，他们发现，在其对超过 2200 个单髁关节假体的评估中，单间室膝关节置换翻修率是全膝关节置换术的 2 倍[10]。在瑞典注册中心，Lindgren 等发现单间室膝关节置换 10 年累积翻修率大于 10%，而全膝关节置换术累积翻修率仅为 5%[11]。在澳大利亚注册中心，单间室膝关节置换 8.9% 的 5 年翻修率结果同样受到关注[12]。随着单间室膝关节置换手术量的持续增长，失败数也相应增加。早期的调查报道了由单间室膝关节置换翻修为全膝关节置换术的技术困难，例证了大量骨缺损要求骨移植、延长杆翻修假体或需要定制的假体[8, 13]。最近，随着手术技术和假体设计的改善，据报道，单间室膝关节置换翻修为全膝关节置换术较全膝关节置换翻修技术要求低，在功能和假体生存率方面均类似于初次全膝关节置换术[14]（图 25-1、图 25-2）。

临床评估和术前计划

当前处理单间室膝关节置换失败的建议是翻修为全膝关节置换术[15]。在大多数情况下，单间室膝关节置换换翻修为全膝关节置换术能够以初次全膝关节置换术中同样的方法成功进行。可应用初次全膝关节置换术假体和操作器械，然而，必须准备延长杆固定、金属垫块、骨块或限制性假体，以应对可能出现的任何困难（图 25-3、图 25-4）。在计划过程中，术前评估极为重要。Berend 等指出失败类型能够预测手术的复杂性，并有助于准备特殊的手术器材或更复杂的重建方法[15]。

基于失败是出现于早期还是晚期，导致单间室膝关节置换失败的因素不同。早期失败通常和适应证选择不当、感染、内侧胫骨塌陷或因不当手术操作所致的韧带不稳、假体位置不良或假体松动有关。更常见的失败类型包括聚乙烯磨损、三间室关节炎进展或假体松动，多出现在术后第一个或第二个 10 年期[16]（图 25-5）。一般来讲，晚期失败的处理技术要求较低，可以通过使用交叉韧带保留或后稳定型初次全膝关节置换术进行转换，不需要额外的稳定措施或限制性处理[17]。假如失败是继发于内侧胫骨塌陷或胫骨截骨过量，则通常需要更复杂的重建。Aleto 等在对翻修为全膝关节置换术的 32 膝的回顾性研究中发现，失败的最常见类型是内侧胫骨塌陷（占研究组的 47%）[16]（图 25-1）。这些失败病例中，87% 是全聚乙烯设计，15 个失败中的病例中有 7 个病例少于 16 个月且需要延长杆、垫块和螺丝进行更复杂的重建。另外，他们也注意到，胫骨假体的后倾涉及假体下沉入胫骨的方向。胫骨假体过度后倾（平均为 12°）常会导致假体后方失败。当失败与内侧胫骨塌陷

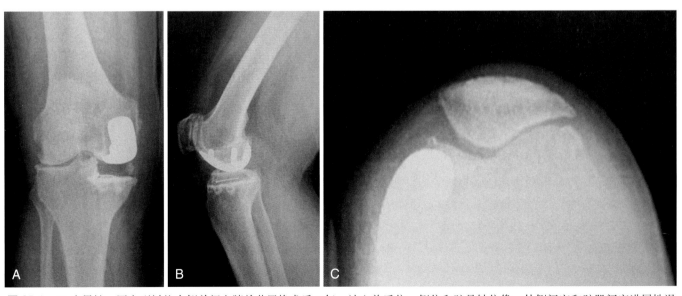

图 25-1　63 岁男性，固定型衬垫内侧单间室膝关节置换术后 6 年，站立前后位、侧位和髌骨轴位像，外侧间室和髌股间室进展性退变，需要翻修。

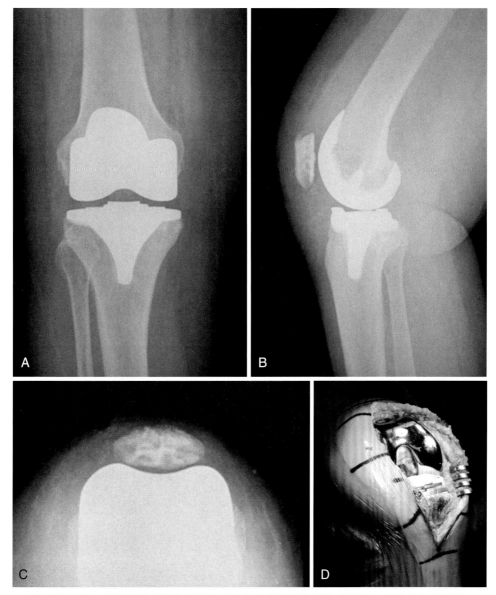

图 25-2　同一患者单间室膝关节置换术转变为全膝关节置换术术后 X 线片和术中照片。

相关时，可能会有更明显的骨缺损，很可能需要更复杂的重建（图 25-6）。

　　手术之前，所有患者应进行全面评估以确定失败原因。包括详细病史、体检、放射线评估、关节液分析和适当的实验室检查。对有任何失败类型的所有膝关节置换术患者，首先考虑到感染性关节炎并直到其被排除很重要。在全膝关节置换术中，关节液分析应该作为初始的筛查方法，包括细胞计数、细菌培养和药敏、革兰染色以及晶体评估。还需进行外周血检查，包括全血细胞计数、红细胞沉降率和 C- 反应蛋白，如果必要的话，还应行锝 99m 骨扫描检查。仔细的体格检查有助于排除不稳定因素，尤其是前交叉韧带和侧副韧带。前交叉韧

带或内侧副韧带的操作或缺损损害单间室膝关节置换功能。伴随关节渗出的外侧关节间隙压痛可能意味着涉及对侧间室的半月板病变，有时单凭关节镜检查即可以明确。

　　相似地，关节内瘢痕化可能引起关节内撞击，这可能是导致术后持续疼痛的原因，很多情况下能够应用关节镜得到处理（图 25-7）。

　　需要强调的是，仅仅依据病史和临床检查就可以对半月板或关节内瘢痕作出诊断。因而首先必须排除持续性疼痛和 UKA 失败的所有其他原因。站立负重位放射线检查对评估胫股关节间隙是必要的，包括站立双侧前后位片、45° 屈曲后前负重位片及侧位和轴位片。长腿

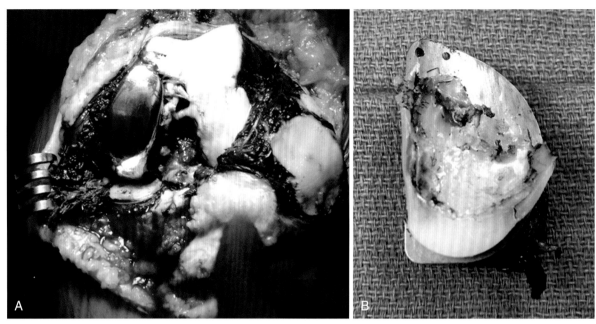

图 25-3   68 岁女性，固定型内侧单间室膝关节置换术术后 11 年随访的术中照相，可见聚乙烯极度磨损和相关的金属沉积。

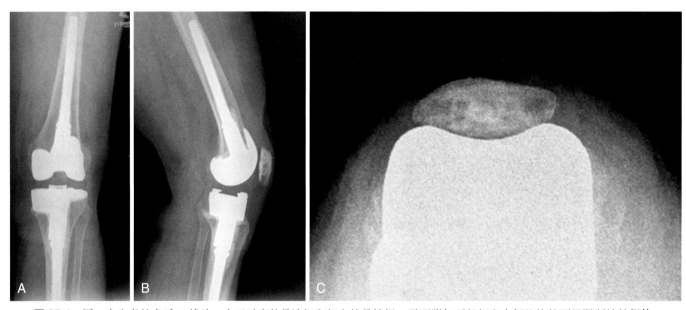

图 25-4   同一个患者的术后 X 线片，由于过度的骨溶解和相应的骨缺损，需要附加延长杆和内侧垫块的更具限制性的假体。

站立负重位（1.37cm）轴线对位放射线片对进一步评估膝解剖和机械轴线也是必需的（图 25-8）。轴线的任何改变可能是胫骨内侧塌陷或对侧间室进展性退行改变的征象。为了确定任何透亮线，或关注假体松动或聚乙烯磨损，放射线检查也很重要（图 25-9）。不同时期的系列放射线片对比很有用，因为力线的改变、胫骨塌陷或关节炎的进展是渐行性，通常只有与先前的放射线片进行比较分析时才能发现（图 25-10）。股骨和胫骨侧骨

缺损的评估，对考虑是否需要借助金属垫块、延长杆或更具限制性翻修假体进行更复杂的重建很重要。在放射线片上用模板预定截骨水平有助于术前计划中更准确预测是否需要垫块加强。

体位与手术技术

在术前计划确定后，应该先行麻醉下检查，这有

助于进一步评估被动运动范围和侧副韧带的稳定性以及前、后交叉韧带的完整性。该方法类似于初次全膝关节置换术在全身麻醉或局部麻醉后的操作。优选短效椎管内麻醉附加轻量镇静剂，因为这有利于更成功的术后处理，同时也有利于术后数小时开始早期负重和股四头肌功能锻炼。麻醉成功后患者被置于仰卧位，床脚置支架使膝关节放于 70°~90° 的位置（图 25-11）。特殊的腿抓握器并非必需，很多时候它会引起胫骨进一步受限，影响手术过程中内外旋转。

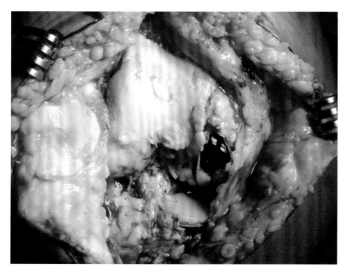

图 25-5　常见失败类型髌股关节和外侧间室进展性退变的术中照相。

手术入路遵循初次全膝关节置换术同样的原则，使用初次全膝关节置换术标准操作器械。该手术最重要的技术之一是尽可能地完整去除 UKA 置入物，这有助于参考正常的参考点进行更准确的评估。肢体消毒和包裹后，沿原切口，根据情况向远、近端延伸。推荐内侧髌旁入路以提供适当的暴露，手术按初次全膝关节置换术同样的方法进行。伸直腿，首先仔细分离软组织以适当增加暴露。通常髌骨周围和髌骨后脂肪垫会出现瘢痕。瘢痕和脂肪垫的纤维化引起髌腱与胫骨前方粘连，填塞髌后间隙。清除瘢痕和恢复间隙很重要，这有助于改善髌股活动及利于暴露。

先行髌骨截骨以利于暴露股骨远端，也能避免髌骨翻转，最小化伸膝装置的软组织损伤。应用全膝关节置换术中测量截骨方法进行髌骨截骨。应用巾钳易于翻转和稳定髌骨（图 25-12）。去除髌骨周围的滑膜能够更准确地确定截骨水平。清理髌骨周围滑膜组织确定髌骨边缘，准备应用测量截骨方法进行截骨。重要的是，恢复髌骨的厚度以避免髌股关节的过度填充，否则会影响髌骨关节、髌骨轨迹和运动范围。应用测量器对髌骨全部四个象限进行测量，以便以最准确的方式保留正常的髌骨厚度，避免截骨面倾斜（图 25-13）。根据手术者的偏好，可用徒手或借助器械方法行横向髌骨截骨（图 25-14）。截骨面应该是平行的，并再次用测量器对髌骨

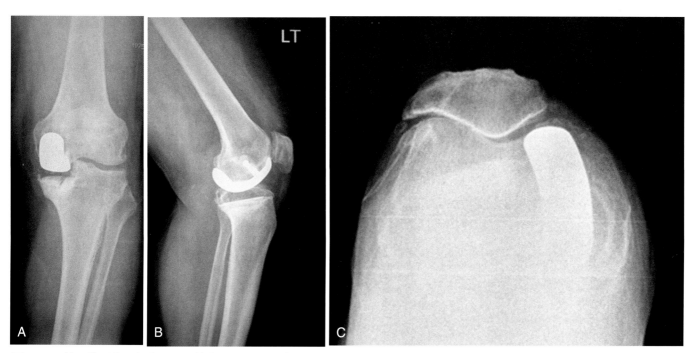

图 25-6　站立前后位、侧位和髌骨轴位 X 线片。患者行内侧 UAK，由于髌股关节进展性退变需要转变为全膝关节置换术。注意，这是一个全聚乙烯假体，有明显的后倾，意味着很可能需要更复杂的重建，包括垫块和延长杆固定。

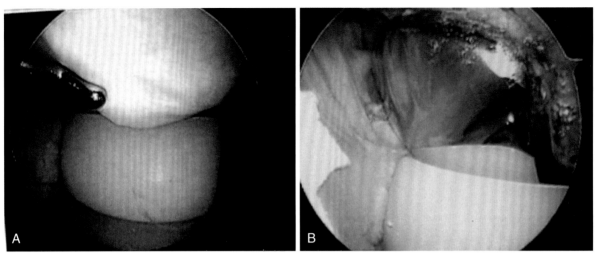

图 25-7　（A）活动型衬垫单间室膝关节置换术内侧瘢痕撞击的关节镜所见；（B）瘢痕切除和去除多余骨的同一视野。

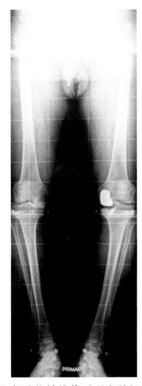

图 25-8　长腿站立负重位轴线像对观察膝解剖轴和机械轴很重要。注意有内侧间室塌陷的内翻畸形。

全部四个象限进行评估，以避免截骨倾斜的风险和髌骨轨迹的任何异常（图 25-15）。然后应用通常的方法测量髌骨大小，小心地内置髌骨以防悬出骨边缘（图 25-16）。插入髌骨假体试模后，再次评估髌骨厚度。理想的目标是髌骨保留厚度加假体厚度恰好等于适当的髌骨厚度。

髌骨准备好后易于向外侧脱位，因而避免髌骨外翻，减少对股四头肌伸膝装置的损伤。已经研制了一种特制的髌骨牵拉器利于髌骨牵开，也利于整个手术过程中保护截骨面（图 25-17）。然后，膝被把持并固定于 70°～90° 屈曲位置以提供股骨远端和胫骨近端良好的暴露。避免膝过度屈曲，否则因过度的屈曲而施于伸膝装置的张力增大，股骨远端暴露更为困难。假如是组合式胫骨假体，那么应该先去除假体聚乙烯部件，这有利于暴露和准备股骨远端。假如是全聚乙烯假体，则应该在远端股骨截骨后去除。在股骨远端截骨后，全聚乙烯胫骨假体更容易且更准确地去除（图 25-18）。

接下来行股骨远端截骨，完整地保留股骨假体于远端股骨极为重要。这是一个关键步骤，利于在远端股骨的准备过程中更准确地判断关节线。凭借完整的股骨假体，可以将远端股骨截骨导向器插入髓腔，利用保留于原位的假体，可以作为股骨内髁的参考（图 25-19）。在外侧股骨髁标记截骨水平，可以应用截骨面测量器来进一步确认股骨远端截骨水平。利用股骨远端截骨导向器和完整保留的股骨假体，大多数的远端截骨可以进行。小心地清除股骨假体界面的骨水泥后进行小量截骨（1/4 英寸）。极为重要的是，处理好整个假体周围以及后髁区域，使去除植入物时引起的骨缺损最小化（图 25-20）。去除股骨假体后，股骨远端截骨可以以通常的方式完成（图 25-21）。通常这能产生一个截骨面而最小化甚至没有远端股骨髁骨缺损。远端股骨髁骨缺损一般用简单的骨移植技术即可得以解决。股骨后髁骨缺损常见，但是很少需要骨移植或垫块来处理。

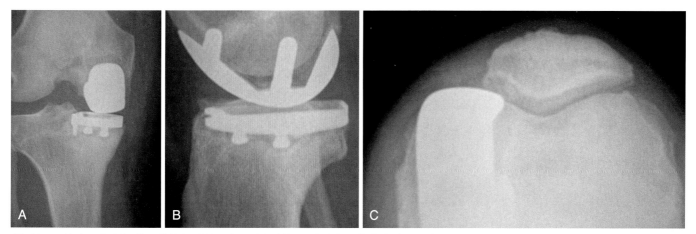

图 25-9　继发于胫骨假体无菌性松动的固定型内侧单间室膝关节置换术失败。注意，在前后位和侧位像，均可见胫骨假体下方放射线透亮区。

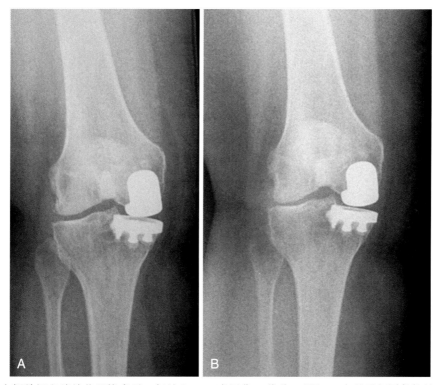

图 25-10　（A）固定型内侧单间室膝关节置换术后 4 年站立 45°半屈曲 X 线片；（B）18 个月后相同条件的 X 线片显示外侧间室的进展性磨损。注意，站立 45°半屈曲像是评估外侧间室退变最准确的方法。

完成股骨远端截骨后，很容易暴露近端胫骨。假如前交叉韧带仍然完整，首先切除它们以利于近端胫骨前脱位并改善暴露。将 Hohmann 拉钩小心地从髁间窝置于胫骨后方，可提供极佳的近端胫骨暴露。一个 Z 拉钩于关节线水平置于髌腱后方以保护髌腱和进一步使髌骨脱位于外侧凹槽并改善暴露（图 25-22）。根据解剖情况，将 Hohmann 拉钩置于外侧胫骨平台中央平面处，

这对于适当的暴露也是必须的。现在，集中注意力清除胫骨假体。同样地，小心地清除界面骨水泥对减少骨缺损是极为重要的。首先，应用往复锯处理骨水泥界面，接着使用小骨凿。像去除股骨假体一样，处理整个假体周围的骨水泥界面，这一步极为重要，尤其对胫骨假体后方要加以特别的注意以避免该区域的骨缺损。对于清除全聚乙烯胫骨假体，首先使用摆锯处理骨水泥 - 假体

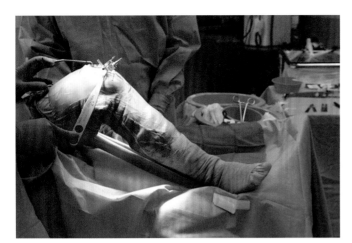

图 25-11 患者膝屈曲 70° ~90° 体位。

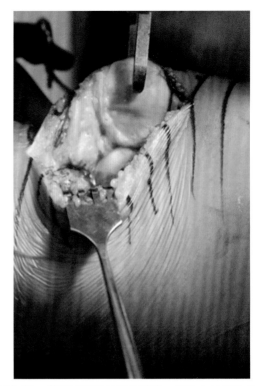

图 25-13 以测量器测量髌骨厚度，评估内外侧关节面。

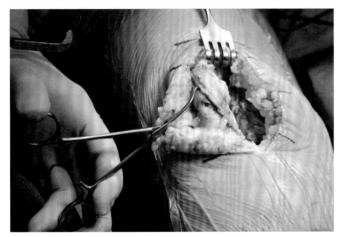

图 25-12 腿充分伸直位，使用巾钳翻转并稳定髌骨后首先准备髌骨。去除髌骨周围的滑膜能够更准确地确定截骨水平。

界面，这样假体去除会变得容易。在胫骨的最后准备中，处理聚乙烯桩和残留水泥。

去除胫骨假体后，使用初次全膝关节置换术中使用的同样的参考点定位胫骨截骨导向器。其中，严格评估胫骨截骨厚度。以完整的外侧关节面为参考，可以保证最保守的截骨量（图 25-23）。还要确认适当的后倾度和内外翻力线。特别重要的是，不要以骨缺损面为参考，因为这通常会导致胫骨近端的过度截骨。完成胫骨近端截骨后，内侧胫骨的任何缺损可以得到更加准确的评估。假如骨缺损深度小于 6mm 且是包容性的，那么成功使用骨移植或螺钉 - 骨水泥能够将内侧间室的水平恢复到外侧间室的截骨水平。然而，如果出现深度 6mm 以上的非包容骨缺损，则应使用延长杆和垫块

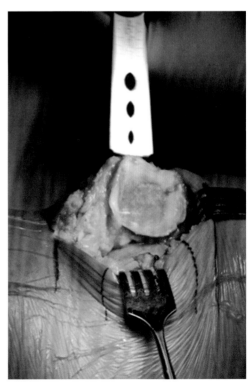

图 25-14 根据手术者的偏好，可用徒手或借助器械方法行横向髌骨截骨。

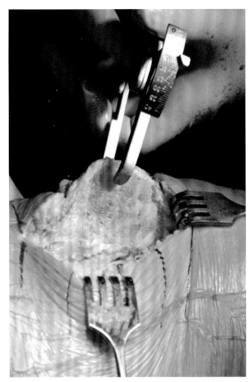

图 25-15　截骨后再次测量髌骨厚度，以确定达到了适当的厚度和对称截骨。

（图 25-24）。

　　完成胫骨截骨后，将注意力集中于远端股骨准备。这时，确定并标注 Whiteside 线和通髁线是基本要求。当要转换内侧单间室膝关节置换时，股骨后内髁的骨缺损并不少见，这将使旋转轴的后髁参考和大小测量不可靠（图 25-25）。假如这些参考点不能确定，将出现股骨假体的过度外旋（图 25-26）。利用这两个参考点，可以很容易地进行股骨大小测定和使用旋转导向器并准确定位。利用恰当定位于外旋的导向器，钻 2 个参照孔以准确放置四合一截骨导向器（图 25-27、图 25-28）。完成股骨截骨后，能够评估股骨内后髁骨缺损情况，并确定是否需要垫块。由于假体设计的改进，现在很少需要使用股骨后髁垫块（图 25-29）。

　　在胫骨和股骨截骨完成后，需要评估韧带平衡和屈伸间隙平衡。可利用 Spacer block（间室模块）技术，这是确定合适的力线已经恢复以及屈伸间隙达到适当平衡和稳定的重要步骤（图 25-30）。使用板状扩张器，膝维持于 90°，检查后间室是否有任何碎屑、残留半月板及后方骨赘（图 25-31）。试模复位，评估是否有适当的稳定性、运动范围及后交叉韧带的完整性。假如存在后交叉韧带缺损，那么应使用更具限制性的后稳定假体。利用"非拇指技术"（no-thumbs technique）评估髌

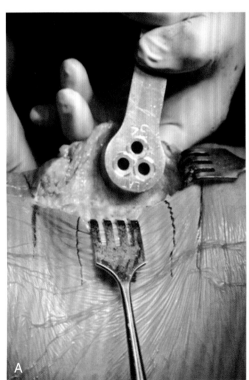
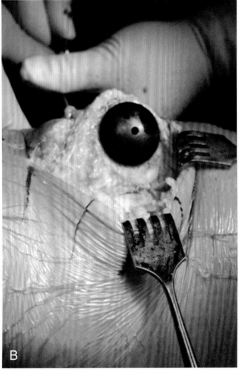

图 25-16　应用髌骨大小测量导向器并靠内侧放置以改善髌骨轨迹。钻 3 个标准化的桩孔（适用于不同大小的假体），以便于根据实际确定的情况选择确切大小的假体。

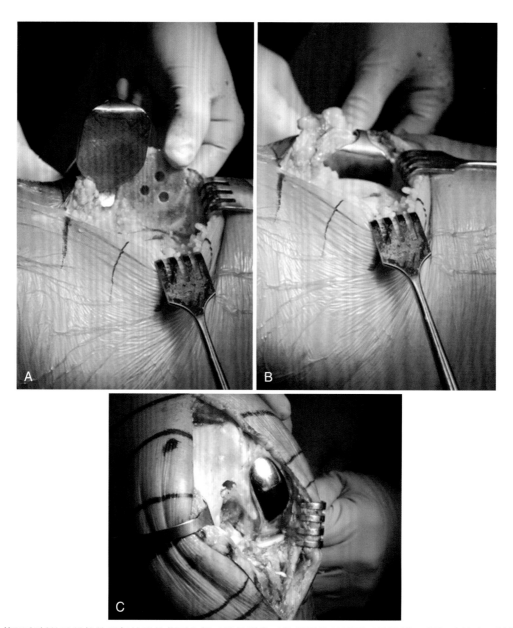

图 25-17 （A）使用定制的髌骨拉钩以保护髌骨截面和便于髌骨脱位于外侧凹槽以暴露远端股骨；（B）髌骨表面被保护并脱位于外侧凹槽而没有反转；（C）膝被屈曲于 70° ~ 90° 以达到远端股骨的良好暴露。股骨假体完整保留于原位，经髓腔插入和安装远端股骨截骨导向器。

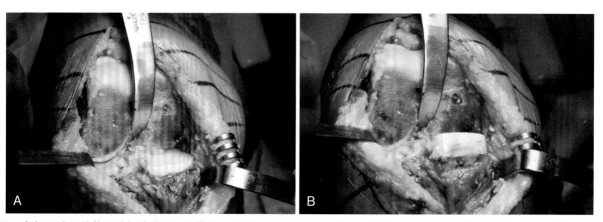

图 25-18 在行远端股骨截骨并切除前交叉韧带后，近端胫骨的暴露和全聚乙烯胫骨假体的去除更容易达到。先使用摆锯破坏水泥 - 假体界面使全聚乙烯胫骨假体去除更容易，接着去除桩和残留的水泥。

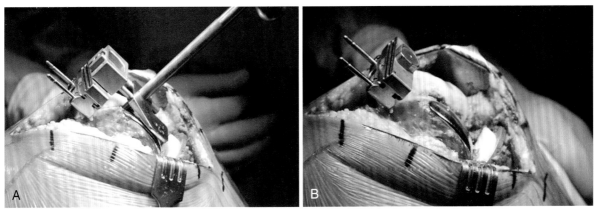

图 25-19　首先行远端股骨截骨。暂时完整保留股骨假体于原位，与初次 TKA 同样的方式定位远端股骨截骨导向器，这是有助于准确评估和恢复关节线的关键步骤。

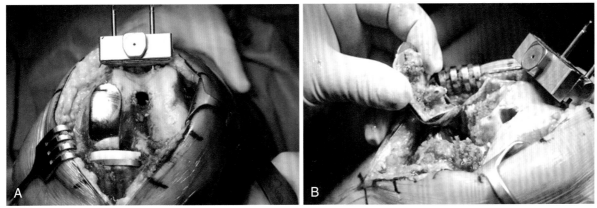

图 25-20　在准确安装远端股骨截骨导向器后取出股骨假体。小量截骨，小心处理整个假体的周边。特别重要的是注意后髁区域以避免过多骨缺损。

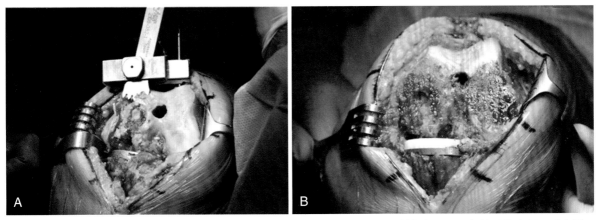

图 25-21　去除股骨假体后，可同初次 TKA 样完成远端股骨截骨。远端股骨缺损很少见，但是通常出现于后内侧。

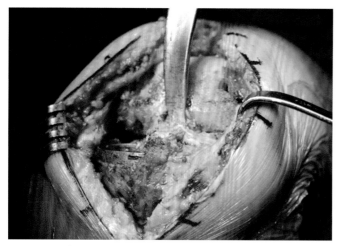

图 25-22　完成远端股骨截骨后，近端胫骨的暴露更容易达到。此时，切除前交叉韧带并前脱位胫骨很重要。使用往复锯和小量截骨以去除胫骨假体。

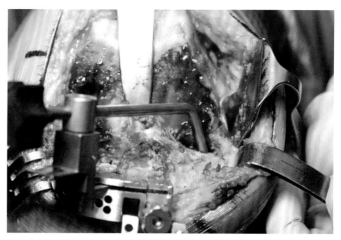

图 25-23　以完整的外侧关节面作为胫骨截骨深度的参考，以便保证最保守的截骨量。不要以骨缺损面为参考，这一点极为重要。

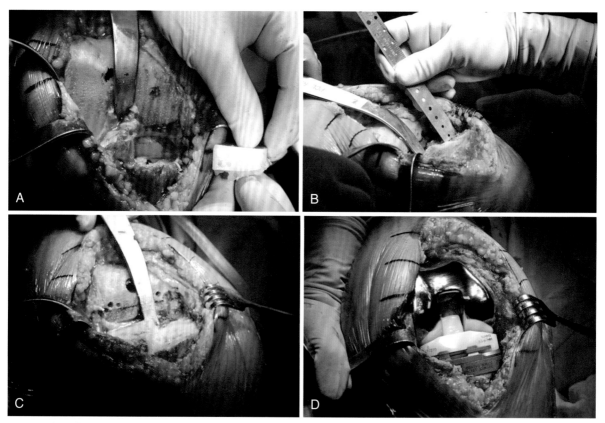

图 25-24　（A）术中像，去除全聚乙烯胫骨假体后显示明显的内侧缺损。（B）参考相对正常的外侧间室，先初步行保守的胫骨截骨。测量内侧骨缺损大于 5mm，因而需要增加垫块。（C）应用内侧垫块和适当的延长杆准备好胫骨。（D）假体植入后，要求后交叉稳定型股骨假体和附加内侧垫块的延长杆假体。

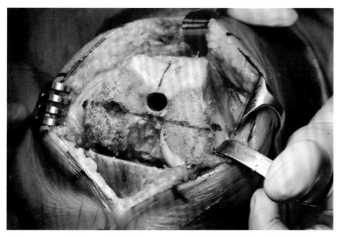

图 25-25　完成胫骨准备后，股骨的最终准备更易完成。因为后内侧股骨髁骨缺损常见，因而特别重要的是确定和参考 Whiteside 线和通髁线以决定股骨假体合适的旋转对线。

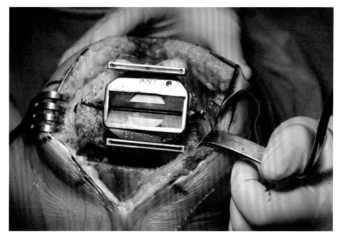

图 25-28　四合一股骨截骨导向器被准确定位以便股骨的最终准备。

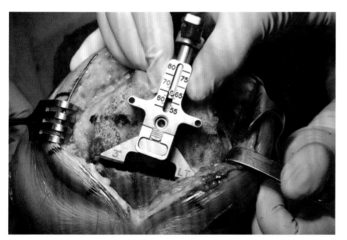

图 25-26　后内侧髁有骨缺损，后髁参考变得不可靠。注意，当使用这些标记作为参考时，大小 / 旋转测量导向器（sizing/rotation guide）过度外旋。

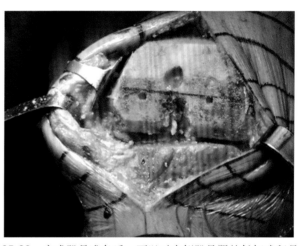

图 25-29　完成股骨准备后，可以对内侧股骨髁的任何残留骨缺损进行评估。由于股骨假体设计的改进，很少需要后方垫块。

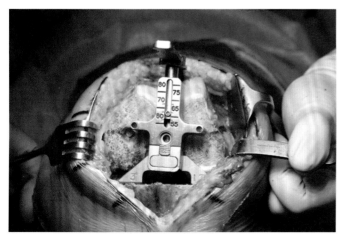

图 25-27　通过使用 Whiteside 线和通髁线可以使大小 / 旋转测量导向器达到准确的旋转对线。

骨轨迹以确信全运动范围没有外侧半脱位或脱位。髌骨力线不良或轨迹不良应得到处理，包括股骨旋转对线。这一操作应先于外侧支持带松弛。良好评价应显示出髌骨处于中央轨迹，下肢完全伸直，以及后交叉韧带在伸直和屈曲时均有恰当的稳定性和平衡。另外，前后抽屉试验也有适当的稳定性。

应用合适的骨水泥技术以常规方法进行准备。涂抹骨水泥前，用冲洗枪冲洗截骨面以确定完全清除血液和碎屑。首先，骨水泥被应用于胫骨表面，以手指按压以达到适当的骨水泥覆盖，胫骨假体下面也是如此[18]。在安放胫骨假体座以后，股骨假体涂以骨水泥。骨水泥被涂抹于除了后髁表面的所有表面。后髁表面不用骨水泥是避免过多的骨水泥进入后间室[19]。骨水泥被涂抹于股

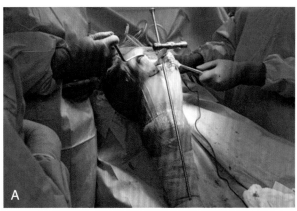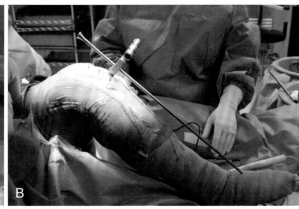

图 25-30 完成股骨和胫骨准备后，使用间室模块技术确定已恢复合适的力线以及伸屈间隙适当的平衡和稳定性。

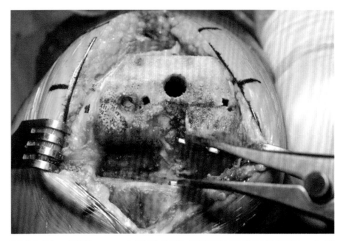

图 25-31 屈膝 90°，应用板状张开器可以评估屈曲间隙。也能够发现后间室的任何碎屑、残留半月板或后方残存骨赘。

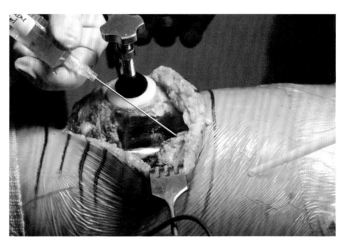

图 25-32 为了改进术后疼痛管理，内外侧深部关节囊组织被注射以"镇痛鸡尾酒"，皮下层也于伤口关闭前作同样处理。

骨假体的背侧表面，包括后髁表面。安装股骨假体并清除其周围骨水泥后，安放胫骨衬垫，复位膝关节并置于充分伸直位。最后，使用骨水泥固定髌骨假体并以钳夹按压。内外侧深部关节囊注射以"镇痛鸡尾酒"（pain cocktail），关闭伤口前皮下层也做同样处理[20]（图 25-32）。用可吸收线缝合深部关节囊。用 4-0 可吸收线于皮下缝合关闭皮肤切口（图 25-33）。这可以避免装订缝合出现的刺激反应和伤口并发症。

特别考虑

应用系统方法，由单间室膝关节置换翻修为全膝关节置换术在大多数情况下可以使用标准的初次全膝关节置换术操作器械和假体成功进行。详细的术前计划，对全聚乙烯胫骨假体和出现的内侧胫骨塌陷给予特别关

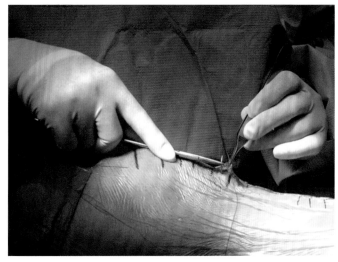

图 25-33 以 4-0 可吸收线连续皮下缝合关闭伤口以避免装订缝合出现的刺激反应和伤口并发症。

注，有助于预测手术的复杂性。有三个极其重要的方面术前必须认真评估并在术中给予关注：

　　1. 远端股骨缺损（图 25-34）；

　　2. 后内侧（或后外侧）股骨缺损（图 25-35）；

　　3. 内（或外）侧胫骨缺损（图 25-24）。

　　为了远端股骨的准备而保留股骨假体是极为重要的步骤（图 25-36），这有助于准确恢复关节线以避免远端股骨过多截除。关注股骨旋转也很重要。所有病例都应确定通髁线和纵轴线（Whiteside 线）（图 25-24 和图 25-35）。在股骨准备过程中如果认识不足，股骨后髁骨缺损（外侧单间室膝关节置换为后外髁）将引起过度外旋（或内旋，在外侧单间室膝关节置换时）（图 25-26）。开始应做最保守的胫骨截骨，评估伸屈间隙以助于确定是否需要内侧（或外侧）垫块。间室模块技术有助于评估韧带平衡以及力线和稳定性（图 25-30、图 25-31）。此时，根据后交叉韧带的完整性，确定使用交叉韧带保留假体或后稳定型假体。该两类假体都有成功应用

的报道[14]。注意手术技术细节和方法，能够达到与初次全膝关节置换一样的成功率。

术后随访

　　术后康复与初次全膝关节置换术后康复类似。一种超前多模式镇痛方法可应用于术后早期以恢复股四头肌功能并防止伸膝装置功能丧失。术中关节内注射"镇痛鸡尾酒"能够显著减轻术后早期疼痛[20]。股四头肌收缩练习、直腿抬高和关节活动度恢复练习在手术当天即可开始。术后即刻即可全负重，术后当天鼓励患者借助手杖、拐杖或助步器行走。酮咯酸（痛力克）15mg 于术后静脉内给药对控制炎性反应极有帮助。此外，对无非甾醇抗炎药过敏的患者，可在术后第一个 24 小时内每 6 小时给予一次。重要的是，在早期物理治疗不可太过激进，以免引起过度的软组织肿胀和进展性活动受限、股四头肌力量减弱、增加伤口引流及可能的伤口并发症。

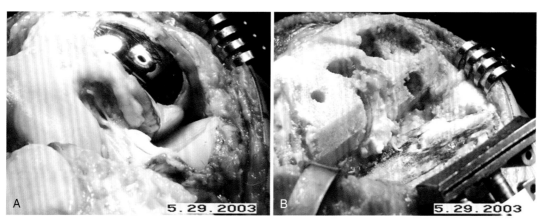

图 25-34　（A）58 岁女性，继发于骨溶解和股骨假体松动的内侧固定型衬垫 UKA 失败。（B）完成股骨准备后，远端股骨缺损可通过自体骨移植得到处理。很少需要远端股骨垫片。

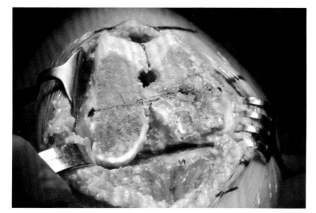

图 25-35　注意后内侧股骨髁骨缺损使后髁参考不可靠。参考 Whiteside 线和经髁上突轴线很重要，其有助于建立准确的股骨旋转对线。

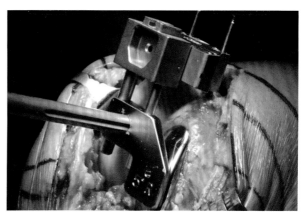

图 25-36　在准备远端股骨时，保留股骨假体是一重要步骤。这有助于防止远端股骨过多截除，并有利于更准确地恢复关节线。

住院期间是否使用持续被动运动器械由医生酌情决定。住院期间与全膝关节置换一样应用香豆素（华法林）预防血栓栓塞。大部分患者使用肠溶阿司匹林（325mg，每日 2 次）4~6 周，除非有血栓栓塞增加的风险或有增加出血的倾向而妨碍阿司匹林的使用。在这些情况下，可使用香豆素 2 周。第一个 24 小时内应用抗生素预防感染。股四头肌力量恢复后，可以进行不受限制的活动，建议避免过度负荷、深度屈曲及高冲击性活动。

结　论

在过去，单间室膝关节置换转换为全膝关节置换会产生某种可以理解的顾虑，因为它是一种需要使用骨移植、垫块和延长杆翻修假体的更为复杂的重建手术[21]。随着新设计的假体和更成熟的技术的出现，单间室膝关节置换转为全膝关节置换有明显的改善，其结果与初次全膝关节置换相仿。Johnson 等报道了一组 35 例单间室膝关节置换翻修为全膝关节置换的结果，10 年假体生存率为 91%[14]。这也说明，单间室膝关节置换翻修为全膝关节置换比翻修全膝关节置换是一种技术要求更少的手术，结果与初次全膝关节置换相当。该组 35 例中仅有 3 例需要垫块或延长杆组件。有关单间室膝关节置换与全膝关节置换临床结果的比较研究很少。Miller 等报道，与初次全膝关节置换相比，单间室膝关节置换的再次手术者有更高的并发症发生率、更差的临床结果[22]。Jarvenpaa 等注意到，经历了后交叉韧带保留设计的全膝关节置换翻修手术的患者膝关节评分得到改善[23]。Saragaglis 等评估了内侧单间室膝关节置换翻修为全膝关节置换的放射和临床结果[24]，当将其结果与文献报道的结果比较后指出，单间室膝关节置换的翻修比翻修全膝关节置换有更好的结果。

如前所述，可以凭失败类型预测由单间室膝关节置换翻修为全膝关节置换的复杂性[15]。失败类型包括聚乙烯磨损、关节炎进展、髌骨症状、无菌性松动、假体位置不良、内侧胫骨塌陷、适应证选择不当及技术因素。这些因素中，聚乙烯衬垫磨损、伴或不伴松动及进展性关节炎是目前单间室膝关节置换报道中最常见的失败类型。McAuley 等和 Levine 等都报道因这些因素而致的单间室膝关节置换失败，由于骨缺损小，翻修较为简单[25,26]。在所有情况下，初次股骨假体被使用，而在胫骨侧，出现的骨缺损依据程度容易通过使用自体非结构性骨移植、垫块和延长杆得到处理[16]。Aleto 等发现，因内侧胫骨塌陷引起的失败会出现更明显的骨缺损，并要使用较其他失败类型有更多要求的植入物[16]。在其 32 膝的评估中，15 膝中的 13 膝需要螺钉和水泥或垫块，15 膝中的 10 膝需要胫骨侧延长杆，这说明，当由于内侧胫骨平台早期塌陷而出现单间室膝关节置换失败时，有更明显的骨缺损，翻修比那些聚乙烯衬垫磨损类无菌性失败有更高的技术要求。而且，该组由于胫骨内侧塌陷所致的失败病例中，15 膝中的 87% 是全聚乙烯设计，这明显高于有金属托的假体（图 25-37）。使用三维有限元模型分析接

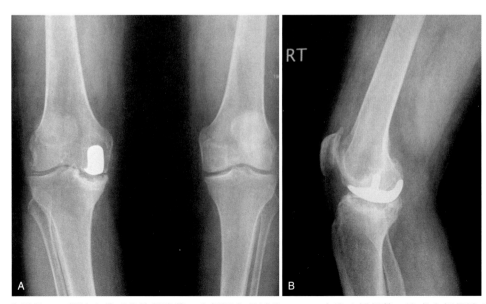

图 25-37　（A）63 岁男性，双侧站立前后位放射线像，内侧固定型衬垫 UKA，全聚乙烯假体。注意内侧塌陷和加大的内翻力线。（B）同一患者的侧位像显示内侧塌陷及胫骨后倾明显增加。这些术前的放射学发现预示可能需要更复杂的重建，要求胫骨垫片和延长杆固定。

触压应力，Morra 和 Greenwald 发现固定型衬垫、全聚乙烯单间室膝关节置换假体的聚乙烯载荷方式与有金属托的假体有明显的区别[27]。尤其是，固定型衬垫显示聚乙烯有更高的压应力，在前部和内侧局部有高度局限化的接触点。基于临床资料，偶合有限元分析，推测全聚乙烯、固定型衬垫、低适配性单髁假体最易于遭受超出边缘或局限性的边缘载荷，从而导致松质骨过载和内侧胫骨塌陷[16]。理解这些失败类型不仅有助于更好地做失败单间室膝关节置换的翻修计划，而且也有助于加深对手术技术的理解，从而达到长期疗效的成功。单间室膝关节置换翻修为全膝关节置换的最高目标是术后在功能和生存率方面能达到初次 TKA 一样的临床效果。

精 要

- 术前评估确定单间室膝关节置换失败类型很重要，它对手术的复杂性和确定是否需要骨块、金属垫块、延长杆固定及限制性翻修假体有预测性价值。
- 内侧胫骨塌陷导致的早期失败，通常与全聚乙烯胫骨假体相关，翻修手术复杂，需要对内侧骨缺损进行骨移植，或需要螺钉、骨水泥垫块及延长杆（图 25-37）。
- 股骨缺损易于用简单的骨移植处理，很少需要垫块和延长杆的假体（图 25-34、图 25-35）。
- 大多数单间室膝关节置换翻修为全膝关节置换的手术可使用初次全膝关节置换操作器械，以交叉韧带保留型或后稳定型初次全膝关节置换假体常用（图 25-38）。
- 首先进行远端股骨截骨，利用暂不去除的完整股骨假体。这有助于使关节线达到更准确的近似性，并避免

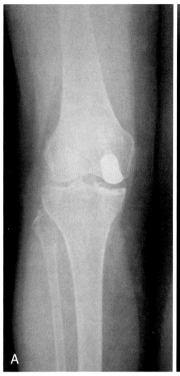
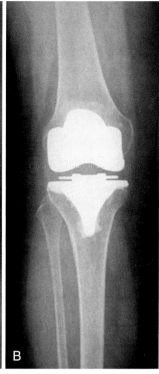

图 25-38　（A）站立前位位放射线像，内侧固定型衬垫 UKA，没有内侧胫骨塌陷，适合更标准的初次后交叉韧带保留或后稳定型 TKA 转换手术。（B）同一患者站立前后位像，初次后交叉韧带保留型 TKA。（与正文中的初次用的不一样）

出现远端股骨过量截骨的可能（图 25-36）。

- 在完成远端股骨截骨后，再去除胫骨假体，有利于更好地暴露胫骨近端。通过参考对侧间室准确地确定截骨水平，以保持更保守的截骨量（图 25-39）。
- 先使用摆锯破坏骨水泥 - 假体界面会使全聚乙烯胫骨假体的去除变得更容易。聚乙烯桩和残留骨水泥可以在胫骨的最后准备中得到处理（图 25-18、图 25-24）。

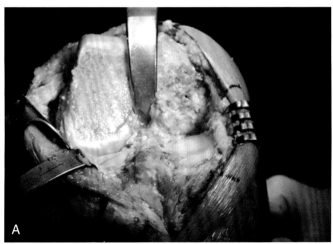
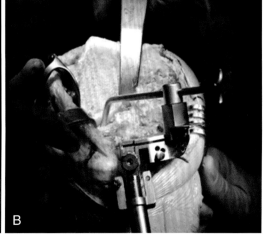

图 25-39　（A）先行远端股骨截骨，结合前交叉韧带切除，能达到更好的胫骨近端显露。（B）参考对侧间室确定胫骨截骨深度以便选择最保守的截骨水平。

- 在完成胫骨的准备后进行胫骨的最后准备。常有股骨后髁骨缺损，致使后参考不准确。必须确定并同时标记 Whitesides 线和通髁线以确保准确地测量股骨假体的大小和旋转对线（图 25-25～图 25-27，图 25-35）。
- 应用间置器技术评估屈 - 伸间隙平衡和韧带稳定性（图 25-30）。

- 每一手术都应该准备翻修假体以应对无法预期到的骨缺损，它可能需要垫块、延长杆或更具限制性的假体（图 25-3、图 25-4 和图 25-24）。

（程立明 译　刘朝晖 校）

参考文献

1. Kozinn SC, Marx C, Scott RD. Unicompartmental knee arthroplasty: a 4.5 to 6 year follow up study with a metal backed tibial component. J Arthroplasty 1989;4(Suppl):S1-S9.
2. Cobb AG, Kozinn SC, Scott RD. Unicondylar or total knee replacement: the patient's preference. J Bone Joint Surg [Br]1990;72:166.
3. Berger RA, Meneghine RM, Jacobs JJ, et al. Results of unicompartmental knee arthroplasty at a minimum of ten years of follow-up. J Bone Joint Surg [Am] 2005;87:999-1006.
4. Price AJ, Waite JC, Svärd U. Long-term clinical results of the medial Oxford unicompartmental knee arthroplasty. Clin Orthop Relat Res 2005;(435):171-180.
5. U.S. Markets for Reconstructive Devices 2001. Toronto, Ontario, Canada: Millennium Research Group, 2002.
6. U.S. Markets for Reconstructive Devices 2002. Toronto, Ontario, Canada: Millennium Research Group, 2003.
7. Goie TJ, Killeen KK, Hoeffel DP, et al. Analysis of unicompartmental knee arthroplasty in a community-based implant registry. Clin Orthop Relat Res 2003;(416):111-119.
8. Dudley TE, Goie TJ, Sinner P, Mehle S. Registry outcomes of unicompartmental knee arthroplasty revisions. Clin Orthop Relat Res 2008;(466):1666-1670.
9. Goie TJ, Killeen KK, Grimm K, et al. Why are total knee replacements revised? Analysis of early revision in a community knee implant registry. Clin Orthop Relat Res 2004;(428):100-106.
10. Furnes O, Espehaug B, Lie SA, et al. Early failures among 7,174 primary total knee replacements: a follow-up study from the Norwegian Arthroplasty Register 1994–2000. Acta Orthop Scand 2002;73:117-129.
11. Lidgren L, Knutson K, Robertsson O. Swedish Knee Arthroplasty Register: 2003 Annual Report. Lund: Swedish Knee Arthroplasty Register, 2003.
12. Australian Orthopaedic Association National Joint Registry. Annual Report. Adelaide, Australia: Australian Orthopaedic Association, 2007.
13. Bohm I, Landsiedl F. Revision surgery after failed unicompartmental knee arthroplasty: a study of 35 cases. J Arthroplasty 2000;15:982-989.
14. Johnson S, Jones P, Newman JH. The survivorship and results of total knee replacements converted from unicompartmental knee replacements. Knee 2007;14:154-157.
15. Berend K, George J, Lombardi A. Unicompartmental knee arthroplasty to total knee arthroplasty conversion: assuring a primary outcome. Orthopedics 2009;32:684.
16. Aleto TJ, Berend ME, Ritter MA, et al. Early failure of unicompartmental knee arthroplasty leading to revision. J Arthroplasty 2008;23:159-163.
17. Springer BD, Scott RD, Thornhill TS. Conversion of failed unicompartmental knee arthroplasty. Clin Orthop Relat Res 2006;(446):214-220.
18. Vanlommel J, Luyckx JP, Labey L, et al. Cementing the tibial component in total knee arthroplasty: which technique is the best? J Arthroplasty 2010;April 7. [Epub ahead of print]
19. Vaninbroukx M, Labey L, Innocenti B, Bellemans J. Cementing the femoral component in total knee arthroplasty: which technique is the best? Knee 2009;16:265-268.
20. Busch CA, Shore BJ, Bhandari R, et al. Efficacy of periarticular multimodal drug injection in total knee arthroplasty: a randomized trial. J Bone Joint Surg [Am] 2006;88:949-963.
21. Padgett DE, Stern SH, Insall JN. Revision total knee arthroplasty for failed unicompartmental replacement. J Bone Joint Surg [Am] 1991;73:186-190.
22. Miller M, Benjamin JB, Marson B, Hollstein S. The effect of implant constraint on results of conversion of unicompartmental knee arthroplasty to total knee arthroplasty. Orthopedics 2002;25:1353-1357.
23. Jarvenpaa J, Kettunen J, Miettinen H, Kroger H. The clinical outcome of revision knee replacement after unicompartmental knee arthroplasty versus primary total knee arthroplasty: 8–17 years follow-up study of 49 patients. Presented at the International Orthopaedics (SICOT) meeting, 2009.
24. Saragaglia D, Estour G, Nener C, Colle PE. Revision of 33 unicompartmental knee prostheses using total knee arthroplasty: strategy and results. Int Orthop 2009;33:969-974.
25. McAuley JP, Engh GA, Ammeen DJ. Revision of failed unicompartmental arthroplasty. Clin Orthop Relat Res 2001;(392):279-282.
26. Levine WN, Ozuna RM, Scott RD, et al. Conversion of failed modern unicompartmental arthroplasty to total knee arthroplasty. J Arthroplasty 1996;11:797.
27. Morra EA, Greenwald AS. The effects of walking gait on UHMWPE damage in unicompartmental knee systems: a finite element study. Presented at the Annual Meeting of the American Academy of Orthopedic Surgeons, 2003.

第 26 章
内侧单间室膝关节置换术后疼痛

Michael E. Berend

要 点

- 决定翻修痛性 UKA 比决定翻修痛性 TKA 有更低的选择阈。
- 内外侧方位上假体大小的测量极为重要，以避免内侧活动型衬垫 UKA 悬出及可能的疼痛。
- 许多经历过 UKA 的患者有膝前疼痛，内侧髌股关节改变相关的结果类似于没有改变的结果，大部分患者疼痛可得到解决。
- UKA 术后放射透亮线非常常见，并不总是意味着病理过程。
- 关节液抽吸以判断是否为关节积血、感染和结晶性关节病。
- 有金属托的胫骨假体显示有更分散的载荷分布，而全聚乙烯假体有更局限的载荷集中。
- 由于疼痛可以直到内侧 UKA 术后 2 年，只有经历了适当的时间后再考虑翻修术。

引 言

　　随着当代假体设计和病例选择的改进，单间室膝关节置换（UKA）的长期生存已经增加，有报道 10～13 年随访的生存率为 96%～98%[1-4]。导致翻修的 UKA 失败原因是未置换间室关节炎的进展、聚乙烯磨损、适应证不当、假体位置不良、松动、骨折及持续疼痛[1-5]。本章介绍了痛性 UKA 的评估和处理。框 26-1 概括了其鉴别诊断。临床和统计学评估将寻求对可能解释位置良好及假体稳定的疼痛诊断的理解。此外，痛性 UKA 通过 TKA 得到解决的假设也将被讨论。

　　通常对痛性 UKA 的评估可能导致外科医生对内侧 UKA 的选择产生偏见，以致相信原本就该采用 TKA 技术。然而，现实情况是，并非 TKA 术后都没有疼痛[6]，

Price 等报道了一组病例其中期随访有疼痛者占 41%。另外，TKA 术后患者的满意率并不是像许多外科医生认为的那么高（他们中的许多并不做 UKA 术），如 Bourne 等在一个大样本 TKA 的队列研究中，报道患者不满意率是 19%[7]。最后，决定翻修痛性 UKA 为 TKA 的选择阈可能比决定翻修痛性 TKA 更低，翻修的决定必须谨慎。该"翻修选择阈"可能突出了国家注册资料库中的高翻修率。也可能在没有出现全厚层软骨缺损的情况下过早地行 UKA 术，导致术后疼痛缓解不完全[8]。

临床评价

　　对有疼痛感的 UKA 手术进行临床评价，首先要对患者进行病史询问和物理检查，来确定疼痛的位置、时间进程以及导致疼痛的刺激变量。如同大多数与膝关

框 26-1　有疼痛症状的UKA的鉴别诊断
● 感染
● 假体松动
● 应力性骨折
● 身体同侧的臀部疾病
● 神经根疾病
● 假体发生撞击
● 衬垫对骨骼（活动型衬垫设计的假体）
● 髌骨与假体（固定型衬垫设计的假体）
● 游离体
● 骨水泥
● 骨块
● 外侧半月板撕裂
● 髌股关节磨损
● 聚乙烯磨损
● 不恰当的适应证（手术前X线片的微小改变）
● 反射性交感神经营养不良
● 外侧关节退行性病变
● 假体悬出边界

节相关的关节置换术一样（UKA、TKA 以及全关节翻修），要完全解决关节疼痛问题可能需要 12～18 个月。UKA 手术后的早期负重疼痛可以通过手杖或者行走辅助器等辅助装置来治疗，这些辅助装置可以让骨骼和软组织在 4～6 周逐渐恢复。大多数情况下，疼痛发生在胫骨的前内侧，并且与鹅足肌腱附着处的触痛相关。疼痛到底是与软组织相关，还是本质上由骨骼造成的，有关这个问题的讨论还在不断进行，我们下面就此问题展开讨论。

到底什么是内侧 UKA 手术"恰当"的适应证，关于这个问题一直存在争议 [9-12]。有些人提出，如果把患者因素和临床检查结果综合考虑的话，会将适合做手术的膝关节内翻患者的比例限制在 4%～6% [9-12]。另一些人更加遵循患者的生理条件，主要是确诊"前内侧骨关节炎"，同时侧副韧带和交叉韧带完好无损。如果遵循这个标准，那么会将适合进行手术的膝内翻患者的比例提高到 30%。已经发表的长期观察研究数据支持后一种方法 [4]。将髌股关节（PFJ）的状态当做 UKA 手术的禁忌证的评判标准是一种误解，Beard 等人 [13, 14] 的长期观察数据对这个问题给予了明确的解答，证明即使在中间和内侧髌股关节发生退行性病变的情况下，前部膝关节疼痛还是会在 UKA 手术之后得到缓解。进一步研究发现，前部膝关节疼痛与前内侧骨关节炎（OA）的检查结果并无相关性，无论这种骨关节炎的检查是在手术中进行的还是通过 X 线诊断进行的。迄今还没有公开发表的数据能够驳斥这种观点，即基本上忽视患有前内侧膝关节 OA 患者的髌股关节状态，直接对这些患者行内侧 UKA 手术。

影像学评价

应该拍摄膝关节负重前后位、侧位和髌骨轴位 X 线片并进行评估。回顾手术前最初拍摄的 X 线片也非常有助于评估，因为软骨局部的厚度损失与 UKA 手术后间歇性的疼痛缓解相关 [8]。如果早期的内侧退行性病变并不是导致手术前膝关节疼痛的全部原因的话，那么这也可以作为 UKA 手术的适应证。如果胫骨假体悬出超过 3 mm，可能导致活动型衬垫 UKA 手术之后越来越疼痛 [15]。必须考虑到疼痛和假体位置的相关性，尤其是其他类型假体的悬出导致的疼痛和假体位置的相关性。注意假体在内外侧方位的大小非常重要，只有这样才能避免上述情况的发生。

前部膝关节疼痛及其在影像学上的表现

前部膝关节疼痛以及在影像学方面出现髌股关节（PFJ）退行性病变的征兆，这些情况已经被认为是 UKA 手术的禁忌证，并且有可能在 UKA 手术之后引起疼痛。这些可笑的观点应该引起我们的深思，反省一下这些毫无必要性的禁忌证是如何发展出来的。Kozinn 和 Scott [10] 曾提出 PFJ 的退行性病变是内侧 UKA 手术的禁忌证，因此并没有数据支持上述观点，即如果忽略前部膝关节疼痛和 PFJ 退行性病变这些因素的话，UKA 手术有可能导致膝关节持续的疼痛以及病变持续的恶化。但是 Beard 等 [13, 14] 却报道了在上述患者进行内侧 UKA 手术的结果。这些数据不是先入为主的假设和历史传统，而是我们临床实践的忠实记录。这些作者发现在进行 UKA 手术的患者当中，超过一半（54%）有膝关节前部疼痛。不仅如此，在手术前的 X 线片中，观察到 54% 的患者有退行性病变。内侧 PFJ 病变的手术结果与膝关节无病变患者的手术结果相似。而且所有患者在手术后，前部膝关节疼痛的问题都解决了。看来这些发表的数据并不支持我们历史上曾经对 PFJ 的怀疑，即所有的前部膝关节疼痛都来源于 PFJ，因为在对前内侧骨关节炎进行内侧 UKA 手术之后，彻底解决了疼痛问题。

疼痛和射线可透性

一个非常值得关注的问题是内侧 UKA 呈现的影像学表现。在美国，大多数外科医生通过对 UKA 患者行标准的 X 线片进行随访。但是，放射透亮线（radiolucent lines，RLL）通常只在"荧光屏"放射影像上发现 [16]（图 26-1）。牛津小组（Nuffield 矫形外科中心）一直长期使用荧光屏成像系统或 X 线透视成像系统来追踪内侧 UKA 患者的长期影像学表现。必须要说的是，胫骨平台下面的透亮线往往被曲解为引起疼痛的病灶，因此导致了不必要的翻修 [17]。如果 RLL 越来越强，同时伴有假体的移动，这说明假体松动了；但是如果透亮线保持稳定，则说明假体没有松动。将功能完好的假体取回后，发现假体上部分覆盖了纤维软骨层，这可能是对载重状态的一种生物反应 [16]。换句话说，RLL 是非常常用的手段，但是不一定总是能够指示出病理学进程。RLL 的出现率有非常大的可变性，与是否使用荧光屏透视摄片直接相关。X 线投射角度的微小变化都可能使 RLL 变得模糊。如果单纯依靠 RLL 进行诊断评估的话，需要格外小心，因为在 UKA 手术后，疼痛和 RLL 呈现的影像之间的

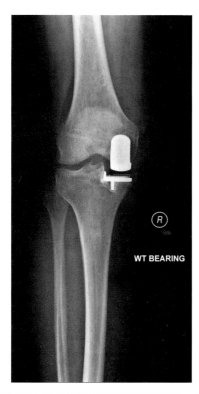

图 26-1　内侧 UKA 胫骨假体下方稳定的透亮线。这种情况在活动型衬垫的 UKA 手术之后非常常见，如果没有出现假体移位，不能表明有假体的松动。选择翻修手术应当慎重，因为这种 X 线影像学上的表现经过一段时间之后保持稳定不变。

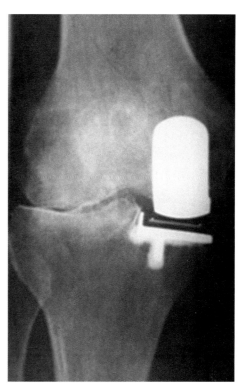

图 26-2　前后位 X 线片，由于发生了渐进性的外侧关节退行性病变，外侧关节间室的关节间隙丧失。

关系并不明确。

其他 X 线影像及相关评估

　　膝关节的外侧关节间室在手术后的第二个 10 年可能出现关节间隙塌陷而翻修[18, 19]。这也可能是未被认识到的炎症性关节炎的指征（图 26-2）。在标准的 X 线片上还可能发现高分子聚合材料的磨损（图 26-3），这种情况在固定型衬垫装置上更容易发生，尤其是聚乙烯材料已经氧化，或者在植入人体前已经库存很长时间的材料。在 UKA 手术后的许多年，骨扫描可能显示"热"区或内侧关节间室越来越强的活动性，对 UKA 手术后疼痛的解读必须十分谨慎。关节穿刺用于复发性的关节腔出血、感染以及与结晶相关的关节疾病方面的检查。常规应对滑液进行分析。

UKA 负荷的生物力学……有可能解释疼痛吗?

　　我们目前尚未完全了解内侧 UKA 造成的体内负荷分布以及相关的骨与软组织的适应过程。我们用骨组织的应力和张力来定量负荷情况，并且曾经猜想，负荷的

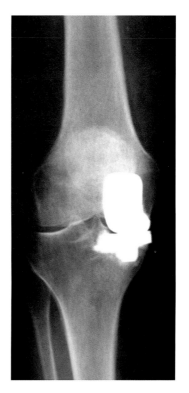

图 26-3　前后位 X 线片，在固定型衬垫模式的内侧 UKA 手术后，发生了严重的聚乙烯磨损。

变化至少能够部分解释在内侧 UKA 手术后疼痛的持续存在和缓解。我们曾经报道，如果进行固定型衬垫设计的 UKA 手术后胫骨过度负荷，可导致假体下陷和骨组织塌陷[5]。我们对连续进行的 32 例 UKA 翻修进行了研究，无论其胫骨假体采用的是金属托还是全聚乙烯，在所有研究病例中，发现有 47% 的病例出现内侧胫骨塌陷（图 26-4）；它们中的一半在手术后早期就出现了，一般是手术后 16 个月之内。我们发现，如果胫骨的倾斜角度增加，胫骨塌陷的概率也会增加，在这些病例中，如果胫骨后部的倾斜角度增加，胫骨后部塌陷的比例比前部塌陷的比例高。Hernigou 等[20]报道了 UKA 手术后胫骨倾斜角度对造成手术失败机制的类似的影响。当有些研究报道，对于普通的 UKA 手术失败类型可以用相当明确的方式翻修为 TKA 手术时，该研究却强调，

在已经发生内侧塌陷的情况下，翻修非常复杂，需要使用螺钉、垫片以及辅助性的骨水泥。膝关节的运动力学和假体中金属托的支撑作用，对有金属托的活动型衬垫和全聚乙烯材料的固定型衬垫设计的内侧 UKA 手术的负荷方式会产生影响，我们也对这种影响进行了定量研究[21, 22]。我们发现，有金属托的胫骨假体，其负荷的分布更加弥散，而全聚乙烯材料的胫骨假体，其负荷有更局限化的集中（图 26-5）。我们模拟了在步行和动态负荷的情况下，膝关节经历的屈曲和伸直，结果发现，根据负荷接触的位置不同，两种不同设计的假体的负荷方式也有明显差异。为了更细致地了解上述实验室发现的特征，以及内侧 UKA 手术后的疼痛症状，我们需要在这个领域做更多的工作。

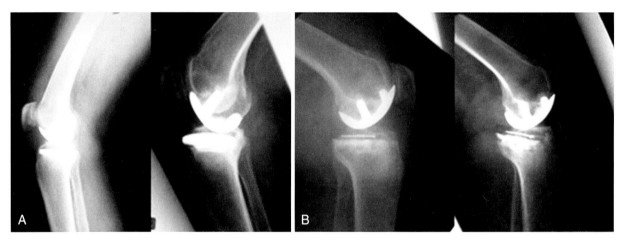

图 26-4　（A）由于后部胫骨塌陷，导致 UKA 胫骨假体失败。（B）前部胫骨塌陷。

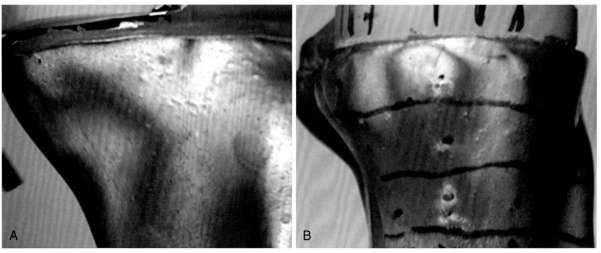

图 26-5　（A）模拟脚跟着地、膝关节处于伸直位负荷状态，有金属托的 UKA 胫骨假体其应力于衬垫前部呈弥散分布[21]。（B）模拟膝关节深度屈曲和股骨后滚动负荷状态，应力于全聚乙烯 UKA 胫骨假体后部呈局限性分布[22]。

小　结

评价有疼痛症状的 UKA 这个工作，最可能由从事内侧 UKA 手术的外科医生进行，并在他们的工作实践中加以解决。为了做到这一点，应进行仔细的鉴别诊断评估。在进行翻修之前，有必要给予恰当的等待时间，因为在内侧 UKA 手术后 2 年，疼痛往往能够自行消失。只有在进行了恰当的评估，并且给予了明确的诊断之后，才允许进行慎重的翻修。

（程立明　译　刘朝晖　校）

参考文献

1. Squire MW, Callaghan JJ, Goetz DD, et al. Unicompartmental knee replacement: a minimum 15 year follow-up study. Clin Orthop Relat Res 1999;(367):61-72.

2. Berger RA, Meneghini RM, Jacobs JJ, et al. Results of unicompartmental knee arthroplasty at a minimum of ten years of follow-up. J Bone Joint Surg [Am] 2005;87:999-1006.

3. Price AJ, Waite JC, Svärd U. Long-term clinical results of the medial Oxford unicompartmental knee arthroplasty. Clin Orthop Relat Res 2005;(435):171-180.

4. Murray DW, Goodfellow JW, O'Connor JJ. The Oxford medial unicompartmental arthroplasty: a ten-year survival study. J Bone Joint Surg [Br] 1998;80:983-989.

5. Aleto TJ, Berend ME, Ritter MA, et al. Early failure of unicompartmental knee arthroplasty leading to revision. J Arthroplasty 2008;23:159-163.

6. Price AJ, Longino D, Rees J, et al. Are pain and function better measures of outcome than revision rates after TKR in the younger patient? Knee 2010;17:196-199.

7. Bourne RB, Chesworth BM, Davis AM, et al. Patient satisfaction after total knee arthroplasty: who is satisfied and who is not? Clin Orthop Relat Res 2010;(468):57-63.

8. Pandit H, Gulati A, Jenkins C, et al. Unicompartmental knee replacement for patients with partial thickness cartilage loss in the affected compartment. Knee 2010;June 1. [Epub ahead of print]

9. Stern SH, Becker MW, Insall JN. Unicondylar knee arthroplasty: an evaluation of selection criteria. Clin Orthop Relat Res 1993;(286):143-148.

10. Kozinn SC, Scott R. Unicondylar knee arthroplasty. J Bone Joint Surg [Am] 1989;71:145-150.

11. Kozinn SC, Marx C, Scott RD. Unicompartmental knee arthroplasty: a 4.5–6-year follow-up study with a metal-backed tibial component. J Arthroplasty 1989;4(Suppl):S1-S10.

12. Kozinn SC, Scott RD. Surgical treatment of unicompartmental degenerative arthritis of the knee. Rheum Dis Clin North Am 1988;14:545-564.

13. Beard DJ, Pandit H, Ostlere S, et al. Pre-operative clinical and radiological assessment of the patellofemoral joint in unicompartmental knee replacement and its influence on outcome. J Bone Joint Surg [Br] 2007;89:1602-1607.

14. Beard DJ, Pandit H, Gill HS, et al. The influence of the presence and severity of pre-existing patellofemoral degenerative changes on the outcome of the Oxford medial unicompartmental knee replacement. J Bone Joint Surg [Br] 2007;89:1597-1601.

15. Chau R, Gulati A, Pandit H, et al. Tibial component overhang following unicompartmental knee replacement—does it matter? Knee 2009;16:310-313.

16. Tibrewal SB, Grant KA, Goodfellow JW. The radiolucent line beneath the tibial components of the Oxford meniscal knee. J Bone Joint Surg [Br] 1984;66:523-528.

17. Gulati A, Chau R, Pandit HG, et al. The incidence of physiological radiolucency following Oxford unicompartmental knee replacement and its relationship to outcome. J Bone Joint Surg [Br] 2009;91:896-902.

18. Emerson RH Jr, Higgins LL. Unicompartmental knee arthroplasty with the Oxford prosthesis in patients with medial compartment arthritis. J Bone Joint Surg [Am] 2008;90:118-122.

19. Collier MB, Eickmann TH, Anbari KK, Engh GA. Lateral tibiofemoral compartment narrowing after medial unicondylar arthroplasty. Clin Orthop Relat Res 2007;(464):43-52.

20. Hernigou P, Deschamps G. Posterior slope of the tibial implant and the outcome of unicompartmental knee arthroplasty. Bone Joint Surg [Am] 2004;86:506-511.

21. Small SR, Berend ME, Ritter MA, Buckley CA. Bearing mobility affects tibial strain in mobile-bearing unicompartmental knee arthroplasty. Surg Technol Int 2010;19:185-190.

22. Small SR, Berend ME, Ritter MA, et al. Metal backing significantly decreases tibial strain in medial unicompartmental knee arthroplasty model. J Arthoplasty 2010;September 14. [Epub ahead of print]

第七部分
汇编

第 27 章
单间室膝关节置换的实践问题——成功的秘密

David F. Dalury

要 点

- 仔细的外科操作很重要。
- UKA 比 TKA 更具有技术挑战。
- 患者的选择非常重要。
- 适应证较传统的标准有谨慎地扩大。

引 言

在特定的患者中，单间室膝关节置换（UKA）比胫骨截骨术和全膝关节置换术（TKA）更有效。UKA 的优点包括保留了更多的天然骨和软组织，大多数情况下能保留双侧交叉韧带，并且能够减少对股骨和胫骨的切除。UKA 使患者有更小的切口、更少的疼痛，而且使患者更早地恢复功能。若 UKA 手术失败，可以比较容易地将其转为 TKA 手术；而若截骨术失败，很难将其转为 TKA 手术。这也是为什么外科医生更倾向于 UKA 手术治疗孤立的胫股关节间室疾病的原因。普遍认为 UKA 比 TKA 手术的技术难度更大，正因为这样，在计划 UKA 手术的时候，应该考虑几点非常重要的因素。

要使 UKA 手术取得好结果，最重要的决定因素是选择患者（图 27-1）。大多数作者引用 Kozinn 和 Scott 最先提出的传统的选择标准[1]。这些标准认为，对于大于 10° 的固定性屈曲挛缩患者、内翻或外翻畸形患者，不应使用 UKA 手术，UKA 手术应主要用于瘦的、年纪较大的且对手术治疗需求较低的患者。屈曲畸形常被认为是 UKA 手术最主要的排除因素。最近，UKA 手术的适应证范围又被谨慎地扩大到了更年轻[2,3]、体重更重的患者[4-6]。尽管数据还是较短期的，但是已经有越来越多关于成功地将 UKA 手术应用于较年轻患者（小于 60 岁）的中期随访报道。如果这个手术能够在 10 年的时间内提供合理的结果，那么我们可以考虑，用对患者影响较小的 UKA 手术来延缓病情的发展，直到不得不最终使用 TKA 手术。UKA 的优点使越来越多的人考虑将其作为年轻患者的第一个关节置换术和年老患者的最后一个关节置换术。UKA 越来越多地应用于年轻患者的另一个原因是这个手术对年轻患者有吸引力，而且随着互联网和直接面对患者的市场销售的不断增加，这个年龄范畴的患者更加注意到各种可供选择的外科手术，并且了解这种手术。体重曾经是 UKA 手术的考虑因素之一，但是如同这种手术在年轻患者中的应用一样，已经有报道说，在超重患者使用 UKA 手术，或者说体重超重本身，并不是 UKA 手术的禁忌证。这些报道还处于中期随访中，但是已经对传统标准的 85 ~ 90kg 体重界限提出了挑战。

患者选择也要从其他几个重要的方面来考虑。包括

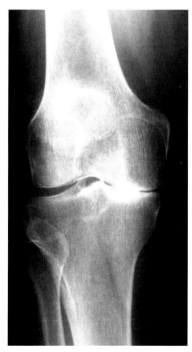

图 27-1 前后位 X 线片显示膝关节孤立的病变。

前交叉韧带（ACL）的状态，其他几个关节间室的病变情况，是否存在结晶体疾病和其他炎症性疾病，以及患者疼痛的位置。大多数外科医生认为有功能的 ACL 是重要的，尤其是当考虑植入活动型衬垫的时候。对其他关节间室疾病的情况尚有争议。大多数外科医生接受 3 级 Outerbridge 损伤，但是不接受 4 级。但是一些外科医生完全不考虑髌股关节的软骨损伤。由于胫骨嵴的撞击导致的外侧股骨髁内侧面的损伤往往被忽视（图 27-2）。如果在 X 线片上发现二水焦磷酸钙结晶或者在关节切开术过程中发现滑膜炎，大多数医生会认为这是继续进行 UKA 手术的禁忌证。一些外科医生认为，如果一个患者希望进行 UKA 手术的话，这个患者应该只有一个疼痛点（内侧股胫关节痛行内侧 UKA）。如果患者还有前膝疼痛，或者上下楼梯时疼痛，这些患者就不太适合 UKA 手术。但是这个观点现在也受到挑战，现在很多外科医生不太关心疼痛的位置，而是更关心手术前的 X 线检查和体检情况。另外一个重要的患者选择因素是患者应该理解这个手术的概念和手术的过程。患者希望找到他们膝关节疾病最可预测的手术治疗方法，在这种情况下，尽管他们的膝关节病变是局限的，但是 TKA 手术往往更具有可预测性。另外，很多患者希望创伤更小的手术，在这个手术过程中，只有患病的膝关节部分被置换，尽管这种手术的长期预后不如 TKA。在这种情况下，患者能够理解两种手术方案的不同和各自的优缺点就很重要。

一旦选择了恰当的患者，UKA 的手术前计划是很重要的。UKA 手术应该被看做是置换已经坏掉的部分，而不是治疗严重的力线不良和畸形。整体把握患者膝关节的病情非常重要，比如这个患者是否有膝内翻？如果是这种情况，那么就应该不要过度纠正关节力线。利用前后位的 X 线片，外科医生应该能够做出计划，使胫骨切除的水平基本上与胫骨的长轴垂直，而且可以接受略微的矫正不足（图 27-3）。由于只有部分膝关节被置换，因此必须进行关节侧位 X 线照相，以此评估 UKA 手术恢复了原先就存在的胫骨后倾角。否则，会导致假体松动和植入失败。经过测量，胫骨后倾角的范围应该是 0°～22°（图 27-4）。

技　术

可以通过不同的装置进行若干种 UKA 植入的外科手术技术。我们在这里介绍一种最常用的髓外的、从胫骨开始的方法。该手术过程的流程如下：

- 适当暴露
- 保守的胫骨截骨
- 评估屈曲位和伸直位的间隙
- 在伸直位使股骨远端截骨与胫骨截骨高度匹配
- 90° 位，测量和定位相对于胫骨表面的股骨假体的大小和方向

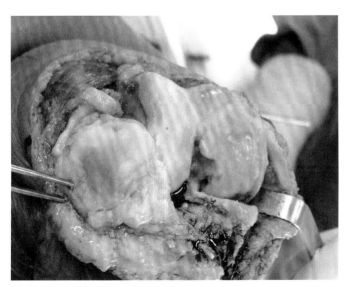

图 27-2　关节切开术显示髌股关节 4 级病变，该患者不适合进行 UKA 手术。

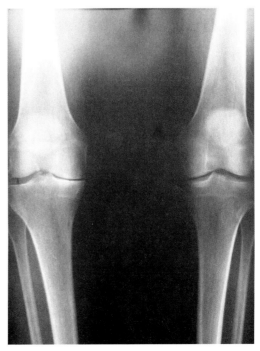

图 27-3　膝关节前后位片，外科医生的目标应该是力线变直或者轻度的不足矫正。

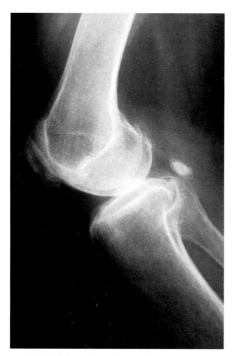

图 27-4 膝关节的外侧位图像，注意胫骨后部斜面的变化。

- 对股骨进行准备
- 切除残存半月板和后方骨赘
- 测量胫骨大小并对胫骨进行准备
- 最终的软组织平衡
- 黏固并清理碎屑
- 关闭修复伤口

上述过程的每一步都是成功的关键。

适当暴露

大多数的 UKA 手术目前通过"微创"方法进行（图 27-5）。严格意义上来讲，这并不是指手术创口的大小，而是指不把伸直肌从滑车沟移位。通过这种方法将髌骨保留在原来的位置，可以更容易地对股骨 - 胫骨的相对位置和方向进行测量和评估。切口应该大约从髌骨的顶端到关节线，在关节切开术中充分切开滑膜，可以扩大视野，有利于进一步观察其他的关节、韧带和滑膜。大多数 TKA 手术是在完全伸直位或者 90° 屈曲位进行的，与 TKA 不同，UKA 手术在不同的屈曲位进行，因此切口应该足够大，使关节视野能够完全暴露。软组织在较小的切口中容易被损伤，因此牵开器的放置位置非常重要，尤其是应该沿着内侧关节线放置，防止对内侧副韧带的损伤。如果手术视野受到影响，应该立

即延长切口的长度。

保守的胫骨截骨

UKA 手术的思路是替换已经磨损的部分，因此在手术前应该根据 X 线片进行设计，胫骨应尽可能少地被切除，在内侧 UKA 手术中，最多从胫骨内侧平台切除几毫米的骨组织。横向截骨和纵向截骨都很重要。可以利用股骨内侧髁的外侧缘作为截骨向导对胫骨进行 L 型或者纵向截骨（图 27-6）。将往复锯沿着内侧髁的外侧面放置，并且置于前交叉韧带的内侧，以此作为纵向切割胫骨的标志物。水平截骨大约与胫骨长轴成 90° 角，与"L"型（即纵向或垂直）截骨大约成 90° 角。

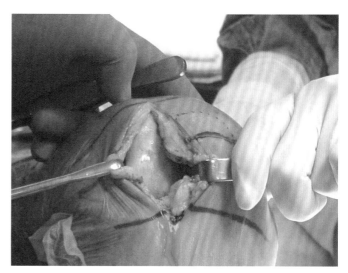

图 27-5 "微创"暴露。请注意伸膝装置并未被移开。

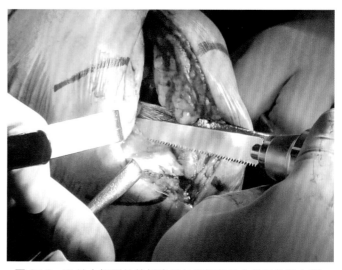

图 27-6 股骨内侧髁的外侧缘是矢状锯截骨非常好的导向器。

各种截骨导向器可以帮助设计这些截骨（图 27-7）。后倾斜角度必须与天然膝关节相匹配，因此应该在手术前利用 X 线片认真设计。在很多情况下，由于接受 UKA 手术的患者其骨缺损出现在膝关节前部，因此当膝关节屈曲时，保留在股骨和胫骨之间的软骨组织基本正常。将一个薄的导向器放置在这个位置，可以在手术过程中检查胫骨的截骨角度是否合适。因为在手术过程中，胫骨是首先进行手术的部位，因此对胫骨的截骨极其重要。在纵向切割胫骨的时候，应该注意避免抬手，因为这时的胫骨后部非常脆弱。由于在髁间窝几乎没有骨组织或者软骨组织缺损，因此检查被切除骨组织的内侧面，应该能看到前部和后部切面的厚度是一样的。通过这种方法可以确认胫骨经过截骨后的角度是符合要求的（图 27-8）。

评估屈曲位和伸直位的间隙

　　此时，切除下来的胫骨体积大概就是应该替代的胫骨体积。不同厚度的间置器可以用来评估屈曲位和伸直位的关节间隙（图 27-9）。为了在伸直位有适当的平衡，膝关节在完全伸直位应该留出 1～2mm 的空隙余地。为了测量屈曲位的间隙，应该把膝关节置于屈曲位，同一个间置器能够放进屈曲位的膝关节间隙中。大多数 UKA 手术治疗的患者会出现伸直位膝关节间隙的

丢失（前胫骨和承重股骨软骨的缺损），但是后部股骨软骨的厚度往往是正常的。如果膝关节在屈曲位过于紧，而在伸直位非常稳定，那么就应该用摆动锯切除股骨后部 1～2mm 的软骨，这样就能使关节间隙在屈曲位和伸直位取得平衡。

伸直位使股骨远端截骨与胫骨截骨高度匹配

　　为了使站位保持稳定，并且使假体牢靠固定，股骨截骨与胫骨截骨应该在伸直位能够高度匹配。如前述的一样，胫骨截骨的后倾角度一般是 0°～22°。大多数情况下，胫骨后倾角度大约是 5°，在计划股骨截骨角度的时候，应该将胫骨的截骨角度考虑进去。这种截骨可

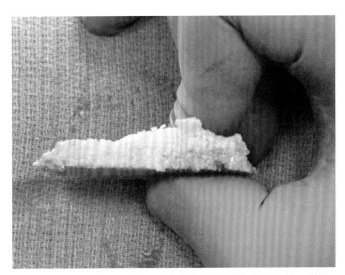

图 27-8　切除下来的胫骨。注意前部和后部的骨厚度是一样的，这意味着切除后的骨骼保持了患者自然的倾斜度。

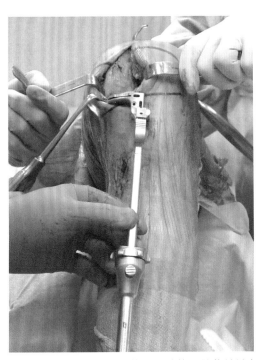

图 27-7　为设计胫骨切除术使用的髓外胫骨截骨导向器。

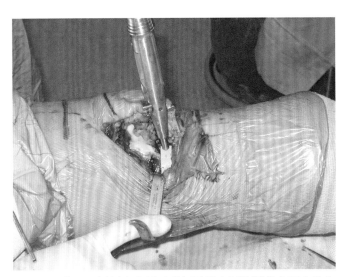

图 27-9　使用不同厚度和尺寸的间置器来评估膝关节屈曲位和伸直位的关节间隙。

以通过髓内或者髓外导向器的辅助进行设计。利用截骨导向器，将其放置在待截骨的胫骨表面，保证股骨远端的截骨与胫骨的截骨高度匹配。如果胫骨的截骨是在后屈曲位进行的（这也是经常出现的情况），膝关节应该置于轻微的屈曲位，然后将导向器固定在股骨上。这样可以在轻微的伸直位对股骨进行截骨，并且有助于使股骨和胫骨的截骨高度匹配（图 27-10）。将足够多的骨组织从股骨远端切除是很重要的，这样股骨假体就可以固定在一个足够大的底座上，而且由于骨组织没有过度硬化，这样水泥可以与骨组织充分地相间杂错，使股骨假体更加持久地固定。

测量股骨试模的大小和定位方向

远端股骨髁的形状和体积的差别很大，在现代的大多数 UKA 手术系统中，对股骨体积的测量完全独立于对胫骨体积的测量。在很多情况下，所谓的"潮线"（图 27-11）也就是软骨缺损在远端股骨上终止的位置，是放置股骨试模的方向定位标志物的理想位置。一般来说，股骨试模是在膝关节处于屈曲位的状态下，在前后平面进行的。通常可以先用一个楔子来定位股骨试模的前端位置。这样可以保证股骨置于合适的前端位置上。这样做的目的是，使胫骨平面的内翻 - 外翻角度维持在10°～15°，这样可以避免对最终结构的边缘载荷。根据其覆盖范围，股骨试模可以内侧或者外侧移动，但是应避免将试模的突出部分指向股骨滑车沟，那样可能造成髌骨的碰撞。应该注意避免过度内旋转，因为会导致股骨假体的后部在伸直位的时候过度靠近中位线（图 27-

12）。大多数外科医生的目标是在屈曲位的状态下，使股骨相对于胫骨有一个轻微的外旋转。股骨假体的实际旋转情况还是依据假体的类型而定。如果系统是平面 - 圆形结构，目前这也是最常见的情况，那么股骨的方向定位也就不是很严格了。但是，如果系统是一个完全契合的设计，那么定位就非常的关键和重要。大多数 UKA 系统都需要通过试模来确保正确的股骨 - 胫骨之间相互位置，相互的协调性和平衡性。

对股骨最后的准备

大多数系统通过一个截骨模块进行远端股骨截骨。

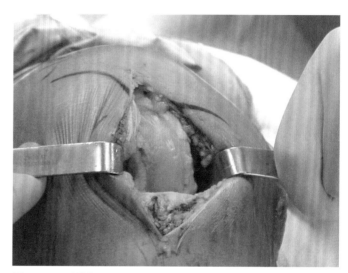

图 27-11　所谓的"潮线"就是软骨缺损在股骨上终止的位置，这可以作为放置股骨假体的标志。

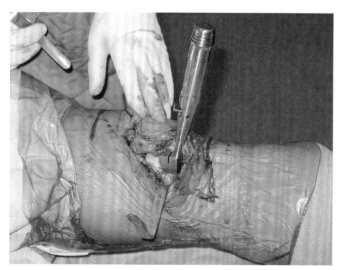

图 27-10　在伸直位行股骨远端切除，以与胫骨切除后的表面匹配。

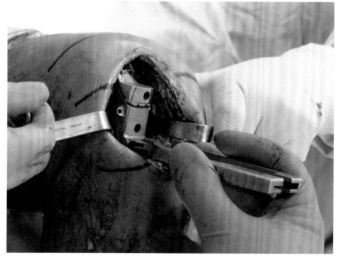

图 27-12　正确地旋转股骨截骨导向器非常重要。

该模块可以完成前后的去角斜切和后部截骨。大多数情况下，截骨的顺序是按照：前角斜切（这往往很小），然后截骨后部，最后斜切后角。之所以最后截骨后角，是因为有时候，当切掉后角的骨组织后，截骨导向器会滑到屈曲位。大多数情况下，后部斜角截骨的硬度非常大，在使用较小的导向器引导较小的刀片进行截骨的情况下，导向器的准确作用会降低，因此在进行这个截骨操作时，要格外仔细。利用一个导向器进行多步导向准备股骨假体的栓孔。直到栓孔完全钻好，在必要的情况下还是有可能将股骨向外侧移动。但是此时股骨的旋转角度不能够再改变了。正因为这个原因，应该最后完成栓孔钻孔。

清除半月板残留物

现行手术中常用的小切口使观察半月板残留物的难度加大。将腿置于不同角度的屈曲位，可以有助于观察半月板残留物。在截骨的时候避免损伤内侧副韧带是非常重要的，因为这种事情经常不经意地发生。这也是一个非常好的时机，从股骨的后部去除骨赘。这个步骤对患者获得更好的活动度是非常重要的。

胫骨的大小测量和准备

将半月板碎片完全清除，并且将股骨截骨完成后，胫骨平台更容易观察（图 27-13）。对于全聚酯材料的胫骨假体来说，良好的前后覆盖比内外侧覆盖更重要。这样能够给胫骨假体最佳的支撑。如果必要的话，可以

对胫骨棘的内侧部切入得更深一些，这样可以使胫骨假体向外侧移动，在必要的情况下，可以顾及到尺寸更大的假体。胫骨假体轻微的内侧外悬是可以接受的，而且最好能对胫骨棘切入得更深一些，因为胫骨棘可能使前交叉韧带的嵌入不稳定。对于嵌入式的胫骨假体来说，在边缘为骨水泥留出一些骨骼是必要的，这也有助于胫骨行使支撑功能。

依据为胫骨固定而准备的下表面的类型，利用锯、骨钻和手工工具能够安全地对骨骼进行准备工作。内侧胫骨的密度差别很大，因此在切除它的过程中要格外注意，使其能够与各种胫骨假体的下表面相适合。尤其应该注意的是，当为龙骨型固定做准备工作时，容易损坏胫骨的后部，这在理论上可能减小水泥的渗透性和固定能力。

最后的平衡检查和试模复位

当所有的骨骼准备工作都结束后，就应该进行试模复位了（图 27-14）。大多数系统都准备了足够的试模以供选用，如果没有这些试模的话，可以用真正的假体来进行；但是应该注意在测试结束后把它们仔细地移走，这样不至于划伤其表面。试模复位有助于确定为了容纳假体而使膝关节弯曲的幅度，也有助于对软组织进行最后的平衡。如果膝关节在屈曲位和伸直位都过紧的话，可以对内侧的软组织进行少量的调整，但不建议对UKA 手术的膝关节进行太多的内侧松解。

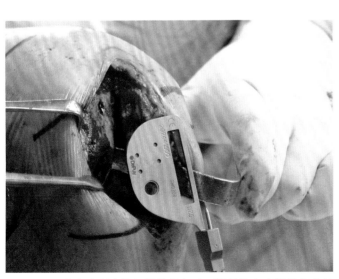

图 27-13　当完成所有的股骨截骨之后，胫骨的大小测量和准备就容易多了。

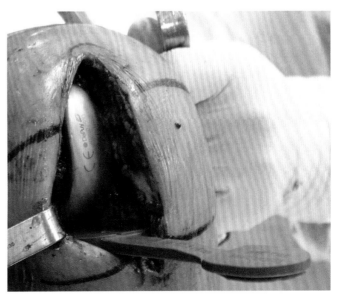

图 27-14　在手术位置进行测试，有利于软组织的平衡和假体的校准。

骨水泥

残留的骨水泥是导致 UKA 手术后较早进行再次手术的常见原因。去除掉所有的残留骨水泥非常重要。小切口限制了手术视野，并且嵌入胫骨假体尤其容易导致将骨水泥从膝关节后面挤出来。这对于全聚酯材料的假体尤其容易产生问题。黏合的过程中，在膝关节后面放置一块海绵，可以防止这种情况的发生。避免在胫骨的后部加过多的骨水泥也是一种方法（图 27-15）。应该意识到，有可能在胫骨前端假体与胫骨接合得很好，但是在后部，假体伸出去了，而且没有很好地与胫骨接合。防止这种情况发生的最好方法是，在嵌入胫骨假体的过程中，将胫骨置于过度屈曲位，先将胫骨假体的后部嵌入胫骨，然后将胫骨假体的前部向下固定在胫骨上。这样做的效果是将骨水泥从前面挤出来，而不是在关节的后面。沿着内侧缘检查膝关节非常重要，这样可以看到假体的后部是否与胫骨紧密接合。在股骨侧，骨水泥必须有效地渗透进入股骨表面。如果对骨骼进行准备工作仍然存在骨骼硬化的话，在骨骼上钻一些小孔可以增强骨水泥黏合。大多数股骨假体有栓孔，将骨水泥挤进这些栓孔也可以有效地防止股骨松动（图 27-16、图 27-17、图 27-18）。

关闭伤口

在 UKA 手术后，对膝关节进行有效地紧密缝合尤其重要。如果能做到这一点的话，可以减少患者的痛苦，而且能够很快地恢复功能。这对于新鲜的伤口会造成异常的压力。为了防止伤口崩开，应该小心翼翼地修复软组织。

外侧 UKA

外侧 UKA 手术只占全部 UKA 手术的不到 10%。历史文献显示，外侧 UKA 的寿命与内侧 UKA 基本持平，而且甚至略高于内侧 UKA。但是这有可能是因为患者选择更加仔细，而且事实上这些手术倾向于让更有 UKA 手术经验的外科医生来完成。对于外侧 UKA 手术来说，有几个小窍门。切口既可以通过一个完整的内侧关节切开术来完成，更常见的方法是，通过外侧切口，此时髌骨不从股骨滑车沟中移出来。如果已经做了

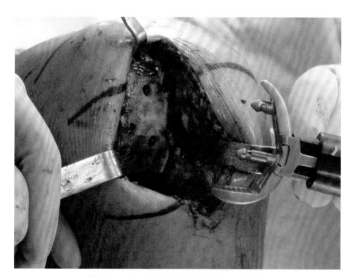

图 27-16　在屈曲位放置股骨假体。

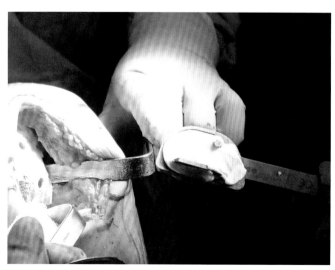

图 27-15　胫骨下表面的骨水泥。应避免放太多的骨水泥。

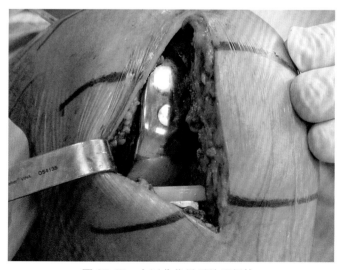

图 27-17　在屈曲位最后放置假体。

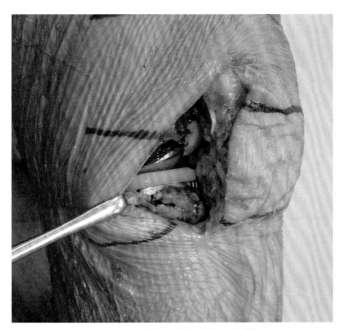

图 27-18 在伸直位最后放置假体。

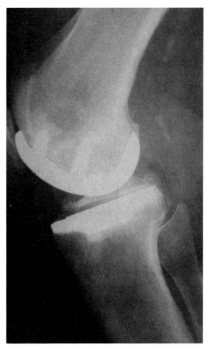

图 27-19 UKA 手术的侧位 X 线片。

外侧切口，而且需要将手术转化为 TKA，在这种情况下，外科医生就需要熟悉从外侧途径进行膝关节手术。与内侧切口相比，外侧切口一般更加垂直，并且稍短。

　　外侧膝关节较内侧膝关节更加松弛，因此尤其要注意不要用假体将外侧膝关节填装过紧。与内侧面不同，与股骨后部相比，股骨远端表面常有残存的软骨；因此，在进行外侧 UKA 手术的时候，外科医生经常需要将软骨从股骨远端去掉，以此来平衡屈曲位和伸直位的关节间隙。外侧膝关节往往比内侧膝关节小，因此获得能够用于这个特殊系统的更小的假体非常重要。股骨假体更是往往将其尺寸缩小，以避免与髌骨的碰撞。股骨外侧髁一般比内侧髁更加垂直，因此股骨假体的放置往往比内侧假体更加垂直。有必要在外侧 UKA 手术的时候对胫骨假体进行 10°～20° 的内旋，这样可以更好地适应膝关节的"锁扣"机制。

结 论

　　一般认为 UKA 是一个更具有技术难度的手术。尤其与 TKA 相比，UKA 手术中更小的切口，而且外科医生必须将置换的关节间室与未置换的间室紧密配合，这两点是提高其技术难度的原因。但是，如果医生能够仔细地选择患者，在手术技术上小心翼翼，并且使用设计良好的假体，UKA 手术对于孤立单间室疾病患者是非常好的选择（图 27-19）。

（程立明 译　刘朝晖 校）

参考文献

1. Kozinn SC, Scott R. Unicondylar knee arthroplasty. J Bone Joint Surg [Am] 1989;71:145-150.
2. Pennington DW, Swienckowski JJ, Lutes WB, Drake GN. Unicompartmental knee arthroplasty in patients sixty years of age or younger. J Bone Joint Surg [Am] 2003;85:1968-1973.
3. Parratte S, Argenson JN, Pearce O, et al. Medial unicompartmental knee replacement in the under-50s. J Bone Joint Surg [Br] 2009; 91:351-356.
4. Deshmukh RV, Scott RD. Unicompartmental knee arthroplasty: long-term results. Clin Orthop Relat Res 2001;(392):272-278.
5. Naal FD, Neuerburg C, Salzmann GM, et al. Association of body mass index and clinical outcome 2 years after unicompartmental knee arthroplasty. Arch Orthop Trauma Surg 2009;129:463-468.
6. Tabor OB Jr, Tabor OB, Bernard M, Wan JY. Unicompartmental knee arthroplasty: long-term success in middle-age and obese patients. J Surg Orthop Adv 2005;14:59-63.

第 28 章
麻醉、疼痛管理和部分膝关节置换术患者提前出院

Richard A. Berger

要 点

- 在关节置换手术中使用特殊的临床路径，可以在缩短患者住院时间的同时，显著减少并发症。

- 我们已经开发出了更新的手术前麻醉和术后康复方案，并将它们与微创方法相结合，应用于部分膝关节置换手术，这样可以加速患者康复，甚至在门诊进行部分膝关节置换手术。

- 通过这些新的治疗方案，辅以微创手术进行部分膝关节置换，我们发现患者康复得更快了，并且在门诊进行部分膝关节置换手术不仅具有可能性，而且对我们的患者已经成为常规了。

- 而且，这种联合的外科手术和临床路径，已经证明了其安全性和有效性，并且减少了手术后并发症的发病率。

历史展望

单间室膝关节置换最初流行于 20 世纪 70 年代，它给患者以牺牲最少的骨组织的希望，并且如果需要的话，以后可以更容易转化成全膝关节置换术。遗憾的是，由于不完整地理解其恰当的适应证和外科技术，再加上早期假体设计上的瑕疵，最终导致了较高的失败率。随之而来的是，在 80 年代后期的美国，单间室膝关节置换差一点被完全放弃。幸运的是，Repicci 和他的同事们[1, 2]又使人们对这个概念重新产生了兴趣，他们在 90 年代提出了单间室膝关节置换的微创手术技术。接下来，在微创膝关节置换术热潮的带动下，单间室膝关节置换的实际应用越来越广泛[1-3]，而且多个中心对恰当挑选的患者进行的报道，证明其生存率与全关节置换术相当[4]。

在过去的 10 年中，通过实施微创手术技术，在疼痛控制和早期功能恢复方面，很多人努力改善全膝关节置换术和单间室膝关节置换的短期效果[5-10]。很多骨科手术操作的进步也促进了这方面的发展。前交叉韧带重塑已经从住院手术发展成为门诊手术。除此之外，在过去的 10 年中，脊柱椎间盘切除术也发生了类似的变化。在这些手术操作过程中，将软组织损伤减到最小程度是整个经过改良的手术操作流程的一个方面，它减少了对住院手术的需求，而且在我们医院，单间室膝关节置换已经是常规的门诊手术了。对于单间室膝关节置换的患者来说，要想能够在手术当天出院，手术前的综合诊断和计划是必要的。这种思维模式的转移不仅包括患者和外科医生，也包括患者家属、医院、麻醉人员、理疗师和护士。成功的手术方案和技术手段应该包括疼痛管理，减少药物副作用，并且尽快地进行治疗。

适应证 / 禁忌证

门诊单间室膝关节置换在不断地发展，它的适应证和禁忌证也在不断发展。而且，患者的希望也从单纯的疼痛缓解发展到对功能恢复也有了更高的要求。单间室膝关节置换的高成功率和快速的功能恢复，也使得外科医生和患者在更广泛的年龄范围采用这种手术，现在正在向更年轻的患者延伸。我们很容易想象那些年轻的患者希望尽早回到工作和生活中去，而且很明显，那些年老的患者希望功能尽快恢复，这样他们可以去旅行，打高尔夫，并且和家人、朋友共度时光。接下来，越来越少的患者希望在医院里面待很多天，而且越来越少的患者希望在康复中心或者在家里缓慢地恢复。在门诊进行单间室膝关节置换代表了患者护理方面的新风格，但是一些患者、外科医生和医院却还没有为这种巨大的转变做好准备。但是我们发现，除了一些个别案例之外，如果一个患者在手术前生活能够自理，并且有一些功能，那么通过对单间室膝关节置换的门诊手术进行仔细的计划，甚至有

可能在手术当天晚上就恢复患者的手术前状态。

手术前计划

手术前计划在很多阶段都是需要的，并且是手术进程的重要部分。它在手术前的很多天就开始了，它不仅包括我们已经熟悉的病例许可和假体的选择，而且还包括很多其他内容。它的主要组分包括计划、手术前教育、团队合作和持久的贯彻。整个过程是按照每一个患者的具体情况制订的，而且是在患者决定进行手术的时刻，在医生的办公室里面完成的。在选择好具体的手术日期后，应该对患者进行仔细的检查，来确定相关的问题，比如心脏、肺、血栓栓塞、抗凝等，这些问题要求进行更加详尽的手术前调查研究，并且改变手术后处理方案。所有的患者应该在手术前参加一个综合性的教育课程。在患者亲自来到我们的医院参加培训课程的时候，同时应该预约患者体检和实验室检查，并且让患者捐赠一些自体血液。当患者在医生办公室签署手术协定的时候，应该给患者一个包括全部信息的文件包。这些信息的内容应该以清晰并且符合逻辑的格式书写，框28-1总结了这些内容。

要想在门诊手术的基础上成功地完成部分膝关节置换手术，那么综合性的患者教育是必需的。这个过程的第一步就是在办公室里面，帮助患者确立正确的手术目标和符合实际情况的期望。为了让患者建立这种目标和期望，我们建立了一个必须参加的手术前的小组课程，由患者和他们的配偶，（或者看护人）在手术前 2～3 周的时间参加。这个课程让患者在课前已经阅读了相关教育材料之后，再给患者一个机会来复习一遍，另外，可以提出更深入的问题。我们的临床支持人员教授每一次

课程，课程概括出了从始至终的整个手术过程，从第一次到医生办公室到此后的每一年的例行随访。在必修课程中，再一次回顾了全膝关节置换手术的风险和好处。再一次回顾了手术前的要求，包括手术前检查、体检和手术前用药。然后，对手术的那一天进行详细的描述，从到达医院到办理手续、麻醉、定位、麻醉后护理、物理治疗，最后出院。最后，着重强调了手术后策略，这使得手术当日出院成为可能，手术后策略包括在手术后近期内有效达到功能、营养以及症状方面的目标。

对于门诊进行部分膝关节置换术来说，最大的障碍是有效地进行疼痛管理。大多数的困难来源于患者的恐惧。因此手术前课程的一大部分重点在疼痛管理策略上。为了防止手术当天任何不必要的耽搁，患者在医院药房领取手术后应用的镇痛药。我们使用一种长效镇痛剂作为基础疼痛控制，一种短效镇痛剂和一种非甾体类抗炎药。除此以外，我们先行一步地减少副作用，比如恶心和便秘。表 28-1 和表 28-2 大致描述了手术后的用药策略。表 28-1 是我们给患者的常规手术后用药表单，表 28-2 是给年长患者或者不能服用羟考酮（奥施康定）的患者用药表单。即使考虑到了患者的体重和年龄，要想预测口服镇痛剂的合适剂量，也是非常困难的。因此，所有的患者被要求在手术前 1 周服用一剂他们能够服用的最强剂量的镇痛剂，然后报告他们所有的副作用。这样，手术后的剂量就可以进行适当的调整。手术前就应该开始服用大便软化药和止呕药，并且按照表 28-1 和表 28-2 所示的方案持续服用。最后，应该给患者两张额外的表单，对于他们所服用的药物进行一个大致的描述（表 28-3）和一个详尽的描述（框 28-2），这样患者就可以知道他们该吃什么药，什么时候吃，为什么吃。

物理治疗和康复也是培训课程的重点部分。在课程中，也要讨论手术前和手术后的治疗目的。发给患者一根手杖，教给他们在床上移动的技术，进行步态训练，并且检查他们的辅助行走情况。有时候还要教授使用拐杖和行走辅助装置。还要发放一些简单的材料，通过图表来详细描述手术前训练和手术后康复所需的方案。最后，应该着重强调动作的重要性，患者应该明白，在手术后 1 周内，他们必须能够完成至少 100° 的屈曲动作。课程的最后部分回顾手术后的情况。患者拿到一份出院表单的复印件、服药方案以及手术后指导。应该帮助患者回顾正常的手术后过程，这样患者就可以冷静地识别手术后不正常的症状和状态，并且及时地报告。能够理

框 28-1	患者信息手册概要

- 支持人员的联系信息：临床护士、理疗师、行政助理、计费协调员、出院规划师
- 手术前计划概要：手术日期、手术前预约（包括实验室检查、心电图、胸部X线检查）
- 药物部分：在手术前应该停用哪些药物，在手术后应该使用哪些药物
- 部分膝关节置换术信息：风险、益处、假体的图像
- 物理治疗信息：包括一份处方，概括需要实现的目标、活动的图示
- 常见问题：手术日期、手术程序、出院、康复
- 医院信息：停车、医院布局、所有相关电话号码

表 28-1　常规患者手术后用药表单

天数	上午	下午
第1天	奥施康定 一片* 西乐葆 普瑞巴林 散肚秘锭 阿司匹林	奥施康定 一片 西乐葆 普瑞巴林 散肚秘锭 阿司匹林
第2天	奥施康定 一片 西乐葆 普瑞巴林 散肚秘锭 阿司匹林	奥施康定 一片 西乐葆 普瑞巴林 散肚秘锭 阿司匹林
第3天	奥施康定 一片 西乐葆 普瑞巴林 散肚秘锭 阿司匹林	西乐葆 普瑞巴林 散肚秘锭 阿司匹林
第4天	奥施康定 一片 西乐葆 普瑞巴林 散肚秘锭 阿司匹林	西乐葆 普瑞巴林 散肚秘锭 阿司匹林
第5天	你现在不用再服用奥施康定了 西乐葆 普瑞巴林 散肚秘锭 阿司匹林	西乐葆 普瑞巴林 散肚秘锭 阿司匹林
第6天	西乐葆 普瑞巴林 散肚秘锭 阿司匹林	西乐葆 普瑞巴林 散肚秘锭 阿司匹林
第7天	西乐葆 普瑞巴林 散肚秘锭 阿司匹林	西乐葆 普瑞巴林 散肚秘锭 阿司匹林
第8天	西乐葆 普瑞巴林 散肚秘锭 阿司匹林	西乐葆 普瑞巴林 散肚秘锭 阿司匹林
第9天	西乐葆 普瑞巴林 散肚秘锭 阿司匹林	西乐葆 普瑞巴林 散肚秘锭 阿司匹林
第10天	西乐葆 普瑞巴林 散肚秘锭 阿司匹林	西乐葆 普瑞巴林 散肚秘锭 阿司匹林
第11天	西乐葆 普瑞巴林 散肚秘锭 阿司匹林	西乐葆 普瑞巴林 散肚秘锭 阿司匹林
第12天	西乐葆 普瑞巴林 散肚秘锭 阿司匹林	西乐葆 普瑞巴林 散肚秘锭 阿司匹林
第13天	西乐葆 普瑞巴林 散肚秘锭 阿司匹林	西乐葆 普瑞巴林 散肚秘锭 阿司匹林
第14天	西乐葆 普瑞巴林 散肚秘锭 阿司匹林	西乐葆 普瑞巴林 散肚秘锭 阿司匹林
第15天	西乐葆 散肚秘锭 阿司匹林	西乐葆 散肚秘锭 阿司匹林
第16天	西乐葆 散肚秘锭 阿司匹林	西乐葆 散肚秘锭 阿司匹林
第17天	西乐葆 散肚秘锭 阿司匹林	西乐葆 散肚秘锭 阿司匹林
第18天	西乐葆 散肚秘锭 阿司匹林	西乐葆 散肚秘锭 阿司匹林
第19天	西乐葆 散肚秘锭 阿司匹林	西乐葆 散肚秘锭 阿司匹林
第20天	西乐葆 散肚秘锭 阿司匹林	西乐葆 散肚秘锭 阿司匹林
第21天	西乐葆† 散肚秘锭 阿司匹林	西乐葆 散肚秘锭 阿司匹林

* 当你服用奥施康定的时候，如果为了控制疼痛的需要，可以服用氢可酮。

† 手术后可以连续服用 3 个月西乐葆。

表 28-2　老年患者和不能服用奥施康定的患者的手术后用药表单

	上午	下午
第1天	西乐葆 普瑞巴林 散肚秘锭 阿司匹林	西乐葆 普瑞巴林 散肚秘锭 阿司匹林
第2天	西乐葆 普瑞巴林 散肚秘锭 阿司匹林	西乐葆 普瑞巴林 散肚秘锭 阿司匹林
第3天	西乐葆 普瑞巴林 散肚秘锭 阿司匹林	西乐葆 普瑞巴林 散肚秘锭 阿司匹林
第4天	西乐葆 普瑞巴林 散肚秘锭 阿司匹林	西乐葆 普瑞巴林 散肚秘锭 阿司匹林
第5天	西乐葆 普瑞巴林 散肚秘锭 阿司匹林	西乐葆 普瑞巴林 散肚秘锭 阿司匹林
第6天	西乐葆 普瑞巴林 散肚秘锭 阿司匹林	西乐葆 普瑞巴林 散肚秘锭 阿司匹林
第7天	西乐葆 普瑞巴林 散肚秘锭 阿司匹林	西乐葆 普瑞巴林 散肚秘锭 阿司匹林

如果疼痛严重的话，需要服用达尔丰或者曲马多。需要的话，每4~6小时用一次。交替轮流使用不同剂量，最多24小时用12片。*

	上午	下午
第8天	西乐葆 普瑞巴林 散肚秘锭 阿司匹林	西乐葆 普瑞巴林 散肚秘锭 阿司匹林
第9天	西乐葆 普瑞巴林 散肚秘锭 阿司匹林	西乐葆 普瑞巴林 散肚秘锭 阿司匹林
第10天	西乐葆 普瑞巴林 散肚秘锭 阿司匹林	西乐葆 普瑞巴林 散肚秘锭 阿司匹林
第11天	西乐葆 普瑞巴林 散肚秘锭 阿司匹林	西乐葆 普瑞巴林 散肚秘锭 阿司匹林
第12天	西乐葆 普瑞巴林 散肚秘锭 阿司匹林	西乐葆 普瑞巴林 散肚秘锭 阿司匹林
第13天	西乐葆 普瑞巴林 散肚秘锭 阿司匹林	西乐葆 普瑞巴林 散肚秘锭 阿司匹林
第14天	西乐葆 普瑞巴林 散肚秘锭 阿司匹林	西乐葆 普瑞巴林 散肚秘锭 阿司匹林

如果疼痛严重的话，需要服用达尔丰或者曲马多。需要的话，每4~6小时服用一次。交替轮流使用不同剂量，最多24小时服用12片。*

	上午	下午
第15天	西乐葆 散肚秘锭 阿司匹林	西乐葆 散肚秘锭 阿司匹林
第16天	西乐葆 散肚秘锭 阿司匹林	西乐葆 散肚秘锭 阿司匹林
第17天	西乐葆 散肚秘锭 阿司匹林	西乐葆 散肚秘锭 阿司匹林
第18天	西乐葆 散肚秘锭 阿司匹林	西乐葆 散肚秘锭 阿司匹林
第19天	西乐葆 散肚秘锭 阿司匹林	西乐葆 散肚秘锭 阿司匹林
第20天	西乐葆 散肚秘锭 阿司匹林	西乐葆 散肚秘锭 阿司匹林
第21天	西乐葆† 散肚秘锭 阿司匹林	西乐葆† 散肚秘锭 阿司匹林

如果疼痛严重的话，可以服用达尔丰或者曲马多。24小时之内最多吃12片。

* 如果疼痛严重的话，可以服用达尔丰或者曲马多。24小时之内最多吃 12 片。
† 手术结束之后，西乐葆可以最多连续服用 3 个月。

表 28-3	手术后用药方案
长效麻醉剂	奥施康定（盐酸羟考酮，长效缓释；Purdue Pharma L.P.,Stanford,CT）
短效麻醉剂	Norco（氢可酮/对乙酰氨基酚）
环氧化物酶-2抗炎剂	西乐葆（塞来昔布；Phamacia/Pfizer,Chicago,IL）
抗呕剂	莨菪碱贴片
大便软化剂	散肚秘锭 S，（手术前2天开始服用）

框 28-2 对患者进行的用药说明

每日用药

- 奥施康定（羟考酮）：根据所附图示的指导进行服用。奥施康定不是需要时才服用的药物。
- 西乐葆（塞来昔布）：抗炎药，每日2片，手术后服用3个月。记住每次用餐的时候服用。
- 阿司匹林：手术后作为温和的血液稀释剂使用，每日2片，共3周。如果平时就服用阿司匹林，那么在手术后3周之后，可以恢复平时的剂量。
- 利痛抑（普瑞巴林）：有效缓解神经疼痛和刺痛感，每日2片，服用2周。
- 散肚秘锭（Senna Plus）（多库酯钠加番泻叶）：在服用麻醉剂的全过程中需要服用的大便软化剂（麻醉剂包括氢可酮和奥施康定）。
- 莨菪碱贴片：在手术后第1个星期用来控制恶心。每3天（72小时）换一次贴片。只有服用麻醉剂的时候才使用它。

需要的时候才服用的药物

- 疼痛：Norco（氧可酮/对乙酰氨基酚）：
  - 需要的时候进行疼痛控制。
  - 可以与奥施康定同时服用。
  - 24小时之内最多服用12片。每4～6小时1～2片。
  - 我们建议在物理治疗开始前30分钟服用Norco。
- 恶心：胃复安（甲氧氯普胺），在莨菪碱无法控制恶心的时候服用。
- 睡眠：安必恩（唑吡坦），失眠的时候服用。在服用奥施康定的时候不要服用。

解围手术期的方案，并且理解患者和医疗机构的任务，有利于手术后的尽早恢复。

成功的门诊部分膝关节手术不仅需要仔细的计划和准备，并且需要患者和外科手术小组之间的配合。这个小组不仅包括外科医生、办公室人员、麻醉团队、而且包括医院的护士和理疗师。对于手术当天出院的患者来说，他们必须符合一些指标。为了及时地符合这些要求，对于希望手术当天回家的患者来说，手术就要早点开始。需要制订一个治疗方案，通过使用预防药物来预防和治疗疼痛、血容量减少和恶心。如果不希望耽误康复时间的话，就需要使用这种方法来尽量减少症状和其他问题。通过手术前用药方案，建立镇痛药和抗炎药在血液中的基线浓度水平。大多数患者在手术当天早上，用水送服 10mg 奥施康定和 100mg 塞来昔布（西乐葆）。大多数患者通过标准的手术后治疗方案进行治疗（表 28-1）。对于不能服用镇痛剂的患者，或者对剂量试验有不良反应的患者，或者年纪太大的患者，可以通过另一备选方案进行治疗（表 28-2）。他们在手术当天早上，只用水送服 400mg 塞来昔布。

要成功地进行门诊部分膝关节手术，外科手术团队和麻醉团队之间的合作也非常重要。麻醉的目标是通过适当地缓解手术过程中的疼痛，来尽量减少手术后的症状[11, 12]。尽管对于门诊部分膝关节手术来说，有多种麻醉选择，但是我们的患者在进入手术室之前，在等候区一般接受简单的丁哌卡因硬膜外注射。在硬膜外给药的同时，进行小剂量的咪达唑仑给药。通过异丙酚维持手术中的镇痛，它的用量根据不同的患者进行微量调整。为了避免不必要的副作用，应该尽量避免使用镇痛剂，或者尽量减少镇痛剂的用量，它们往往增加恶心和镇痛状态。需要麻醉团队参与的另一个重要策略是预防恶心和低血容量。这个技术的很大一部分是通过在手术过程中严格控制镇痛剂的使用来开始的。为了防止恶心，麻醉师在手术过程中使用 20mg 法莫替丁静脉给药、4mg 昂丹司琼静脉给药以及 10mg 甲氧氯普胺（胃复安）静脉给药。这种组合有助于防止手术后恶心症状的发生。麻醉师应该积极地管理患者的体液平衡。为了实现这个目标，如果患者已经捐献了自体血液，在手术过程中应该通过输血来防止贫血和低血容量的发生。如果患者没有捐献自体血液，患者在手术结束时应该给一些羟乙基淀粉的氯化钠水溶液。或者通过使用自体血回输设备，也是防止血液流失的另一种方法。

对于我们的门诊部分膝关节手术方案来说，外科手术技术本身起着关键的作用。很多关于部分和全部膝关节置换术的微创手术技术已经见诸报道[1-3, 5, 6, 8, 10, 13]。所有这些外科技术都有一个共同的目标，即为了减少手术后的疼痛和手术后尽快功能恢复而尽量减少软组织损伤。为了实现上述目标的手术策略包括原位截骨、不脱位膝或髌骨、保护股四头肌装置。

手术后处理

在手术结束时，患者的膝关节灌注 0.25% 丁哌卡因，在口服镇痛药之前、结束硬膜外麻醉之后通过这种方法来镇痛。手术结束后，患者转移到康复病房。在康复病房检查手术肢体的神经学状态之后，开始通过硬膜外滴注 0.1% 丁哌卡因和 5ug/ml 芬太尼。滴注以 6 ml/h 的速度进行，患者可以自行控制速度，1 ml/15min，总滴注量最多每小时 40 ml。患者可以直接从康复病房出院，也可以先转移到住院病房，然后从那里出院。在手术前课程中，患者的培训目标是通过充分的计划和快速的实施，能够在手术后 6 小时左右出院。时间安排非常关键，我们通过安排严格的程序设置来加速完成去除引流管、更衣、转换到口服镇痛药、饮食促进和物理治疗。

患者饮食很快就可进行，患者通常在下午较早的时候进午餐。硬膜外导管和导尿管在手术后 6 小时去掉。在去掉硬膜外导管 2 小时前，服用 10mg 奥施康定，以此作为疼痛管理的过渡。对于手术后疼痛严重的患者，肌肉注射 30mg 酮咯酸。疼痛管理方案将麻醉剂的用量和副作用减到最小，同时能够有效地控制疼痛。患者在出院前必须接受物理治疗。物理治疗一般在下午开始，这取决于患者什么时候能够下地行走。患者在接受物理治疗时必须没有低血压和恶心的症状。如果患者有低血压或者恶心症状，我们一般先治疗这些症状再开始物理治疗（表 28-4）。先让患者坐在床边，如果他没有出现上述症状，继续物理治疗。如果理疗师决定辅助行走，就需要进行。物理治疗的目标包括行走 150 米和上一层楼梯。达到这些目标大概需要 30 分钟。

表 28-4	治疗潜在问题	
	事先预防	治疗
恶心	尽量减少或者避免阿片类物质昂丹司琼（卓弗兰）或者莨菪碱贴片。使用足够的水化类固醇	甲氧氯普胺（胃复安）水化物。（昂丹司琼的治疗效果并不好）
低血压（体位性）	充分补水	水化麻黄素
低血压（药物引发的）	避免使用阿片类药物	使用反向药物，等待，补水
疼痛	在手术前使用抗炎药和阿片类药物。通过局部注射作为过渡。在康复室里面就开始口服药物。避免随便改变药物剂量	阿片类药物进行突破性治疗。酮咯酸（痛力克）

患者出院不仅取决于物理治疗结果，而且取决于疼痛和恶心的控制。帮助患者温习一遍出院指导说明，指导患者如果服用了麻醉剂，就不要驾驶机动车辆。患者必须由一个家庭成员或者朋友将他开车载回家，并且在紧接着手术后的时期内陪伴患者。患者出院后的看护计划在课程班上已经向患者讲述过，并且简单地概括在书面材料上，由患者带回家。患者应该尽量自己完成一系列的活动，并且能够不依赖器械承担自己的体重。患者已经服用了手术后长效和短效的止痛药。事先约好手术后 1 周的随访，并且在手术后 3 周和 6 周再次进行随访。有很多种抗凝方案，可以使用任何一种方案和快速康复技术一起使用。我们选择使用 325 mg 阿司匹林一日 2 次，手术后连续服用 3 周。我们让患者在手术结束后的 3 周穿梯度压力袜。整体方案的其他几个方面也可以减少血栓发生的概率[14]。微创技术本身不需要将髌骨翻开、膝关节过度屈曲或者将胫骨移位。自体血液捐献和硬膜外麻醉也有助于患者提早出院。

通过理疗师每周 3 次家访，患者可以在家里开始物理治疗。患者在家里接受治疗的处方和门诊患者的处方完全一样。治疗方案的重点在于 1 周内能够活动、休息时伸直和至少 100° 的屈曲角度。患者和理疗师决定什么时候患者用手杖行走，然后不需要辅助行走。如果患者已经做好准备，应鼓励患者骑自行车、打高尔夫球，并且通过水中运动进行治疗。在患者手术 1 周后，检查患者的伤口。大多数患者在这个时候已经做好了在门诊进行康复治疗的准备。这通常取决于患者能否自己开车，但是如果患者还在服用镇痛剂，通常不允许他们开车。患者通常在他们认为方便的地方进行物理康复治疗，通常每周 3 天，持续 6 周。实际治疗的时间取决于治疗的进展和能够成功地达到功能恢复目标。

完整的方案在框 28-3 中描述。

结　果

我们先前曾经报道了门诊患者的部分和全膝关节置换术[5,6,13]。我们最初依据非常保守的标准去挑选患者而获得了成功，这种成功使我们将这种手术的适应证扩展到所有的患者。事实上，在最近的大多数报道中[13]，我们发现在中午前进行的部分和全膝关节置换术中，有 94% 的手术是门诊手术。在对所有进行该种手术的患者的研究中，我们对所有进行了全膝关节置换和单间室膝关节置换手术的出院患者进行了便利性和围术期并发

框 28-3　麻醉、疼痛管理和早期出院治疗方案概要

手术前
- 内科医生预约体检
- 课程学习
  - 仔细了解手术的风险和益处
  - 向患者解释快速出院治疗方案
  - 物理治疗部分

手术当天早上
- 口服400mg塞来昔布
- 口服10mg奥施康定

术中
- 用5ug/ml芬太尼和0.1%丁哌卡因进行硬膜外麻醉
- 对副作用采取预防措施，包括
  - 甲氧氯普胺10 mg
  - 昂丹司琼 4 mg
  - 法莫替丁 20 mg
- 滴注异丙酚mcg/kg（每单位体重）以起到镇静作用
- 在手术部位局部浸润0.25%丁哌卡因（每单位体重）

术后
- 在患者处于麻醉后恢复时候立即进行手术后给药
  - 70岁以上的患者服用5 mg Norco
  - 70岁以下的患者服用10 mg奥施康定
- 患者补充500 ml 林格乳酸盐溶液的流体丸
- 手术后2小时去掉硬膜外麻醉
- 手术后3小时更换手术衣，并且去除引流
- 手术后4小时开始理疗康复，主要进行可忍受的身体承重

如果患者的医学状况稳定，而且口服止痛药能够让患者感到舒服，并且患者同意的话，可以让患者出院。
开始口服塞来昔布、阿司匹林，口服止痛药（大多数患者服用10 mg奥施康定，并且有一个逐渐停药的时间表）。

症的评估。为了实现这个目标，我们采用了微创手术技术，改进了围术期麻醉方法，发展了快速的康复方案。我们对连续 121 个在中午之前完成了手术，并且是初次进行部分或者全膝关节置换手术的患者进行了前瞻性研究[13]。研究者没有排除任何一个患者，有 10 个患者拒绝参加研究。剩下的 25 位单间室膝关节置换和 86 位全膝关节置换术的患者（总共 111 位患者）完全按照上述的综合围术期临床路径进行治疗（框 28-3），包括手术前课程、局部麻醉、事先口服止痛药和止呕剂。除此之外，在手术后的数小时内，通过完全承重和一系列的运动来实施迅速的功能康复过程。只要患者符合标准的出院条件，患者就可以选择在手术当天出院。

在进行单间室膝关节置换手术的 25 位患者中有 24 位患者（96%）、在进行全膝关节置换手术的 86 位患者

中有 80 位患者，在手术当天就直接出院回家了[13]。剩下的 7 位患者在医院住了一晚上，第二天出院了。唯一一个进行了单间室膝关节置换，并且被要求在医院住了一晚上的患者，在手术前就恶心，而且无法完全控制。4 位进行了全膝关节置换术的患者因为无法控制疼痛而住院，他们都在上午 11 点和中午之间结束了手术。一位全膝关节置换术患者出现了胸痛，要求做心肌梗死检查，检查结果为阴性；另一位全膝关节置换术患者因为恐惧和害怕出院，而不想离开医院。所有这 7 位患者在手术后的第 2 天都很容易地达到了出院条件，然后就出院了。在 104 位成功地作为门诊手术治疗的患者和 7 位在医院住了一晚上的患者之间，在平均年龄（$P=0.46$）、体重（$P=0.47$）或体重指数（$P=0.17$）等方面没有明显的统计学差异。在所有进行单关节间室手术的患者中，在结束手术的 3 个月内，没有一个患者再次入院治疗或者去急诊治疗。在本研究中，没有出现死亡、心脏病或者肺部并发症等情况。通过本研究，我们证明上述围术期综合临床治疗方案不仅可以有效地使单关节间室手术患者提早出院和康复，而且这个综合方案是安全的[13]。

在 2009 年，我们开始对采用麻醉、疼痛管理和提早出院的治疗方案进行部分膝关节置换手术的患者进行研究。在这项前瞻性的研究工作中，我们邀请了连续56 位首次进行部分膝关节置换手术并且在中午之前完成手术的患者参加研究，以评估上述治疗方案。我们没有排除任何患者，6 位患者拒绝参加研究。在剩下的 50 位膝关节置换手术患者中，34 位进行了内侧膝关节置换手术，10 位进行了外侧膝关节置换手术，6 位进行了髌股关节膝关节置换手术。平均年龄为 71 岁（57～81岁），平均体重为 180 磅（120～320 磅），21 位为女性，29 位为男性。这一组 50 位接受部分膝关节置换手术的患者按照上述的围术期综合临床治疗方案进行治疗，包括手术前课程、局部麻醉、预先口服止痛药及止呕药。除此之外，在手术结束后的数小时内，通过实施完全承重和一系列运动进行快速康复。只要患者符合标准出院条件，患者就可以选择在手术当天出院。我们发现，在这一组连续 50 位同意参加研究的患者中，所有 50 位患者都在手术当天出院。这 50 位患者中没有一人手术后再次入院治疗。在本项研究中，没有出现任何死亡、心脏疾病或肺部并发症。该研究再次表明，上述我们开发的综合性围术期临床治疗方案对于提早出院不仅有效，而且安全。

可能的担忧，该技术的前景

通过对部分和全膝关节置换术应用微创手术技术，快速康复，综合性疼痛管理，我们成功地创立了一套在门诊进行部分和全膝关节置换术的治疗方案。该项技术和治疗方案还在不断完善。为了保障患者的安全和手术的成功，在开始这一系列的治疗手段之前，必须进行大量的准备和计划工作。之所以有如此高比例的患者在手术当天就能够回家，部分是由于我们团队的责任心，我们及时发现了恶心和低血压的早期症状，这些症状往往影响患者提早出院。在这个领域继续工作，未来可以在专门的外科中心进行门诊微创部分膝关节置换术。技术上的进一步发展要求对软组织更少的破坏，这样可以扩展门诊部分和全膝关节置换术的范围。改善的体液管理、疼痛控制和副作用减少，可以让更多的患者和外科医生尝试这种方案。经济上的压力和对患者的要求使在门诊进行前交叉韧带重建术和椎间盘切除术获得了成功，同样的情况也适用于部分和全膝关节置换术，来自于骨科学界的反应有可能符合患者、外科医生和医疗系统的目标。

（程立明 译 刘朝晖 校）

参考文献

1. Repicci JA, Eberle RW. Minimally invasive surgical technique for unicondylar knee arthroplasty. J South Orthop Assoc 1999;8:20-27 [discussion appears in J South Orthop Assoc 1999;8:27].
2. Romanowski MR, Repicci JA. Minimally invasive unicondylar arthroplasty: eight year follow-up. J Knee Surg 2002;15:17-22.
3. Gesell MW, Tria AJ. MIS unicondylar knee arthroplasty: surgical approach and early results. Clin Orthop Relat Res 2004;(428):53-60.
4. Berger RA, Menghini RM, Jacobs JJ, et al. Results of unicompartmental knee arthroplasty at a minimum of ten years of follow-up. J Bone Joint Surg [Am] 2005;87:999-1006.
5. Berger RA, Sanders S, Gerlinger T, et al. Outpatient total knee arthroplasty with a minimally invasive technique. J Arthroplasty 2005;20(3 Suppl):33-38.
6. Berger RA, Sanders S, D'Ambrogio E, et al. Minimally invasive quadriceps-sparing TKA: results of a comprehensive pathway for outpatient TKA. J Knee Surg 2006;19:145-148.
7. Rosenberg AG. Anesthesia and analgesia protocols for total knee arthroplasty. Am J Orthop 2006;35(7 Suppl):23-26.
8. Scuderi GR. Minimally invasive total knee arthroplasty: surgical technique. Am J Orthop 2006;35(7 Suppl):7-11.
9. Scuderi GR. Preoperative planning and perioperative management for minimally invasive total knee arthroplasty. Am J Orthop 2006;35(7 Suppl):4-6.
10. Goble EM, Justin DF. Minimally invasive total knee replacement: principles and technique. Orthop Clin North Am 2004;35:235-245.
11. McGuire DA, Sanders K, Hendricks SD. Comparison of ketorolac and opioid analgesics in postoperative ACL reconstruction outpatient pain control. Arthroscopy 1993;9:653-661.
12. White PF. Management of postoperative pain and emesis. Can J Anaesth 1995;42:1053-1055.
13. Berger RA, Kusuma SK, Sanders SA, et al. The feasibility and perioperative complications of outpatient knee arthroplasty. Clin Orthop Relat Res 2009;(467):1424-1430.
14. Berend KR, Lombardi AV Jr. Multimodal venous thromboembolic disease prevention for patients undergoing primary or revision total joint arthroplasty: the role of aspirin. Am J Orthop 2006;35:24-29.

第 29 章
单间室膝关节置换深静脉血栓的防治

Adolph V. Lombardi, Jr. Vincent Y. Ng

要　点

- 全关节置换术已经在各个方面实现了现代化，这使得静脉血栓栓塞疾病（VTED）在外科手术相关方面的危险系数极大降低。
- 对于降低 VTED 的风险，也有很多不同的药物选择、辅助方法、来自专家或者基于经验的建议。
- 相对于全膝关节或者髋关节置换术来说，单间室膝关节置换有效降低了 VTED 的发病风险。
- 风险分级管理、多种模式预防、低压硬膜外麻醉和迅速的活动，可以有效减少症状性 VTED 的发病率，也可以减少临床严重出血的发病率。
- 尽管关于 VTED 已经有了显著的进展，但是关节置换手术学界还是应该在这种严重危险并发症发生前就提高警惕。

引　言

　　静脉血栓栓塞疾病（venous thromboembolic disease，VTED）包括一系列的病理情况，从无症状深部静脉血栓（deep vein thrombosis，DVT）到致命的肺栓塞（pulmonary embolism，PE）。历史上，VTED 曾经是下肢全关节置换术（total joint arthroplasty，TJA）最令人生畏的并发症之一。有 3.4% 发展为致命的 PE[1]。外科研究表明，在 1990 年之前，大约 10% 的医院内死亡是由于 PE 引起的[2,3]。但是，随着骨科技术的现代化、麻醉监护以及各种康复方案，极大地改善了 VTED 的发病率以及 TJA 引起的死亡。全球骨科登记处发现，只有 0.3% 的全膝关节置换术（TKA）患者在 TKA 手术后 3 个月内死亡[4]。英格兰和威尔士国家登记处表明，与年龄和性别匹配的一般人群相比，第一年的全部死亡率实际还要低 66%[5,6]。尽管如此，对于患者和医生

来说，VTED 还都是一个非常值得担心的疾病。到目前为止，DVT 仍然是 TKA 手术后最常见的院内并发症[4]，也是导致患者再次进入医院急诊治疗的最主要原因[7]。

VTED 的发病机制

　　VTED 的发病是多因素导致的。一般将其总结为 Virchow 三联征[8]，即静脉淤滞、内皮损伤和血液高凝，导致 VTED 的诱因。接受 TJA 手术，导致患者不可避免地处于这三种状态。静脉淤滞可以在手术当中发生，当医生对肢体进行操作的时候，使血管发生扭结，其他如使用止血带，以及术后恢复过程中，都会导致静脉淤滞。外科手术的物理特性，以及对止血带进行充气时导致的缺氧和体温过低，都会不可避免地造成血管内皮损伤[9-11]。导致手术过程中高凝状态的原因还不太清楚，但是通过在上肢或者对侧肢体进行静脉造影，发现 TKA 手术可能导致 10% ~ 15% 的患者发生系统性的医源性凝血状态[7]。进一步的研究发现，在 TKA 手术之后第一天，就有超过 80% 的患者出现了 DVT 的征兆[12]。此外，还有与手术相关的导致 VTED 的各种因素，以及许多患者相关的危险因素。

VTED 后遗症

　　尽管致命的 PE 是 VTED 最具有灾难性的结果，但是实际上这种情况很少发生。苏格兰登记处对 27 000 名患者的记录表明，在 TKA 手术后 90 天发生致命 PE 的概率只有 0.22%[13]，而在加利福尼亚数据库中 200 000 名患者的记录表明，有症状但是不致命的 PE 的发生率是 0.41%[14]。如果对远端肢体有症状的 DVT 不进行治疗的话，大约有 25% ~ 30% 会扩展到近端血管[15]，这就会增加更严重的栓塞的风险[16,17]。无症状的 VTED 可能不

- 有VTED病史
- 有恶性肿瘤病史
- 有VTED家庭史
- 先前存在的医疗状况要求必须使用化学血栓治疗预防措施
- 手术后肠梗阻
- 长期使用类固醇
- 口服避孕药
- 遗传性的血栓形成倾向或者高凝血状态（蛋白质C或者S缺陷）
- 预期持续很久的手术后不能活动
- 显著的静脉淤滞
- 病态性肥胖
- 年龄>75岁（存在争议）
- ASA（美国麻醉医师学会）生理分类>2
- 高卡尔森合并症严重度指数
- 有心血管疾病史

会立刻造成临床问题，但是至少有三种公认的后遗症会造成严重后果。以慢性血管功能不全、疼痛、肿胀、反复发作的溃疡为主要症状，25% 的患者在发生 DVT 后的 3 年内，发生了具有上述特征的静脉炎后综合征或血栓后综合征（postthrombotic syndrome，PTS）[18, 19]。尽管对于 PTS 的诊断目前还没有金标准[20]，但有证据表明，在进行 TKA 手术后又发生了 DVT 的患者中，发生 PTS 的概率不一定显著升高[21, 22]，并且进行血栓预防性治疗不一定能够有效地缓解这种风险[23, 24]。第二个令人担心的问题是 VTED 可能反复发作。已有证据表明，首次发生 DVT，其本身对于再次发生 DVT 就是一个独立的风险因素[25, 26]。第三，由于慢性肺高压导致右心室肥大，因此在 PE 的急性期过后的 2 年时间，有大约 3.8% 的患者发展成为严重的右心衰竭[27]。

血栓预防治疗的现代化

现代医学的发展，已使 TJA 手术后导致 VTED 发病的手术相关的风险因素得到显著的控制。40 年前，平均一个患者要接受 2.4 小时的手术，丢失 1650 ml 血液，进行 3 个单位的输血，在床上要躺 1 周，而且还要住院 3 周[1, 7]。一般情况下，手术后 5 天开始使用华法林抗凝剂。如果不进行血栓预防治疗的话，在 TKA 手术后发生 DVT 的概率极高，手术后 14 天在身体近端发生凝血的概率高达全部患者的 22%[28]。20 多年前，进行的最后一个随机的并且用安慰剂对照的研究结果证明，从伦理上讲，除了这种方法别无选择。尽管已经很

少有人质疑需要进行某种形式的血栓预防治疗，但是在两大管理机构之间还是存在相当大的争议，美国胸科医师协会（ACCP）和美国骨科医师协会（AAOS）在 TJA 手术后必要预防措施的类型和程度方面存在争议。

ACCP 指南

ACCP 在 2008 年出版了第 8 版《抗血栓药物临床实践指南》。ACCP 是由呼吸科、急诊科和心脏内科等多领域的临床医生组成的一个机构[29]。在他们的分析中，ACCP 以经过客观诊断的 DVT 或者 PE 作为分析的终点，并且只考察随机对照试验（RCTs）或者 RCTs 的 meta 分析[30]。他们对于 TKA 的强烈建议包括：反对使用阿司匹林（乙酰水杨酸，ASA）或者低剂量未分馏的肝素作为唯一的预防措施（1A 级）；至少连续 10 天进行血栓预防治疗（1A 级），并且将其延长到 35 天（2B 级）；在手术前或者手术后开始使用高风险剂量的低分子量肝素（LMWH），或者在手术后 6 ~ 24 小时开始使用磺达肝癸钠，或者在手术前以目标国际标准化比率（INR）的 2.5 倍（范围 2 ~ 3 倍）开始服用华法林抗凝剂（1A 级）；或者对有高出血风险的患者使用间歇性充气加压装置（1A 级）[31]。由于没有前瞻性的 RCTs 来对比多模式的预防措施和单模式的预防措施，因此 ACCP 没有提出任何支持或者反对它的建议。尽管 ACCP 承认 DVT 并不是 PE 完美的评判标准替代物，而且承认 PE 是患者最严重的结果，但是由于通过影像学研究和通过抗血栓治疗之后，两者平行减少，基于两者在这些方面一致的关联性，ACCP 认为 DVT 是 PE 有效的评判标准替代物[30, 32]。此外，由于 PE 和 TJA 手术后死亡的相对罕见性，对于一项 RCT 研究来讲，为了证明两个研究对象经过血栓预防治疗后具有统计学差异，任何一个方面的样本量都需要至少 30 000 个患者[6, 33]。

出血风险

通过药物预防血栓的措施有可能导致出血的风险。ACCP 的建议所依据的研究并没有日期方面的标准和规范，它所依据的研究甚至包括了开始使用现代外科和康复治疗方案很久以前发表的研究。很多骨科医生认为 ACCP 过度地致力于防止一切形式的 VTED，而可能付出医源性出血的代价[34]。Freedman 等人适时地提出了如何在这两点之间取得适当平衡的问题[33]。"关于针对血栓栓塞性疾病预防性治疗的决定，首先取决于哪

一种状况是首先应该防止的：是所有的 DVT、身体近端的 DVT、所有的 PE、致命的 PE、死亡或者以上所有的情况。当考虑安全问题的时候，也必须考虑到哪些负面后果是严重的后果：不严重的伤口出血，严重的伤口出血，或者是严重的非伤口出血（胃肠道或者脑内出血）。"

AAOS 指南

在 2008 年，针对 ACCP 建议中的具体问题，AAOS 出版了自己临床指南[35]。首先，为了更好地反映现代手术方案条件下 VTED 的实际潜在风险，他们只包括了对 1996 年之后治疗的患者进行的研究。第二，除了 RCT 之外，也包括了大样本的前瞻性队列研究（>100 个患者）。第三，他们不是依赖 DVT 的发生率作为主要药效结果，而是将预防有症状的 PE 作为血栓预防治疗的主要目标。AAOS 挑战了将 DVT 作为评判标准的合理性和恰当性，尤其对于无症状病例来讲，DVT 是否能够作为 PE 的替代物或者临床受益的代表[36]。第四，在 TJA 手术的条件下使用强有力的血栓预防性措施，需要认真地考虑其益处和害处。如果一个患者在 TKA 手术后 30 天内又回到了手术室，那么这个患者发生深部感染或者不得不接受另一次大手术的风险会显著增加[37]。每延长一天伤口引流，都可能增加 42% 的感染风险[38]。第五，为了选择预防性治疗的适当的强度，AAOS 着重强调了对每一个患者在 PE 和出血方面进行风险分级。正好相反，ACCP 认为所有 TJA 患者都是 VTED 的高风险人选。AAOS 指南最重要的区别是，允许将 ASA 作为单独使用的化学预防治疗措施，除非患者发生 PE 的风险提高了，这时候使用降低了目标 INR 的华法林抗凝剂（目标 INR ≤ 2.0），而且如果患者的出血风险升高，就应该避免使用 LMWH。除此之外，建议所有的患者都进行机械方式的预防治疗措施，并且提早活动[35]。

华法林

华法林（Coumadin, Bristol-Myers Squibb, Princeton, NJ）对凝血连锁反应过程中的多个位点都起作用，阻止合成维生素 K 依赖的因子 Ⅱ、Ⅶ、Ⅸ、和 X。它是一种历史悠久的抗凝剂，但是有一些缺点。因为它作用于内源性抗凝蛋白 C 和蛋白 S，华法林最初是促凝血的，所以在服药早期，INR 甚至经常无法达到它的目标范围，直至 36 个小时之后。与大多数其他抗凝剂不同，华法林需要频繁的 INR 监测和密切调整滴定剂量，以此来防止灾难性的出血。但是这种措施有可能由于多种食品和药物的相互作用而更加难以操作和控制。与此同时，由于华法林导致的出血概率为 1.2% ~ 3.7%[39-41]，对于本来就有医学风险的患者来说，每增加 1 个月的治疗，出血风险概率就增加 0.3%[42, 43]。一个对华法林预防性治疗的 meta 分析发现，在 TKA 手术后，DVT 的发生率是 45%，无症状 PE 的发生率是 8.2%，有症状 PE 的发生率是 0.4%[44]。

低分子量肝素

伊诺肝素（Lovenox；Sanofi-Aventis, Bridgewater, NJ）和更不经常使用的替地肝素（Fragmin；Pfizer, Brooklyn, NY）都是低分子量肝素（LMWH）。与商品化的未经分馏的肝素不同（分子量 12 ~ 15 kDa），伊诺肝素的分子量更小并且更加一致（分子量 5 kDa）[7]。它的抗凝作用是通过促进因子 X a 的失活，更少见的情况是促进因子 Ⅱ a 的失活来介导的[45]。与未经分馏的肝素相比，伊诺肝素有很多优点，包括更可预测的剂量反应，不依赖剂量的体内清除机制，更长的血浆半衰期，更低的肝素诱导的低血小板血症发病率[46]。与华法林不同，除了基础血浓度监控和早期进行血小板计数来排除肝素诱导的低血小板血症之外，对肝素不需要进行常规的实验室监控。低分子肝素治疗的几个缺点包括价格过高（每一剂高达 40 美元）以及给药途径痛苦（皮下注射）。与未经分馏的肝素相比，伊诺肝素可以降低 DVT 和出血的发病率[7, 47]。与华法林相比，伊诺肝素能够更有效地在 TKA 手术之后防止远端 DVT（24% vs 34%）、近端 DVT（2% vs 11%）以及肺栓塞（0% vs 0.6%）[48]，但是多个研究[4, 7]表明伊诺肝素可能显著地增加大出血（5.2% vs 2.3%）和临床严重的手术部位出血（6.9% vs 3.4%）[48]。

阿司匹林

阿司匹林并不昂贵，而且服用方便，不需要监测，而且最近由于其他药物引起的出血综合征越来越严重，导致阿司匹林又开始重新使用。通过抑制血栓素的产生，ASA 可以产生一种抗血小板活性，并且用来防止动脉的栓塞。对于不耐受阿司匹林的患者来说，一般使用双咪达莫（潘生丁）或硫酸氯吡格雷（波利维）作为替代物。为了减少服用阿司匹林时胃肠道溃疡的风险，可以服用 Ⅱ 型组胺拮抗剂（如雷尼替丁），或者氢离子泵抑制剂（如奥美拉唑）。抗血小板试验协作组织[49]和肺栓塞预防试验组织[50]提供了一些证据表明阿司匹林可以有效减少 VTED 的发病率，但是多种因素使这些数据令人感到困惑，包括非骨科患者的加入以及同时使用其他的抗凝剂[7]。尽管最近没有通过严谨对照的研究来检测 ASA 的相对有效性[51]，但还是越来越多地将其作为多模式治疗方案的一个方面进行使用。但是，几个大型群体研究证明，在本章讨论的情况下，使用阿司匹林是安全有效的。当服用阿司匹林（325mg，每日 2 次，连续 6 周）同时辅以早期活动、机械预防、低压硬膜外或者局部使用麻醉药，可以极大地降低 VTED 和出血的发病率，DVT 发病率 2.5% ~ -10.2%，致命 PE 发病率 0 ~ 0.1%，血肿或轻微远端出血的发病率 0.2% ~ 0.5%[51-53]。最近一项对多个研究进行的回顾得到了有争议的结果，证明与使用 LMWH 和其他肝素衍生物相比，如果使用多模式预防疗法和 ASA 能够显著降低全因死亡率和非致命 PE 的发病率[54, 55]。

新型药物

几种更新的抗凝剂最近受到了媒体的关注。磺达肝癸钠（戊聚糖钠，Arixtra，GlaxoSmithKline，London，UK）是一种肝素抗凝血酶结合位点的人工合成的戊糖类似物[7]。通过激发抗凝血酶的构象改变，磺达肝癸钠间接地增加因子 X a 的失活，但是与伊诺肝素不同，它不影响因子 Ⅱ a[45]。尽管与伊诺肝素相比，磺达肝癸钠可以降低 TKA 手术后 VTED 的发病率，但是它也会增加大出血的概率[56]。血栓素是一种可以将可溶解的纤维蛋白原转化成不可溶解的纤维蛋白的酶，并且可以促进凝血块的形成，它是几种口服药物的作用位点，比如西米拉坦（Exanta；AstraZeneca，London，UK）以及达比加群（Pradaxa；Boehringer Ingelheim Pharmaceuticals）。阿哌沙班（Pfizer；Bristol-Myers Squibb）以及利伐沙班（Xerelto；Ortho-McNeil，Raritan，NJ）直接抑制因子 X a 的活性，但是临床试验的数据刚刚出现，包括达比加群，它们目前在美国没有被批准上市[45]。西美加群由于在临床试验中出现了肝毒性，而停止了使用。

血栓预防治疗的持续时间

在手术后，通过药物预防血栓的治疗应该持续多长时间比较合适，目前还存在争议。与 ACCP 一样，AAOS 并不强烈建议使用华法林或者 ASA 超过 2 ~ 6 周的时间范围[35]。关于在 TKA 手术中使用 LMWH 和磺达肝癸钠，ACCP 建议将疗程延长到 35 天，AAOS 则认为超过 12 天就不太合适了[31, 35]。尽管在手术后的最初几天 VTED 的风险最高，但由于凝血块不断形成和溶解的过程仍然存在[7]，这种风险至少还要持续升高 90 天[57]。几个研究已经显示，尽管短期的抗凝治疗显著减少了 VTED 的风险，但是在接下来的 3 个月内，每 32 个患者中有 1 个会出现有症状非致命的 VTED 相关事件，每 1000 个患者中有 1 个会出现致命的 PE[46, 58, 59]。一项对伊诺肝素的成本 - 效用分析显示，延长其治疗时间可以减少 VTED 的发病率，增加对健康的益处，但是同时也显著增加了金钱的总支出[60]。但是这项研究没有考虑到，如果额外增加抗凝治疗，可能会增加出血并发症。对于这个重要问题，很少有明确的证据，但是有一项研究发现额外使用伊诺肝素不增加大出血的发病率，只是稍微将小出血的发病率提高了 2.5% ~ 3.7%[59]。

机械抗血栓预防疗法

有一个观念在支持机械抗血栓预防疗法，那就是重复进行正常的骨骼肌收缩运动能够增加静脉回流。最常用的方法是压力梯度长袜（graduated compression stockings，GCSs）和间歇性充气加压装置（intermittent pneumatic compression devices，IPCDs）。GCSs 静态提供的梯度压力在脚踝部是 18mmHg，在大腿是 8mmHg，以此防止静脉膨胀以及血液的淤积[7, 61]。选择合身的 GCSs 并且将袜子保持在正确的位置有时候非常困难，但这也是它发挥功能所必需的。近期的研究表明，所有使用的 GCSs 中，有一半产生了"反向的"压力梯度，在这种情况下，与穿着正确的袜子相比，DVT 的发病率要高出 4 倍[62]。间歇性充气加压装置主动地给下肢加压，每次 40 mmHg，每分钟持续 12 秒（小腿和大腿 IPCDs），或者 130 mmHg，每 20 秒持续 3 秒（足部泵）[7]。尽管已经开发出了更小并且更安静的 IPCDs，它们的主要缺点是使患者不舒服。尽管如此，与安慰剂相比它们还是更有效（减少 62% 的发病风险），与 GCSs 相比也更有效（减少 47% 的发病风险）[63]，甚至与 LMWH 相比也更有效[33, 34]。有证据表明，机械抗血栓预防治疗的抗凝血机制，一方面通过增强纤维蛋白溶解；另一方面减少促凝血活性[7]。同时使用 GCSs 和 IPCDs 可以减少血液的前负荷，增加静脉的流动速率，但是目前几乎没有证据支持同时使用这两种机械物理疗法的好处[7]。由于在外科手术的过程中经常会形成血栓，而且由于机械血栓预防疗法对全身的有益作用，IPCDs应该在手术过程中在非手术侧肢体开始使用。

下腔静脉过滤器

下腔静脉（inferior vena cana，IVC）过滤器在大约0.5%的TJA手术患者中使用，它既可以治疗也可以预防VTED[64]。最常见的适应证是抗凝血治疗的禁忌证、抗凝血治疗失败、由于出血而停止抗凝血治疗以及鞍状血栓[64]。尽管很多研究已经证明IVC过滤器在高风险患者预防PE是非常有效的（发病率只有0~3.1%）[64-67]，但是使用它们也需要经过慎重的考虑。有证据表明，IVC过滤器可能不会影响整体死亡率，因为这可能是由于首次发作或者复发的DVT而引起的[68-70]。尽管取出IVC过滤器理论上能够减少在体内放置过滤器的长期风险，但是由于可能在放置过滤器的位置发生血栓，并且过滤器与血管壁结合为一体，这些情况的发生率为13%~64%[64,71]，这导致实际将过滤器取出的概率很低。因为插入过滤器而导致并发症的概率很低，但是将过滤器取出导致并发症的概率高达11%[64,65]。

低压局部麻醉

局部麻醉，通常是在TKA手术前进行的脊柱（蛛网膜下腔）或者硬膜外注射，当与低压局部治疗方案相结合的时候，它们可能在手术后立即增加下肢的血流[72]。硬膜外麻醉可以阻断起源于上部胸椎的促进心脏搏动加速的交感神经纤维[73]。尽管在手术过程中使用止血带，凝血酶形成或纤维蛋白溶解活性都不会有明显的变化[74]，但是几项研究还是发现，与全身麻醉相比，椎管内麻醉能够将TKA手术后近端DVT的发病率从9%减少到4%[75]，将DVT的发病率减少44%，将PE的发病率减少55%[76]。一项对2500名全髋关节置换手术（THAs）中进行低压硬膜外麻醉的患者进行的回顾性研究发现，有症状的和致命的PE的发病率分别为0.42%和0.04%[77]。尽管在手术过程中使用止血带可能会削弱低压麻醉对血液系统的影响，但是故意造成低血压，已经证明可以在骨科手术过程中能够减少失血量和对输血的依赖[78]。不同机构对低血压的确切定义存在差异，一般认为平均动脉血压从50 mmHg到70 mmHg。将阿片样物质和局部麻醉联合使用，一般能够为手术患者的主观舒适感提供足够的镇痛活性和神经阻滞，同时也能够使感觉和运动功能在手术后早期便得到恢复，使患者开始康复活动[79]。尽管如此，硬膜外麻醉中还是有高达20%的患者可能失败，因此如果手术后24小时已经将麻醉灌注导管去除，就应该及时使用辅助的疼痛控制方案，使麻醉方案能够顺利地过渡[79]。

当患者已经接受或者正在接受椎管内麻醉，选择抗凝治疗的时机非常重要。为了减少脊柱或者硬膜外血肿的风险，甚至潜在的半身不遂，在拔除麻醉针头的至少10~12小时内不能给患者使用LMWH，而且如果患者的INR有所升高，这时不应该放置灌注导管[51]。低压麻醉的禁忌证包括严重的主动脉或者二尖瓣狭窄、颈动脉闭塞，对于充血性心力衰竭、无法控制的高血压或者严重的动脉粥样硬化患者也要极其小心。脑血管灌注不足、心肌梗死和肾衰竭都是潜在的风险[80]。

常规筛选和风险分级

在出院前对无症状的患者进行VTED，尤其是DVT的常规筛选，以此作为对血栓预防治疗进行分级的依据，尽管这听上去很吸引人，但是AAOS和ACCP都不建议这么做[33,35]。早期对DVT的监控成像并不能很好地预测整体VTED的风险，因此不能以此为依据来决定是否必须延长血栓预防治疗[77,81,82]。正好相反，风险分级可能更有效地保护既包括高风险又包括低风险的患者，同时又能够将他们的出血风险减到最小。在一项对1179名TJA手术患者进行的研究中，每一名患者都根据其风险因素进行了分级[83]。低风险组接受1个月的ASA治疗，而高风险组接受10天的LMWH治疗，紧接着进行1个月的ASA治疗，或者6周的华法林抗凝剂（INR 2~2.5）治疗，或者如果已经进行抗凝血治疗的，就继续用原来的处方进行治疗。所有的患者都接受了IPCDs治疗和早期活动，82%的患者接受了硬膜外麻醉和一般镇静剂辅助治疗。这种治疗平均持续5天，然后所有患者在出院前接受多普勒超声诊断。低风险患者或者对LMWH有高风险的患者，或者已经发现有躯体近端DVT或者PE的患者换成使用华法林3~6个月。各种疾病的总体发病率是，无症状DVT 5.2%，有症状DVT 0.4%，有症状PE 0.25%，致命PE 0%，伤口血肿0.4%，非致命胃肠道出血0.17%。值得重视的是，这项研究与许多RCTs研究不同，它包括了"所有来医院治疗的患者"，而且并没有排除高风险患者。尤其使人感兴趣的是，出血和血肿的发病率在接受非 ASA 药物治疗的患者中高了 35 倍，无论是因为血栓预防治疗（高风险组）还是为了治疗 VTED[83]。

单间室膝关节置换（UKA）和 TKA 以及 THA 的区别

在血栓预防治疗和 VTED 等方面，THA、TKA 和 UKA 之间存在很多重要的区别。首先，在骨髓上进行钻孔等准备工作的时候，会导致骨髓脂肪渗透入血管并且形成栓塞，这往往是激活凝血连锁反应的前哨事件[84, 85]。通过传统的方法，在 UKA 手术中由于钻孔导致的危害已经明显少于 THA 和 TKA 手术。第二，由于符合 UKA 手术条件的患者，往往畸形的程度比行 TKA 手术的患者轻微，所以他们需要切除更少的软组织来平衡膝关节。此外，为了进行 UKA 手术而必须进行的暴露操作，所造成的创伤也比 TKA 手术轻微。所有这些因素减少了手术后形成血肿的风险。尽管如此，还是应该牢记一点，那就是覆盖膝关节的软组织更少，因此较髋关节而言，在伤口愈合方面更不允许出现任何的失误。第三，与 TKA 手术相比，UKA 手术后的失血更少，而且创伤恢复过程更快。一些新的证据已经挑战了一个传统看法，那就是 TKA 手术是 VTED 风险最高的骨科手术[58]，进一步的研究也许能够证明，相比 TKA 手术而言，UKA 手术的风险更低。第四，在 TKA 和 THA 手术之间，DVT 的形成及其性质可能不同，而且 UKA 手术中 DVT 的形成和性质也可能与 TKA 和 THA 手术不同。THA 手术中常规进行的血栓预防治疗措施已经改变了 DVT 的发病分布，从主要在躯体的近端发生（50% ~ 60%）变成了几乎全部在躯体远端发生（>90%）。然而在 TKA 手术中，无论是否进行预防治疗措施，全部 DVT 的 90% 发病于躯体远端。当躯体近端的血栓出现时，在 TKA 手术中，它们通常与躯体远端的血栓相连接，而且往往不延伸超过腘静脉；但是在 THA 手术中，它们往往与躯体远端血栓分离，并且发生在股骨小转子附近[7]。

我们的治疗方案和经验

在我们中心，有大约 16% 的膝关节置换术患者使用 UKA 手术。在一项对 1000 个 UKA 手术病例进行的回顾性研究中，在手术后 90 天内，只有 1 例（0.1%）出现了有症状的 DVT，有 3 例（0.3%）由于血肿而必须再次进行手术，有 5 例（0.5%）由于贫血而进行输血[86]。我们针对 UKA 的血栓预防性治疗方案是每天 2 次口服 ASA，每次 325 mg，共 6 周（对于低风险患者）；皮下注射 LMWH 每天 2 次，每次 30 mg，或者每天 1 次 40 mg，共 2 周，然后再服用 4 周 ASA（对于中等风险患者）；调整剂量的华法林（目标 INR 2.0），治疗 6 ~ 12 周（对于高风险患者）。对于无法忍受 ASA 的患者，可以使用硫酸氢氯吡格雷。可以请一个内科医生进行风险分级。所有患者在手术过程中，手术对侧肢体接受 IPCDs 治疗，在康复室内，开始进行双侧肢体的 IPCDs 和 GCSs 治疗。功能恢复，包括完全身体承重和各种范围和幅度的运动，在手术当天即开始进行。患者平均住院时间为 1.4 天。对于无症状患者，我们不进行常规的超声检查筛选。如果可以安全使用的话，我们推荐使用低血压硬膜外麻醉。如果椎管内麻醉是禁忌证，可以使用股神经阻断[81, 86, 87]。我们也在围术期使用环氧合酶 -2 抑制剂；积极主动地使用止呕药物；在关闭缝合伤口前，在关节周围软组织注射酮咯酸、肾上腺素和罗哌卡因；口服 24 小时长效麻醉剂；非常严重的疼痛治疗使用短效口服麻醉剂[88]。上述这些措施有利于迅速恢复、早期活动、持续疼痛的缓解和提早出院，并且使 VTED 和出血的发病率都会降低。

结　论

现代手术技术和围术期管理的不断进步，极大地减少了 TJA 手术后 VTED 的威胁。尽管如此，有症状的 PE 和 DVT 的后遗症还是不断发生，这也是医生和患者都担心的事情。与此同时，使用药物进行预防性治疗的风险，也同样令人担心。尽管在关节置换术领域，很少有人质疑多模式治疗和风险分级的效果，但是还是无法在恰当的抗凝治疗方面取得一致的意见。最近的证据也许能够支持一种观念上的转变，也就是不再强调药物治疗是预防 VTED 发生的唯一方法。与 TKA 相比，进行 UKA 手术需要一套相关的但也是独特的手术技术。与此相似的是，UKA 手术也需要对 VTED 的管理进行必要的调整。

（程立明　译　刘朝晖　校）

参考文献

1. Coventry M, Beckenbaugh R, Nolan D, Ilstrup D. 2,012 total hip arthroplasties: a study of postoperative course and early complications. J Bone Joint Surg [Am] 1974;56:273-284.
2. Lindblad B, Eriksson A, Bergqvist D. Autopsy-verified pulmonary embolism in a surgical department: analysis of the period from 1951 to 1988. Br J Surg 1991;78:849-852.
3. Sandler D, Martin J. Autopsy proven pulmonary embolism in hospital patients: are we detecting enough deep vein thrombosis? J R Soc Med 1989;82:203-205.
4. Cushner F, Agnelli G, Fitzgerald G, Warwick D. Complications and functional outcomes after total hip arthroplasty and total knee arthroplasty: results from the Global Orthopaedic Registry (GLORY). Am J Orthop 2010;39:22-28.
5. National Joint Registry 4th Annual Report. Available at www.njrcentre.org.uk (accessed September 20, 2008).
6. Cusick L, Beverland D. The incidence of fatal pulmonary embolism after primary hip and knee replacement in a consecutive series of 4253 patients. J Bone Joint Surg [Br] 2009;91:645-648.
7. Pellegrini V, Sharrock N, Paiement G, et al. Venous thromboembolic disease after total hip and knee arthroplasty: current perspectives in a regulated environment. Instr Course Lect 2008;57:637-661.
8. Virchow R. Thrombose und Embolie: Gefassentzundung und septische Infektion. Frankfurt: Von Meidinger & Sohn, 1856.
9. Malone P, Morris C. The sequestration and margination of platelets and leucocytes in veins during conditions of hypokinetic and anaemic hypoxia: potential significance in clinical postoperative venous thrombosis. J Pathol 1978;125:119-129.
10. Naesh O, Haljamae H, Skielboe M, et al. Purine metabolite washout and platelet aggregation at reflow after tourniquet ischaemia: effect of intravenous regional lidocaine. Acta Anaesthesiol Scand 1995;39:1053-1058.
11. Ogawa S, Gerlach H, Esposito C, et al. Hypoxia modulates the barrier and coagulant function of cultured bovine endothelium. J Clin Invest 1990;85:1090-1098.
12. Maynard M, Sculco T, Ghelman B. Progression and regression of deep vein thrombosis after total knee arthroplasty. Clin Orthop Relat Res 1991;(273):125-130.
13. Howie C, Hughes H, Watts A. Venous thromboembolism associated with hip and knee replacement over a ten-year period: a population-based study. J Bone Joint Surg [Br] 2005;87:1675-1680.
14. SooHoo N, Lieberman J, Ko C, Zingmond D. Factors predicting complication rates following total knee replacement. J Bone Joint Surg [Am] 2006;88:480-485.
15. Kearon C. Natural history of venous thromboembolism. Circulation 2003;107:122-130.
16. Moser K, Le Moine J. Is embolic risk conditioned by location of deep venous thrombosis? Ann Intern Med 1981;94:439-444.
17. Pellegrini VJ, Clement D, Lush-Ehmann C, et al. The John Charnley Award. Natural history of thromboembolic disease after total hip arthroplasty. Clin Orthop Relat Res 1996;(333):27-40.
18. Kahn S, Ginsberg J. Relationship between deep venous thrombosis and the postthrombotic syndrome. Arch Intern Me 2004;164:17-26.
19. Prandoni P, Lensing A, Cogo A, et al. The long-term clinical course of acute deep venous thrombosis. Ann Intern Med 1996;125:1-7.
20. Kahn S, Solymoss S, Lamping D, Abenhaim L. Long-term outcomes after deep vein thrombosis: postphlebitic syndrome and quality of life. J Gen Intern Med 2000;15:425-429.
21. Ginsberg J, Gent M, Turkstra F, et al. Postthrombotic syndrome after hip or knee arthroplasty: a cross-sectional study. Arch Intern Med 2000;160:669-672.
22. McAndrew C, Fitzgerald S, Kraay M, Goldberg V. Incidence of postthrombotic syndrome in patients undergoing primary total knee arthroplasty for osteoarthritis. Clin Orthop Relat Res 2010;(468):178-181.
23. Khuangsirikul S, Sampatchalit S, Foojareonyos T, Chotanaphuti T. Lower extremities' postthrombotic syndrome after total knee arthroplasty. J Med Assoc Thai 2009;92:S39-S44.
24. Schindler O, Dalziel R. Post-thrombotic syndrome after total hip or knee arthroplasty: incidence in patients with asymptomatic deep venous thrombosis. J Orthop Surg 2005;13:113-119.
25. Laporte S, Tardy B, Quenet S, et al.; PREPIC Study Group. The location of deep-vein thrombosis as a predictive factor for recurrence and cancer discovery after proximal deep-vein thrombosis [letter]. Haematologica 2003;88:ELT08.
26. Heit J, Mohr D, Silverstein M, et al. Predictors of recurrence after deep vein thrombosis and pulmonary embolism. Arch Intern Med 2000;160:761-768.
27. Pengo V, Lensing A, Prins M, et al. Incidence of chronic thromboembolic pulmonary hypertension after pulmonary embolism. N Engl J Med 2004;350:2257-2264.
28. Cushner F, Nett M. Unanswered questions, unmet needs in venous thromboprophylaxis. Orthopedics 2009;32:62-66.
29. Guyatt G, Cook D, Jaeschke R, et al. Grades of recommendation for antithrombotic agents: American College of Chest Physicians Evidence-Based Clinical Practice Guidelines (8th Edition). Chest 2008;133(6 Suppl):123S-131S.
30. Eikelboom J, Karthikeyan G, Fagel N, Hirsh J. American Association of Orthopedic Surgeons and American College of Chest Physicians guidelines for venous thromboembolism prevention in hip and knee arthroplasty differ. Chest 2009;135:513-520.
31. Geerts W, Bergqvist D, Pineo G, et al.; American College of Chest Physicians. Prevention of venous thromboembolism: American College of Chest Physicians Evidence-Based Clinical Practice Guidelines (8th Edition). Chest 2008;133(6 Suppl):381S-453S.
32. Eikelboom J, Hirsh J. Response. Chest 2009;136:1700-1701.
33. Freedman K, Brookenthal K, Fitzgerald RJ, et al. A meta-analysis of thromboembolic prophylaxis following elective total hip arthroplasty. J Bone Joint Surg [Am] 2000;82:929-938.
34. Johanson N, Lachiewicz P, Lieberman J, et al. Prevention of symptomatic pulmonary embolism in patients undergoing total hip or knee arthroplasty. J Am Acad Orthop Surg 2009;17:183-196.
35. Lachiewicz P. Comparison of ACCP and AAOS guidelines for VTE prophylaxis after total hip and total knee arthroplasty. Orthopedics 2009;32:74-78.
36. Weber K, Zuckerman J, Watters W, Turkelson C. Deep vein thrombosis prophylaxis. Chest 2009;136:1699-1700.
37. Galat D, McGovern S, Hanssen A, et al. Early return to surgery for evacuation of a postoperative hematoma after primary total knee arthroplasty. J Bone Joint Surg [Am] 2008;90:2331-2336.
38. Patel V, Walsh M, Sehgal B, et al. Factors associated with prolonged wound drainage after primary total hip and knee arthroplasty. J Bone Joint Surg [Am] 2007;89:33-38.
39. Amstutz HA, Friscia D, Dorey F, Carney B. Warfarin prophylaxis to prevent mortality from pulmonary embolism after total hip replacement. J Bone Joint Surg [Am] 1989;71:321-326.
40. Paiement G, Wessinger S, Hughes R, Harris W. Routine use of adjusted low-dose warfarin to prevent venous thromboembolism

after total hip replacement. J Bone Joint Surg [Am] 1993;75:893-898.

41. Pellegrini VJ, Clement D, Lush-Ehmann C, et al. The natural history of thromboembolic disease following hospital discharge after total hip arthroplasty. Clin Orthop Relat Res 1996;(333):27-40.

42. Landefeld C, Cook E, Flatley M, et al. Identification and preliminary validation of predictors of major bleeding in hospitalized patients starting anticoagulation therapy. Am J Med 1987;82:703-713.

43. Landefeld C, Goldman L. Major bleeding in outpatients treated with warfarin: incidence and prediction by factors known at the start of outpatient therapy. Am J Med 1989;87:144-152.

44. Westrich G, Haas S, Mosca P, Peterson M. Meta-analysis of thromboembolic prophylaxis after total knee arthroplasty. J Bone Joint Surg [Br] 2000;82:795-800.

45. Friedman R. New oral anticoagulants for thromboprophylaxis after total hip or knee arthroplasty. Orthopedics 2009;32:79-84.

46. Colwell C. The ACCP guidelines for thromboprophylaxis in total hip and knee arthroplasty. Orthopedics 2009;32:67-73.

47. Geerts W, Jay R, Code K, et al. A comparison of low-dose heparin with low-molecular-weight heparin as prophylaxis against venous thromboembolism after major trauma. N Engl J Med 1996;335:701-707.

48. Fitzgerald R, Spiro T, Trowbridge A, et al. Prevention of venous thromboembolic disease following primary total knee arthroplasty. J Bone Joint Surg [Am] 2001;83:900-906.

49. Collaborative overview of randomized trials of antiplatelet therapy: III. Reduction in venous thrombosis and pulmonary embolism by antiplatelet prophylaxis among surgical and medical patients: Antiplatelet Trialists' Collaboration. BMJ 1994;308:235-246.

50. Prevention of pulmonary embolism and deep venous thrombosis with low dose aspirin: Pulmonary Embolism Prevention (PEP) Trial. Lancet 2000;355:1295-1302.

51. Daniel J, Pradhan A, Pradhan C, et al. Multimodal thromboprophylaxis following primary hip arthroplasty: the role of adjuvant intermittent pneumatic calf compression. J Bone Joint Surg [Br] 2008;90:562-569.

52. Della Valle A, Serota A, Go G, et al. Venous thromboembolism is rare with a multimodal prophylaxis protocol after total hip arthroplasty. Clin Orthop Relat Res 2006;(444):146-153.

53. Lotke P, Lonner J. The benefit of aspirin chemoprophylaxis for thromboembolism after total knee arthroplasty. Clin Orthop Relat Res 2006;(452):175-180.

54. Eriksson B, Friedman R, Cushner F, Lassen M. Letter to the Editor. Potent anticoagulants are associated with a higher all-cause mortality rate after hip and knee arthroplasty. Clin Orthop Relat Res 2008;(466):2009-2011.

55. Sharrock N, Della Valle A, Go G, Salvati E. Potent anticoagulants are associated with a higher all-cause mortality rate after hip and knee arthroplasty. Clin Orthop Relat Res 2008;(466):714-721.

56. Bauer K, Eriksson B, Lassen M, Turpie A; Steering Committee of the Pentasaccharide in Major Knee Surgery Study. Fondaparinux compared with enoxaparin for the prevention of venous thromboembolism after elective major knee surgery. N Engl J Med 2001;345:1305-1310.

57. Pederson A, Sorensen H, Mehnert F, et al. Risk factors for venous thromboembolism in patients undergoing total hip replacement and receiving routine thromboprophylaxis. J Bone Joint Surg [Am] 2010;92:2156-2164.

58. Douketis J, Eikelboom J, Quinlan D, et al. Short-duration prophylaxis against venous thromboembolism after total hip or knee replacement. Arch Intern Med 2002;162:1465-1471.

59. Eikelboom J, Quinlan D, Douketis J. Extended-duration prophylaxis against venous thromboembolism after total hip or knee replacement: a meta-analysis of the randomised trials. Lancet 2001;358:9-15.

60. Haentjens P, De Groote K, Annemans L. Prolonged enoxaparin therapy to prevent venous thromboembolism after primary hip or knee embolism: a cost-utility analysis. Arch Orthop Trauma Surg 2004;124:507-517.

61. Coleridge-Smith P, Hasty J, Scurr J. Deep vein thrombosis: effect of graduated compression stockings on distension of the deep veins of the calf. Br J Surg 1991;78:724-726.

62. Best A, Williams S, Crozier A, et al. Graded compression stockings in elective orthopaedic surgery: an assessment of the in vivo performance of commercially available stockings in patients having hip and knee arthroplasty. J Bone Joint Surg [Br] 2000;82:116-118.

63. Vanek V. Meta-analysis of effectiveness of intermittent pneumatic compression devices with a comparison of thigh-high to knee-high sleeves. Am Surg 1998;64:1050-1058.

64. Bass A, Mattern C, Voos J, et al. Inferior vena cava filter placement in orthopedic surgery. Am J Orthop 2010;39:435-439.

65. Emerson RJ, Cross R, Head W. Prophylactic and early therapeutic use of the Greenfield filter in hip and knee joint arthroplasty. J Arthroplasty 1991;6:129-135.

66. Golueke P, Garrett W, Thompson J, et al. Interruption of the vena cava by means of the Greenfield filter: expanding the indications. Surgery 1988;103:111-117.

67. Vaughn BK, Knezevich S, Lombardi AV Jr, Mallory TH. Use of the Greenfield filter to prevent fatal pulmonary embolism associated with total hip and knee arthroplasty. J Bone Joint Surg [Am] 1989;71:1542-1548.

68. PREPIC Study Group. Eight-year follow-up of patients with permanent vena cava filters in the prevention of pulmonary embolism: The PREPIC (Prevention du Risque d'Embolie Pulmonaire par Interruption Cave) randomized study. Circulation 2005;112:416-422.

69. Decousus H, Leizorovicz A, Parent F, et al. A clinical trial of vena caval filters in the prevention of pulmonary embolism in patients with proximal deep-vein thrombosis. N Engl J Med 1998;338:409-415.

70. Gorman P, Qadri S, Rao-Patel A. Prophylactic inferior vena cava (IVC) filter placement may increase the relative risk of deep venous thrombosis after acute spinal cord injury. J Trauma 2009;66:707-712.

71. Strauss E, Egol K, Alaia M, et al. The use of retrievable inferior vena cava filters in orthopaedic patients. J Bone Joint Surg [Br] 2008;90:662-667.

72. Davis F, Laurenson V, Gillespie W, et al. Leg blood flow during total hip replacement under spinal or general anesthesia. Anaesth Intensive Care 1989;17:136-143.

73. Kleinert K, Theusinger O, Nuernberg J, Werner C. Alternative procedures for reducing allogeneic blood transfusion in elective orthopedic surgery. Hosp Special Surg J 2010;6:190-198.

74. Sharrock N, Go G, Williams-Russo P, et al. Comparison of extradural and general anaesthesia on the fibrinolytic response to total knee arthroplasty. Br J Anaesth 1997;79:29-34.

75. Sharrock N, Haas S, Hargett M, et al. Effects of epidural anesthesia on the incidence of deep-vein thrombosis after total knee arthroplasty. J Bone Joint Surg [Am] 1991;73:502-506.

76. Rodgers A, Walker N, Schug S, et al. Reduction of postoperative mortality and morbidity with epidural or spinal anaesthesia: results from overview of randomised trials. BMJ 2000;321:1493-

1497.

77. Westrich G, Farrell C, Bono J, et al. The incidence of venous thromboembolism after total hip arthroplasty: a specific hypotensive epidural anesthesia protocol. J Arthroplasty 1999;14:456-463.

78. Paul J, Ling E, Lalonde C, Thabane L. Deliberate hypotension in orthopedic surgery reduces blood loss and transfusion requirements: a meta-analysis of randomized controlled trials. Can J Anesth 2007;54:799-810.

79. Maheshwari A, Blum Y, Shekhar L, et al. Multimodal pain management after total hip and knee arthroplasty at the Ranawat Orthopaedic Center. Clin Orthop Relat Res 2009;(467):1418-1423.

80. Lieberman J, Huo M, Hanway J, et al. The prevalence of deep venous thrombosis after total hip arthroplasty with hypotensive epidural anesthesia. J Bone Joint Surg [Am] 1994;76:341-348.

81. Berend KR, Lombardi AV Jr. Multimodal venous thromboembolic disease prevention for patients undergoing primary or revision total joint arthroplasty: the role of aspirin. Am J Orthop 2006;35: 24-29.

82. Pellegrini VJ, Donaldson C, Farber D, et al. The Mark Coventry award: prevention of readmission for venous thromboembolism after total knee arthroplasty. Clin Orthop Relat Res 2006;(452): 21-27.

83. Dorr L, Gendelman V, Maheshwari A, et al. Multimodal thromboprophylaxis for total hip and knee arthroplasty based on risk assessment. J Bone Joint Surg [Am] 2007;89:2648-2657.

84. Mohanty K, Powell J, Musso D, et al. The effect of a venous filter on the embolic load during medullary canal pressurization: a canine study. J Bone Joint Surg [Am] 2005;87:1332-1337.

85. Sharrock N, Go G, Harpel P, et al. Thrombogenesis during total hip replacement. Clin Orthop Relat Res 1995;(319):16-27.

86. Lombardi AV Jr, Berend KR, Tucker TL. The incidence and prevention of symptomatic thromboembolic disease following unicompartmental knee arthroplasty. Orthopedics 2007;30:41-43.

87. Berend KR, Morris MJ, Lombardi AV Jr. Unicompartmental knee arthroplasty: incidence of transfusion and symptomatic thromboembolic disease. Orthopedics 2010;33:1-3.

88. Lombardi AV Jr, Berend K, Adams J. A rapid recovery program: early home and pain free. Orthopedics 2010;33:656.

89. Berend KR, Lombardi AV Jr, Mallory TH, et al. Ileus following total hip or knee arthroplasty is associated with increased risk of deep venous thrombosis and pulmonary embolism. J Arthroplasty 2004;19:82-86.

90. Mantilla C, Horlocker T, Schroeder D, et al. Risk factors for clinically relevant pulmonary embolism and deep venous thrombosis in patients undergoing primary hip or knee arthroplasty. Anesthesiology 2003;99:552-560.

91. Rozner M. The American Society of Anesthesiologists physical status score and risk of perioperative infection. JAMA 1996;275:1544.

92. Charlson M, Pompei P, Ales K, MacKenzie C. A new method of classifying prognostic comorbidity in longitudinal studies: development and validation. J Chron Dis 1987;40:373-383.

第30章
部分膝关节置换术中避免输血及失血治疗的多种方法
Michael P. Nett

要 点
- 关节置换术后的输血率高得令人难以接受。
- 术前血红蛋白水平是术后输血的最好的预测因子。
- 可通过多种方法减少术中失血以避免输血。

引 言

现代手术技术已经减少了全膝关节置换术（TKA）过程中的失血量。尽管取得了很大进展，异体输血率还是很高。单侧 TKA 输血率为 4%～46%，而双侧 TKA 输血率为 31%～72%[1, 2]。术后急性贫血、异体输血的风险及伤口感染性并发症是患者和外科医师关注的焦点。异体输血一般用来改善贫血，但其存在输血后并发症。错误的成分输血、疾病传播、过敏反应、液体超负荷、输血反应及异体输血所造成的免疫抑制都已有描述[3-8]。当前部分膝关节置换术（PKA）患者的失血量及输血率的数据很少。在一些进行过的研究中，单间室膝关节置换的平均失血量从少于 200ml 至 240ml，而输血率较低，术后血红蛋白平均下降 1.8～2.73g/dl[9-12]。PKA 患者输血的风险较低，我们在实践中比较了对 TKA 和 PKA 应用相似的术前减少失血及避免输血的方案。方案含有多种方法。这些方法需要应用在术前、术中及术后各期，在术前将患者调整至最佳状态，在关节置换术术中及术后减少失血。我们回顾了术前、术中及术后的保守技术，并提供了血液治疗方案。

为什么我们必须试图避免输血？

据统计，50% 的进行全膝关节置换的患者接受异体输血。关于 TKA 的文献清楚地描述了其接受异体输血的风险，但是关于 PKA 异体输血的研究仍较缺乏[9, 13-19]。

输血直接相关性疾病及死亡原因包括不正确的成分输血（70%）及免疫学风险（28%），而输血传播性感染所占的比例并不高（2%）[20]。输血相关性感染有：西部尼罗河病毒（West Nile）、B19 微小病毒，而 SEN 病毒传播也被认为是异体输血后感染的一种潜在来源[20, 21]。在全球范围内，包括疟疾及弓形虫在内的原虫感染一直是最常见的输血传播性感染[20]。另外，一些经血液传播的朊病毒的病例也有报道[20]。

也许外科医师更关注的是：异体输血和术后感染的增加有关。Tang 等[22] 回顾研究了 2809 例连续的结肠切除病例。在他的报告中，输血是术后感染的唯一的最重要因素，其相关率高于 5。Kendall 等[23] 描述了 34 例在全髋关节置换术（THA）后因输血继发免疫抑制的病例。Kendall 等认为，淋巴细胞功能的损伤可能是深部假体感染风险增加的原因[23]。异体输血对免疫系统的影响已在文献中清楚描述[20]。作者们相信输入红细胞后的免疫改变效应可能跟移植术后接受输血患者较差的疗效、恶性肿瘤切除术后接受输血患者较高的复发风险及输血后更高的感染风险有关[20]。这些输血后效应的病理机制被称为输血相关性免疫改变。

在有关关节置换的文献中清楚地描述了异体输血后感染增加的风险。Pulido 等[24] 研究了 9245 例关节置换患者人工关节周围感染的易感因素。结果显示，异体输血后关节周围感染发生率增加了 2.1 倍。类似的，Shander 等[25] 发现在心脏及骨科手术术后输血的患者感染风险要高出未输血患者 3.6 倍。同样，Murphy 等[26] 也表明在 84 名 THA 患者中已确认或疑似感染的概率增加，他们比较了接受自体输血及异体输血的患者。尽管研究序列中患者数目不大，接受异体输血患者的感染率为 32%，而接受自体输血患者的感染率为 3%。其他并发症也和输血有关。最近的一项基于 28 087 例 THA 患者的调查中，Pedersen 等[27] 比较了 2254 名接受异体输血的患者及 2254 名未输血的患者。在该研究中，输血患者 90 天死亡率和肺炎发生率都较高（比值比分别为 2.2 和 2.1）。Bierbaum 等[1] 评价了 9482 名接受骨科手术的患者，该研究表明需要输血的患者总的并发症发生率有所增加。与输血有关的并发症包括感染增加、液体超负荷及住院期延长。

虽然疾病传播是患者主要的关注对象，异体输血相关的其他并发症更为常见并且可能须予以更多的关注。和输血后免疫抑制有关的死亡、肺炎及术后感染的增加是主要的考虑。临床医师在围术期决定输血利弊时必须考虑到这些输血相关的风险。

输血的风险因素

术前血液检查是预测哪些患者是否需要在围术期输血的最好方式[28-31]。在列出患者输血适应证以确认其有需要输血的风险前，必须检查患者血红蛋白及血细胞比容。在 Cushner 等的一篇原始文献中，描述了 TKA 术后影响输血率的因素[33]。在这项研究中，他们发现术前的血细胞比容值是预测是否需要输血的最好指标。Nuttall 等[33] 和 Boettner 等[28] 也有相似的发现，他们也指出了术前血红蛋白的重要性。为了减少术后输血，在术前患者的血红蛋白必须尽量提高。患者在全关节置换术后血红蛋白一般平均减少 10%。因此，那些术前血红蛋白较高的患者更容易耐受血红蛋白的损失。术前贫血的患者在术后将会贫血并且可能需要输血。Guerin 等[34] 回顾了 162 例进行髋关节及膝关节置换术后的患者。在这个序列研究中，术前血红蛋白水平低于 13g/dl 患者的输血可能性是血红蛋白水平高于 15g/dl 患者的 4 倍。

Nuttall 等[33] 评价了 299 名进行初次 THA 或 THA 翻修的患者以预测异体输血的危险因素。在这项研究中，输血的危险因素包括术前血红蛋白水平、体重、年龄、预期的失血及使用阿司匹林。有趣的是，他们发现术前自体献血常常没有使用，而这造成了血液浪费并增加了费用。Nuttall 及其同事[33] 据此认为那些确定无需输血的患者可以避免不必要的自体献血。Boettner 等[28] 最近也发表了相似的结果。他们研究了进行 THA 的 283 名患者，发现术前自体献血不仅对无贫血的患者没有益处，而且增加了总的输血率——这与我们先前的报道相符。

在其他几项研究中也证实：术前血红蛋白水平是术后是否需要输血的最好指征。Cabibbo 等[35] 最近回顾了过去 10 年 1198 例参与自体献血的骨科患者。在这个研究中，术前血红蛋白水平高于 14g/dl 是无需术后输血的强烈预测因素。Sculco 和 Gallina 等[36] 评价了 1405 例进行全关节置换的患者，再次证明术前血红蛋白水平和术后异体输血的发生率呈负相关。在一项大型多中心研究中，Bierbaum 等[1] 研究了 9482 例进行重大矫形手术的患者，研究表明术前血红蛋白低于 13g/dl 会增加输血概率。这些研究都说明：术前检查患者的血红蛋白水平并将其调节至最佳状态可降低术后输血及出现并发症的发生率。在实践中，我们认为术前调节患者的血红蛋白或血细胞比容是减少围术期输血的最有价值的步骤。

术前血液管理
术前自体献血

在 20 世纪 80 年代晚期，进行 TKA 患者的标准治疗是在术前进行自体献血（preoperative autologous donations，PAD）。尽管在美国 PAD 很普遍，但在世界其他地区并不常见。PAD 有一些局限性。正如前面所讨论的，术前严重贫血的患者术后输血的可能性非常大。这些患者由于术前贫血常被排除在 PAD 外。仅仅这个原因就限制了 PAD 帮助那些最需要的患者的作用。另外，PAD 实际上可能因减少了患者术前血红蛋白水平而增加其输血的可能，而这使原来输血可能性很小的患者具有更大的输血可能性[32, 33, 37]。患者献血后可恢复至献血前的状况，这个假设并不成立。多项研究表明 PAD 将会降低患者术前血红蛋白水平[28, 38-40]。患者献血后，不能恢复至献血前水平，并且直到手术前都处于贫血状态。患者由于自体献血增加了异体输血的风险。

根据我们的经验，许多患者由于在过于接近手术期的时间献血，以至于很难在 PDA 后恢复。另外，1～2U 的 PAD 并不会引起明显的促红细胞生成素反应。由于没有促红细胞生成素反应，患者的血红蛋白不能恢复至基础水平。文献已经解释了这个现象。例如，Hatzidakis 及其同事[41] 回顾分析了 489 例进行全关节置换术的患者，献血后至手术开始，血红蛋白浓度降低，血红蛋白平均下降 1.22g/dl。作者不建议术前血红蛋白高于 13g/dl 的患者参加 PAD。我们评估了以前 PDA 计划中术前血红蛋白水平。从 1993 年至 1995 年，PAD 平均采血为 2U，而从 1995 年至 1997 年，平均采血为 1U。我们的研究显示术前献血 1U，血细胞比容就下降 3%[42]。当献出 1U 血后，术前就显示血细胞比容下降

3%。当献血 2U，则血细胞比容下降 6% ；PAD 献血 2U 会导致术前更多的贫血[39]。

我们在实践中尝试解决自体血回输的浪费问题。我们回顾了 PAD 采血 1U 并行自体血回输的结果。所有患者都在术后立刻回输他们所献的自体血，浪费率为 0%。没有采用数字式的输血指征，后来的异体输血指征是建立在患者的症状基础上。尽管在术前 1 个月行 PAD 采血 1U，手术前还是出现了明显贫血。一项研究回顾了 148 例单侧 TKA 患者，献血前和手术前的血红蛋白相比下降了 1.3g/dl[43]。我们将这种现象称为"骨科手术诱发性贫血"。但是在只有 26.2% 的患者属于"输血可能性极大"分组（血红蛋白大于 10g/dl 且小于 13g/dl），而在行 PAD 后属于这个组的患者所占比例达到 55.7%。这些患者在术前 4 个星期自体献血，至手术时未能恢复至献血前的状态。在献血前血红蛋白水平为 14.0g/dl，而在献血后血红蛋白水平平均下降至 12.6g/dl。其他研究者的结果也显示，应用 PAD 可导致贫血，患者的血红蛋白及血细胞比容水平未能恢复至献血前水平。尽管该研究中异体输血的比例较低，我们相信这反映了在术后早期较低的输血指征。如果应用先前的输血指征（血红蛋白水平小于 10g/dl），将会发现输血率达到 30%。我们有 50% 的患者在出院时血红蛋白水平低于 9g/dl。

较低的输血率不能被误认为是 1U 自体血 PAD 计划的作用，这是我们输血实践的改变。如果自体血不被使用，PAD 方案中血液的浪费被限制在很低的水平上。在一项回顾了 1198 例在自体献血计划中登记的患者的研究中，Cabibbo 等[35]指出在术前提高了血红蛋白水平的患者自体血的浪费率很高。在这个研究中，术前血红蛋白水平高于 14g/dl 强烈预示患者术后无需输血。在这组患者中，自体输血的浪费率高达 90%。即使在血红蛋白水平在 13 ~ 14g/dl 的患者，自体血的浪费率也超过 50%。即使在最近的一项认为自体献血是降低异体输血率的有效措施的文献中，Green 等[44]表明在 356 名患者中，自体血的浪费率为 38%。当单独统计 TKA 时，自体血的浪费率为 51%。这些发现和 Bierbaum 等[1]的报道相似。在他们包括 9482 例患者的庞大回顾序列中，自体血的浪费率为 45%。我们中心抛弃了先前提到的建立在明显低效基础上的方案。另外，这种类型的方案给患者增加了额外的风险。一个 100% 自体献血的方案将患者暴露于增加献血错误的风险中。Goldman 等回顾了加拿大自体献血的错误率，他发现错误率为

6/149[45]。这些错误主要为标签错误（48%）或成分准备错误（25%）。患者接受错误的自体血并不是罕见事件。根据美国 Pathologists 学院[46]的数据，在其所研究的 3852 家机构中，有 0.9% 的机构至少有 1U 的自体血输给了错误的患者。

PAD 最后的问题是费用，因为这个治疗并不便宜。PAD 方案的费用主要与采血及输血有关。Billote 等[38]评价了进行 THA 的接受 PAD 的患者，他发现 PAD 对不存在贫血的患者没有益处。每个患者预先献血 2U，尽管经常有自体血浪费，每个患者还要额外支付 758 美元。Etchason 等[42]研究了 PAD 方案的费用并得出结论：自体输血给患者增加的保护是有限的并且与其费用不相称。但是，一项更新的研究比较了在全关节置换中应用促红细胞生成素和自体输血的费用，研究表明自体献血是物有所值的[44]。在 11 个月内进行了 365 例单侧关节置换，联合自体输血和异体输血的总费用在 THA 及 TKA 分别为 856 美元、892 美元。费用最高的是异体输血，每个 THA 及 TKA 患者分别为 1769 美元和 1352 美元。

促红细胞生成素的应用

早先曾讨论了术前血红蛋白水平的重要性。外科医师常感到他们提高术前患者血红蛋白水平的能力很有限。过去，我们采用 PAD 方案。由于对献血造成的贫血感到不快，我们对患者采用了新的方案。我们开始在较繁忙的膝关节治疗中应用针对特定患者的促红细胞生成素（EPO）方案（Procrit ; Ortho Biotech, PA）[39]。我们在术前登记患者的血红蛋白及血细胞比容。患者血红蛋白大于 10g/dl 且小于 13g/dl 是术前接受 EPO 注射的适应证。患者在术前 3 周、2 周及 1 周分别注射 40000 U 的 EPO，他们的血红蛋白水平平均提高了 1.5g/dl[39]。我们比较了 50 名患者接受了 EPO 注射，50 名患者接受自体献血及自体回输方案[43]。接受 EPO 治疗的患者在术前、术后及出院时的血红蛋白水平都比接受自体输血的患者高。另外，我们的总费用降低了，因为只有 25% 的接受 EPO 注射的患者自体输血，而以前的方案高达 100%。由于这个方案的成功，我们扩展了这个方案的适应证。现在我们对所有关节置换的患者应用这个方案，包括那些进行 PKA、单侧或双侧关节置换、关节置换翻修术及因感染而二期翻修的病例。

我们更为复杂的病例更好地说明了这个方案的成功。通过在感染的全关节置换的分期治疗的各期使用

EPO，我们异体输血的比例从88%降至33% [47]。通过评估TKA翻修术的失血量及输血率，我们发现75%的女性患者属于高风险组（血红蛋白大于10g/dl且小于13g/dl）[48]。根据我们的经验，25%～30%的患者属于高风险组并需要注射EPO。这意味着75%的患者无需术前干预。这节省了工作人员的时间并减少了所有患者常规献血所造成的不便，因为大多数无此必要。对25%的患者注射EPO所需的费用与所有患者自体献血相比大大减少了，特别是自体血回输的潜在风险减少了。Moonen等最近研究了一个相似的方案[49]，并且将其和自体血回输相比较。在这项研究中的所有患者术前血红蛋白水平都在10～13g/dl。在100名关节置换患者随机选择在术前注射EPO或选择自体血回输，术前注射EPO患者组的异体输血率为4%，而自体血回输患者组的异体输血率为28%。另一项最近的研究比较了使用EPO和PAD方案[50]。在该研究中，121例术前血红蛋白在11～14g/dl的关节置换患者选择每周注射EPO或进行PAD方案。EPO患者组表现为较高的血红蛋白水平、较低的输血率及术后较高的活力[50]。

Insall-Scott 研究所方案

我们在术前检查患者的血红蛋白值，找出有高风险因素患者；大约25%的患者注射EPO（图30-1）。其他患者，如果血红蛋白>13g/dl，则如期手术，既不应用PAD也不应用EPO。血红蛋白在10～13g/dl的患者术前在我们机构注射EPO。血红蛋白<10g/dl的患者则全面检查血细胞比容。这种方法提高了高风险患者的血红蛋白及血细胞比容并且对低风险患者不进行干预从而节省了其治疗费用。

术中血液管理

对于关节置换患者有多种术中血液管理方法。术前采取措施提高患者对术中失血的耐受能力。为了避免输血，术中的失血量必须得到控制。在这部分，我们讨论低血压麻醉、血液回收、血液稀释、局部止血剂及电凝止血。

急性等容性血液稀释

急性等容性血液稀释是指在术前将抽出患者的部分全血代之以无细胞的液体（晶体液或胶体液）以保持正常血容量。对于血红蛋白高于10g/dl且失血量可能超过总血量20%的患者，我们推荐采用这种技术。这种技术需要的时间和费用与PAD相似，也有记录错误或细菌污染的可能。这种技术在多数全关节置换术中并不实用，因为手术时间较短且失血量较少[51]。当失血量少于500～1000ml时无须采用急性等容性血液稀释技术，因此在PKA中其作用甚微。

术中血液回吸收

术中血液回吸收需要回收手术过程中患者自身的失血。TKA过程中常使用止血带。可在术后血液重新灌注时使用血液回收装置，因为绝大部分失血出现在这个时期。在后面的失血处理部分我们将深入讨论血液回收。术中血液回收更多应用在全髋置换或髋关节翻修术及有止血带禁忌证的膝关节置换患者。术中血液回收在部分膝关节置换术中几乎不起作用。

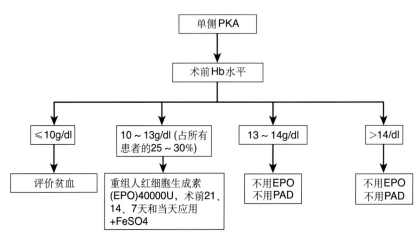

图30-1 术前风险分组及术前血红蛋白优化选择的 Insall-Scott Kelly 研究所方案。

低血压麻醉

低血压麻醉是通过在手术过程中显著降低患者的平均动脉压来减少术中失血的技术。低血压麻醉可减少术中失血，但其取决于相对血压降低水平及麻醉类型[52-54]。失血量的减少似乎与心排血量无关[55]。低血压麻醉伴有组织低灌注，可能出现并发症。有潜在心、肾、脑及周围血管疾病的患者风险会增加。两项近期的研究表明，在全关节置换术时使用低血压麻醉对于有主动脉瓣狭窄及慢性肾功能不全的患者是安全的，但这严重受制于其研究患者的例数（分别为 22 例与 54 例）[54, 56]。深静脉血栓形成的可能性也增加了。在 PKA 过程中，预期失血的减少及术中止血的使用减少了低血压麻醉的好处。我们据经验认为在 PKA 中低血压麻醉弊大于利。

组织止血

减少术中失血的一个更直接的方式是提高手术范围内的组织止血。可以使用包括肾上腺素、凝血酶、胶原蛋白及纤维胶在内的局部活性因子。这些活性因子对于减少术后失血及围术期异体输血很有效。

在我们中心，我们提倡在关节置换术前在手术侧注射 30ml 利多卡因和肾上腺素的混合溶液。在内侧单间室膝关节置换，可使用较小的股内侧肌入口。在进行髌股关节置换或双间室关节置换时，可使用较小的股内侧肌下入路并联合应用利多卡因及肾上腺素注射。这是建立在我们 TKA 经验的基础上的。同时采用微创切口及肾上腺素注射可以减少失血。在我们序列研究的 236 例患者中，试验组的患者从术前至术后血红蛋白平均下降 2.05g/dl，而对照组患者为 3.37g/dl（$P<0.1$）[57]。

另一种方法是使用纤维蛋白组织黏着剂。纤维蛋白组织黏着剂是在缝皮前将其喷洒在手术野内。除了直接的作用机制外，该纤维蛋白凝胶也包含有多种抗纤溶成分，增强其作用效力[58]。在几项随机试验中，纤维蛋白凝胶将输注异体红细胞的比例减少了大约 54%[59]。在一项 58 例关节手术患者的研究中，使用纤维蛋白凝胶显著减少了术后失血量，从平均 800ml 减少至 360ml[58]。Molloy 等在一项随机对照试验中将 150 名 TKA 患者分为三组进行比较[60]。一组患者接受术中局部喷洒纤维蛋白凝胶，一组患者服用氨甲环酸（TXA）丸，最后一组为对照组。服用氨甲环酸丸和喷洒纤维蛋白凝胶组的结果没有差别。在 165 例进行单侧 TKA 的患者中，Everts 等观察了使用自体血小板胶和纤维蛋白凝胶的患者并将其与对照组患者比较[61, 62]，出院后应用自体血小板胶和纤维蛋白凝胶的患者的血红蛋白平均为 11.3g/dl，而对照组患者为 8.9g/dl。结果表明，使用自体血小板胶和纤维蛋白凝胶可降低异体输血率、减少伤口并发症并可将住院时间减少 1.4 天。Carless 等发表了关于纤维蛋白凝胶减少术后异体输血好处的 meta 分析文章[59]。尽管该分析表明这个方案可将异体输血率绝对降低 19%，但其结论有其局限性：受试组人数较少、无对照组且是非盲法试验。Gardner 等在一项回顾性研究中观察了 98 例 TKA，他们发现使用血小板胶的患者和对照组相比麻醉药使用更少、运动功能更好且住院期缩短[63]。使用血小板胶组患者的血红蛋白的减少量为 2.7g/dl，而对照组减少量为 3.2g/dl。

另一种方法是使用特定的电凝来加强术中止血效果。其中一种技术包括 Aquamantys 系统（Salient Surgical Technologies，Portsmouth，NH），这种技术可以通过在较低温度下在更广范围内收缩胶原蛋白以提高止血效果，且对组织的损伤比标准电凝装置更小。使用结合生理盐水双极射频能量可以对高风险区域的失血进行止血，且对组织损伤更小。高风险区域包括暴露的骨面、关节囊的后外侧角及后侧、膝动脉的分支及髌上囊滑膜。Rosenberg 等回顾了骨科文献并强烈建议采用双极止血技术来减少术后失血并发症、疼痛及肿胀的同时改善术中视野[64]。Marulanda 等随机比较了双极止血技术及传统的电凝止血技术，回顾了 50 名连续进行的初次单侧 TKA 的患者[65]。作者报道称和对照组相比，使用双极止血的患者平均总失血量显著减少（296.0ml vs 424.5ml；$P=0.2$），术后平均失血量也显著减少（203.8ml vs 312.5ml；$P=0.5$）。Isbell 和 Weeden 等最近报道了回顾性研究的结果，对 100 名进行初次微创单侧 TKA 患者使用传统电凝及使用双极止血技术的情况进行了比较[66]。与对照组相比，使用双极止血组的血红蛋白下降量明显较低（3.3 ± 1.1 g/dl vs 3.9 ± 1.2g/dl；$P=0.0085$）。作者报道称使用双极电凝的患者和对照组相比，自体输血率显著降低（16% vs 44%；$P<0.001$）。使用双极电凝的患者和对照组相比，异体输血率也明显较低（8% vs 22%；$P<0.001$）。Pierson 等主导了一项回顾性、随机对照研究以评价在单侧 TKA 患者中带有盐水的双极止血装置和传统治疗疗效差异[67]。研究中随机抽取 90 名患者，治疗组和对照组各有 45 名患者。两组患者的术前血红蛋白水平相似。作者报道称使用双极电凝的患者和对照组相比，血红蛋白水平下降值显著较低（3.3 ± 1.0 g/dl vs 3.8 ± 1.5g/dl；$P=0.01$）。需要更深入的

研究以预测这种装置在降低输血率及提高术后血红蛋白水平的作用。每次使用这种装置需花费 500 美元；需要分析费用与收益的关系以决定是否值得在 PKA 中增加此项费用。我们现在 PKA 术中使用双极电凝及喷洒纤维蛋白凝胶，因为据我们的经验这种方案可改善伤口外观并降低显性关节腔失血的发生率。

药物学方法

减少手术患者输血需要的药物学方法已经得到了广泛研究[51, 68]。其中一类药物是抗纤溶药。纤溶系统可被手术创伤激活并因此止血带的使用而扩大。抗纤溶药通过增强凝血机制而增加手术处的凝血。一项 Cochrane 综述评价了抗纤溶药物减少围术期输血的作用[69]。尽管各种试验结果不同，但抑肽酶似乎能减少输红细胞的概率并减少由于出血而再次手术。在效果最明显的心脏手术中，抑肽酶可将异体输血率降低 30%。氨甲环酸（TXA）和氨基己酸也有相似的作用。在比较 TXA 和氨基己酸的试验中，尽管 TXA 的输血率比抑肽酶略高（相对风险增加 21%），但两者无明显差别[70]。但是，由于并发症甚至可能致死，抑肽酶在 2008 年就退出市场，其使用严格限制在研究领域。

氨甲环酸

氨甲环酸（TXA）通过阻断血浆酶原的赖氨酸位点而阻止纤维蛋白溶解。很多研究证实了 TXA 在减少 TKA[70-76] 及 THA[1, 77] 术后失血及输血中的作用，并指出输血率可减少 25% ~ 50%[70-76, 78, 79]。在一些直接比较研究中，证明对于进行 TKA 的患者，TXA 比急性等容性血液稀释更为有效[80, 81]。当前还没有确定使用的最佳时机及剂量。一些临床研究表明了在术前开始缩紧止血带时[70, 71, 73] 及术后多次给予 TXA 药丸的作用[74, 78]。最常使用的剂量是 10 ~ 20mg/kg。在我们中心，在术前开始缩紧止血带时使用 TXA 10mg/kg 取得了一定的成功。

关于 TXA 有一些最近的研究。Rajesparan 等研究了对 THA 患者应用标准的 1g 剂量的效果[82]。在麻醉诱导时给药，应用 TXA 的患者组早期术后失血量、总失血量及输血率都明显降低。更重要的是，应用 TXA 的患者组深静脉血栓的发生率没有增加[82]。Johansson 等对 100 名 THA 患者进行了一项随机、双盲研究，应用 15mg/kg 体重 TXA[83]。应用 TXA 的患者组再次表现为失血较少且深静脉血栓发生率没有增加。在 TKA 患者也有相似的发现。Camarasa 等对 120 名进行 TKA 并接受 TXA 的患者进行了一项随机、双盲研究[84]。研究组患者输血率为 7.5%，而未使用 TXA 患者的输血率为 38.3%。研究组患者出院时血红蛋白下降 2.5g/dl，而对照组患者下降了 3.4g/dl。Kagoma 等对骨科手术后的 29 个病例进行了 meta 分析[85]。他们得出结论：使用 TXA 可减少输血、减少失血并且不会增加 DVT 的发生率[85]。

使用大剂量 TXA 患者可出现过敏反应。TKA 感染也可以表现为过敏症状，要慎用 TXA。这两种情况在 6 ~ 8 周内都可以出现过敏表现。6 个月时，过敏反应发生率会下降，但仍须谨慎。尽管使用抗纤溶药可减少术中失血，但仍需注意安全及费用。在抗纤溶药物被常规推荐使用之前必须进行更深入的评价。它们的应用主要在有明显失血可能的高风险患者身上。因此，在 PKA 中抗纤溶药物的作用可能比较有限。

术后处理

引 流

关于 PKA 的文献中很少提及引流的使用。Confalonieri 等最近研究了单间室膝关节置换后闭式引流的必要性[86]。在他们的回顾性随机试验中，根据是否使用术后引流将 78 名患者分成两组。该试验没能证实术后引流对于缓解疼痛、伤口愈合、活动能力及住院时间有什么临床益处。尽管研究的患者人数有限，但这是文献中唯一可见的研究。我们在临床上继续在部分膝关节置换术后患者使用引流。有关 TKA 文献支持这种做法。Holt 报道称患者失血量与是否使用引流无关[87]。但是，在没有引流的情况下，患者伤口淤血和渗血更明显。Niskanen 等也证实术后不使用引流时，伤口会有更多的渗血[88]。

膝关节置换术治疗时大多数的失血出现在术后，并且已有多种技术来减少此类失血。当前有多种引流方式，主要因为细胞是否洗涤及红细胞是否回输而有所不同。Faris 等[31] 研究引流红细胞的质量及其回输，他发现患者对回输红细胞耐受性很好，虽然有 2% 的患者对回输红细胞有发热反应。Groh 等[89] 和 Majkowski 等[7] 进行了一项回顾性研究说明术后引流的作用。在对美国膝、髌关节手术医师协会成员的调查中，多数医师在术后使用引流；62% 的成员在术后一直使用引流，24% 的成员从不使用引流。也有成员偶尔使用引流。调查发现 47% 的医师使用引流液回输，引流在 24 ~ 36 小时内拔除。Jone 等[90] 对英国 43 000 名髋关节置换术及 33 000 名膝关节置换术术后患者进行了回顾性研究。他们评价了髋、膝关节术后患者自体引流液回输的应用。作者认为在髋、膝关节置换术后应用引流液回输来减少异体输血是一种代价昂贵的方法。在该研究中，引流液回输患者组的异体输血率是 21%，而单纯引流患者的输血率为 45.7%。Grosvenor 等[91] 观察了髋关节置换术后患者应用或不应用沉积的自体血回输的效果。结果表明术后血液回输显著降低了异体输血率。术后血液回输的患者避免异体输血的概率是无血液回输患者的 10 倍。在一项更新的随机回顾综述中，Sharrock 等说明了 THA 术后血液回输的好处[92]。在 158 名患者的序列中，引流血回输的患者血红蛋白很少低于 9g/dl、异体输血率较低并且治疗费用也略低。Friederichs 等在 200 例连续的关节置换术患者中，比较了引流液回输和术前自体献血的患者[77]。术前血细胞比容高于 37% 的患者，引流液回输将异体输血率降至 1.2%。他们得出结论：围术期引流液回输是安全和有效的，并且可能使术前血细胞比容高于 37% 的关节置换患者避免术前自体献血。这是我们中心的实践，我们已经停止对血红蛋白值高于 13g/dl 的患者行 PAD。

如果使用血液回输，必须确定使用洗涤细胞还是未洗涤细胞。我们对于 TKA 患者转而使用 OrthoPAT 系统（Zimmer Inc，Warsaw，IN）以试图提高回输的细胞的质量。这种系统的好处是：在洗涤细胞的同时不会增加保存细胞的费用。我们相信一个较小容量并且质量较好的红细胞是有益的。有多项研究观察了 OrthoPAT 系统的有效性。Clark 等评价了 OrthoPAT 系统在 398 名患者身上的应用[93]。在该研究中，术前没有自体献血的行初次置换可翻修的髋关节置换手术的患者、膝关节置换患者及单侧膝关节置换术患者通过使用 OrthoPAT 后避免异体输血的可能性分别是未使用 OrhtoPAT 患者的 2.7 倍、2.3 倍及 2 倍（P<0.05）。相似地，Del Trujillo 等指出应用 OrthoPAT 系统的 108 名患者组和对照组相比，异体输血率显著降低：从 48% 下降至 15%[94]。

Mont 等[95] 推荐使用一种新设计方式来评价术中决定使用引流液回输的作用。在 TKA 患者，标准组有 84% 的患者接受了血液回输，而引流液回输组的患者有 85% 接受了血液回输，两组结果相似。这清楚说明不能在术中预测患者是否需要引流液回输。但是，在超过 94% 的病例中，术后 90 分钟可根据早期引流量的大小来决定是否需进行引流液回输。这项研究得出结论：可放置引流然后根据术后早期失血量来将其转为引流回输。这种方法对于部分膝关节置换术是合理的，因为很少患者能从引流液回输中获益。

多数外科医师在 TKA 术后选择性放置引流。尽管这种做法根据当前的文献存在争议，但有关于 TKA 的研究表明术后血液回输可明显降低输血率。在部分膝关节置换术中由于失血减少，术后引流回输的作用不明显。Moonen 等研究 438 名关节置换患者血液回输的情况[96]，他们认为在单间室膝关节置换后回输过滤的血细胞作用并不大，因为手术切除骨量较少并且异体输血可能较小。

结　论

避免异体输血的最重要因素是术前血红蛋白及血细胞比容。为了减少输血，外科医师必须担当重要角色并在术前将患者状态调整至最佳。自体献血受到质疑。Cushner 等[43] 说明了骨科手术诱发性贫血并质疑自体献血。一种确定高危因素患者的患者特异性方式可能是最有效的。Pierson 等[67] 回顾了一种基于术前患者血液情况的患者特异性方式。更好的术前血液情况不仅降低了输血率，而且改善患者预后。例如，Keating 等评价了术后患者活力[97]。参照客观标准研究，患者活力和血细胞比容值有明显联系：术后血液状态越好，则活力水平越高。

一种多样化的、患者特异性方法在我们机构得到应用。这种方法包括对高危患者（血红蛋白 <13g/dl）在术前使用 EPO 以提高其血红蛋白水平、术中应用利多卡因及肾上腺素注射、特殊双极电凝止血及喷洒纤维凝胶以严格止血。尽管我们对 TKA 患者应用引流液回输，但这种方式可能对于 PKA 患者效果不大，这有待于进一步研究。对于最高危的患者，可考虑使用抗纤溶药物。在我们机构，对同时进行双侧 TKA 的患者，保留应用 PAD；这种方法与 EPO 结合应用以避免骨科手术诱发性贫血，且必须考虑患者具体情况。通过多种方法来减少异体输血、提高血红蛋白水平和术后活力并实现关节置换术后安全、快速地恢复。

（程立明　译　刘朝晖　校）

参考文献

1. Bierbaum BE, Callaghan JJ, Galante JO, et al. Analysis of blood management in patients having total hip or knee arthroplasty. J Bone Joint Surg [Am] 1999;81:2.

2. Keating EM, Ranawat CS, Cats-Baril W. Assessment of postoperative vigor in patients undergoing elective total joint arthroplasty: a concise patient- and caregiver-based instrument. Orthopedics 1999;22:s119.

3. Brunson ME, Alexander JW. Mechanisms of transfusion-induced immunosuppression. Transfusion 1990;30:651.

4. Cascinu S, Fedeli A, Del Ferro E, et al. Recombinant human erythropoietin treatment in cisplatin-associated anemia: a randomized double-blind trial with placebo. J Clin Oncol 1994;12:1058.

5. Dodd RY. The risk of transfusion-transmitted infection. N Engl J Med 1992;327:419.

6. Goodnough LT, Skikne B, Brugnara C. Erythropoietin, iron, and erythropoiesis. Blood 2000;96:823.

7. Majkowski RS, Currie IC, Newman JH. Postoperative collection and reinfusion of autologous blood in total knee arthroplasty. Ann R Coll Surg Engl 1991;73:381.

8. Walker R. Transfusion risks. Am J Clin Pathol 1987;88:371.

9. Heck DA, Marmor L, Gibson A, Rougraf BT. Unicompartmental knee arthroplasty: a multicenter investigation with long-term follow-up evaluation. Clin Orthop Relat Res 1993;(286):154-159.

10. Jeer P, Cossey A, Keene G. Haemoglobin levels following unicompartmental knee arthroplasty: influence of transfusion and surgical approach. Knee 2005;12:358-361.

11. Mullaji AB, Sharma A, Marawar S. Unicompartmental knee arthroplasty: functional recovery and radiographic results with a minimally invasive technique. J Arthoplasty 2007;22(4 Suppl 1):7-11.

12. Zohar E, Fredman B, Ellis M, et al. A comparative study of the postoperative allogeneic blood-sparing effect of tranexamic acid versus acute normovolemic hemodilution after total knee replacement. Anesth Analg 1999;89:1382.

13. Alter HJ, Nakatsuji Y, Melpolder J, et al. The incidence of transfusion-associated hepatitis G virus infection and its relation to liver disease. N Engl J Med 1997;336:747.

14. Alter HJ, Purcell RH, Shih JW, et al. Detection of antibody to hepatitis C virus in prospectively followed transfusion recipients with acute and chronic non-A, non-B hepatitis. N Engl J Med 1989;321:1494.

15. Ammann AJ, Cowan MJ, Wara DW, et al. Acquired immunodeficiency in an infant: possible transmission by means of blood products. Lancet 1983;1:956.

16. Kleinman S, Busch MP, Schreiber GB. The incidence/window period model and its use to assess the risk of transfusion-transmitted human immunodeficiency virus and hepatitis C virus infection. Transfus Med Rev 1997;11:155.

17. Lackritz EM, Satten GA, Aberle-Grasse J, et al. Estimated risk of transmission of the human immunodeficiency virus by screened blood in the United States. N Engl J Med 1995;333:1685.

18. Schreiber GB, Busch MP, Kleinman SH, Korelitz JJ. The risk of transfusion-transmitted viral infections. N Engl J Med 1996;334:1685.

19. Stevens CE, Aach RD, Hollinger FB, et al. Hepatitis B virus antibody in blood donors and the occurrence of non-A, non-B hepatitis in transfusion recipients: an analysis of the Transfusion-Transmitted Viruses Study. Ann Intern Med 1984;101:733.

20. Buddeberg F, Schimmer BB, Spahn DR. Transfusion-transmissible infections and transfusion-related immunomodulation. Best Pract Res Clin Anaesthesiol 2008;22:503-517.

21. Biggerstaff BJ, Petersen LR. Estimated risk of West Nile virus transmission through blood transfusion during an epidemic in Queens, New York City. Transfusion 2002;42:1019.

22. Tang R, Chen HH, Wang YL, et al. Risk factors for surgical site infection after elective resection of the colon and rectum: a single-center prospective study of 2,809 consecutive patients. Ann Surg 2001;234:181-189.

23. Kendall SJ, Weir J, Aspinall R, et al. Erythrocyte transfusion causes immunosuppression after total hip replacement. Clin Orthop Relat Res 2000;(381):145.

24. Pulido L, Ghanem E, Joshi A, et al. Periprosthetic joint infection: the incidence, timing, and predisposing factors. Clin Orthop Relat Res 2008;(466):1710-1715.

25. Shander A, Spence RK, Adams D, et al. Timing and incidence of postoperative infections associated with blood transfusion: analysis of 1,489 orthopedic and cardiac surgery patients. Surg Infect (Larchmt) 2009;10:277-283.

26. Murphy P, Heal JM, Blumberg N. Infection or suspected infection after hip replacement surgery with autologous or homologous blood transfusions. Transfusion 1991;31:212.

27. Pedersen AB, Mehnert F, Overgaard S, Johnsen S. Allogeneic blood transfusion and prognosis following total hip replacement: a population-based follow up study. BMC Musculoskel Disord 2009;10:167-179.

28. Boettner F, Altneu EI, Williams BA, et al. Nonanemic patients do not benefit from autologous blood donation before total hip replacement. Hosp Special Surg J 2010;6:66-70.

29. Canadian Orthopedic Peri-operative Erythropoietin Study Group. Effectiveness of peri-operative recombinant human erythropoietin in elective hip replacement. Lancet 1993;341:1227.

30. De Andrade JR, Jove M, Landon G, et al. Baseline hemoglobin as a predictor of risk of transfusion and response to epoetin alfa in orthopedic surgery patients. Am J Orthop 1996;8:533.

31. Faris PM. Unwashed filtered shed blood collected after knee and hip arthroplasty. J Bone Joint Surg [Am] 1991;73:1169.

32. Cushner FD, Friedman RJ. Blood loss in total knee arthroplasty. Clin Orthop Relat Res 1991;(269):98.

33. Nuttall GA, Santrach PJ, Oliver WC Jr, et al. The predictors of red cell transfusions in total hip arthroplasties. Transfusion 1996;36:144.

34. Guerin S, Collins C, Kapoor H, et al. Blood transfusion requirement prediction in patients undergoing primary total hip and knee arthroplasty. Transfus Med 2007;17:37-43.

35. Cabibbo S, Garozzo G, Antolino A, et al. Continuous improvement of our autologous blood donation program carried out during 10 years in 1198 orthopaedic patients. Transfus Apher Sci 2009;40(1):13-17.

36. Sculco TP, Gallina J. Blood management experience: relationship between autologous blood donation and transfusion in orthopedic surgery. Orthopedics 1999;22:s129.

37. Faris PM, Ritter MA, Ables RI; the American Erythropoietin Study Group. The effects of recombinant human erythropoietin on perioperative transfusion requirements in patients having a major orthopaedic operation. J Bone Joint Surg [Am] 1993;78:62.

38. Billote DB, Glisson SN, Green D, Wixson RL. A prospective, randomized study of preoperative autologous donation for hip replace-

ment surgery. J Bone Joint Surg [Am] 2002;84:1299.

39. Cushner FD, Scott WN. Evolution of blood transfusion management for a busy knee practice. Orthopedics 1999;22:s145.

40. Stowell CP, Chandler H, Jove M, et al. An open-label, randomized study to compare the safety and efficacy of peri-operative epoietin alfa with pre-operative autologous blood donation in total joint arthroplasty. Orthopedics 1999;22:s105.

41. Hatzidakis AM, Mendlick RM, McKillip T, et al. Preoperative autologous donation for total joint arthroplasty: an analysis of risk factors for allogeneic transfusion. J Bone Joint Surg [Am] 2000; 82:89.

42. Etchason J, Petz L, Keeler E, et al. The cost effectiveness of preoperative autologous blood donations. N Engl J Med 1995;332:740.

43. Cushner FD, Hawes T, Kessler D, et al. Orthopedic-induced anemia: the fallacy of autologous donation programs. Clin Orthop Relat Res 2005;(431):145-149.

44. Green WS, Toy P, Bozic KJ. Cost minimization analysis of preoperative erythropoietin vs autologous and allogeneic blood donation in total joint arthroplasty. J Arthroplasty 2008;December 2. [Epub ahead of print]

45. Goldman M, Remy-Prince S, Trepanier A, Decary F. Autologous donation error rates in Canada. Transfusion 1997;37:523.

46. Cooper ES, Walker RH, Schmidt PJ, Polesky HF. The 1990 comprehensive blood bank surveys of the College of American Pathologists. Arch Pathol Lab Med 1993;117:125.

47. Pagnano M, Cushner FD, Hansen A, et al. Blood management in two-stage revision knee arthroplasty for deep prosthetic infection. Clin Orthop Relat Res 1999;(367):238.

48. Cushner FD, Scott WN, Scuderi GR, et al. Blood loss and transfusion in bilateral total knee arthroplasty. J Knee Surg 2005;28:102-107.

49. Moonen AF, Thomassen BJ, Knoors NT, et al. Pre-operative injections of epoetin-alpha versus post-operative retransfusion of autologous shed blood in total hip and knee replacement: a prospective randomised clinical trial. J Bone Joint Surg [Br] 2008;90: 1079-1083.

50. Keating EM, Callaghan JJ, Ranawat AS, et al. A randomized, parallel-group, open-label trial of recombinant human erythropoietin vs preoperative autologous donation in primary total joint arthroplasty: effect on postoperative vigor and handgrip strength. J Arthroplasty 2007;22:325-333.

51. Keating EM, Meding JB. Perioperative blood management practices in elective orthopaedic surgery. J Am Acad Orthop Surg 2002;10:393.

52. An HS, Mikhail WE, Jackson WT, et al. Effects of hypotensive anesthesia, nonsteroidal anti-inflammatory drugs, and polymethylmethacrylate on bleeding in total hip arthroplasty patients. J Arthroplasty 1991;6:245.

53. Niemi TT, Pitkanen M, Syrjala M, Rosenberg PH. Comparison of hypotensive epidural anesthesia and spinal anesthesia on blood loss and coagulation during and after total hip arthroplasty. Acta Anesth Scand 2000;44:457.

54. Sharrock NE, Beksac B, Flynn E, et al. Hypotensive epidural anaesthesia in patients with preoperative renal dysfunction undergoing total hip replacement. Br J Anaesth 2006;96:207-212.

55. Sharrock NE, Mineo R, Go G. The effect of cardiac output on intraoperative blood loss during total hip arthroplasty. Reg Anesth 1993;18:24.

56. Ho MC, Beathe JC, Sharrock NE. Hypotensive epidural anesthesia in patients with aortic stenosis undergoing total hip replacement. Reg Anesth Pain Med 2008;33:129-133.

57. Cushner FD, Kim R, Scuderi GR, et al. Use of lidocaine with epinephrine injection to reduce blood loss in minimally invasive total knee arthroplasty. Transfus Alternat Transfus Med 2007;9(Suppl 1):59.

58. Levy O, Martinowitz U, Oran A, et al. The use of fibrin tissue adhesive to reduce blood loss and the need for blood transfusion after total knee arthroplasty: a prospective, randomized, multicenter study. J Bone Joint Surg [Am] 1999;81:1580.

59. Carless PA, Henry DA, Anthony DM. Fibrin sealant use for minimising peri-operative allogeneic blood transfusion. Cochrane Database Syst Rev 2003;(1):CD004171.

60. Molloy DO, Archbold HAP, Ogonda L, et al. Comparison of topical fibrin spray and tranexamic acid on blood loss after total knee replacement: a prospective, randomized controlled trial. J Bone Joint Surg [Br] 2007;89:306-309.

61. Everts P, Devilee R, Mahoney B, et al. Platelet gel and fibrin sealant reduce allogeneic blood transfusions in total knee arthroplasty. Acta Anaesthesiol Scand 2006;50:593-599.

62. Everts P, Devilee R, Oosterbos C, et al. Autologous platelet gel and fibrin sealant enhance the efficacy of total knee arthroplasty: improved range of motion, decreased length of stay, and reduced incidence of arthrofibrosis. Knee Surg Sports Traumatol Arthrosc 2007;15:888-894.

63. Gardner MJ, Demetrakopoulos D, Klepchick PR, et al. The efficacy of autologous gel in pain control and blood loss in total knee arthroplasty: an analysis of the haemoglobin, narcotic requirement and range of motion. Int Orthop 2007;31:309-313.

64. Rosenberg AG. Reducing blood loss in total joint surgery with a saline-coupled bipolar sealing technology. J Arthroplasty 2007;22(4 Suppl 1):82-85.

65. Marulanda GA, Ragland PS, Seyler TM, et al. Reduction in blood loss with use of a bipolar sealer for hemostasis in primary total knee arthroplasty. Surg Technol Int 2005;14:281.

66. Isabell G, Weeden S. Hemodynamic efficacy of a bipolar sealing device in primary total knee arthroplasty [abstract]. In Proceedings of the Annual Meeting of the Texas Orthopaedic Association. Houston, TX: Texas Orthopaedic Association, 2006.

67. Pierson JL, Hellman EJ, Earles DR, et al. Randomized, prospective trial to examine the hemostatic efficacy of a bipolar sealing device in TKA [abstract]. Poster at AAOS, March 2006.

68. Porte RJ, Leebeek FWG. Pharmacological strategies to decrease transfusion requirements in patients undergoing surgery. Drugs 2002;2:2193.

69. Henry DA, Moxey AJ, Carless PA, et al. Anti-fibrinolytic use for minimizing perioperative allogeneic blood transfusion. Cochrane Database Syst Rev 2007;(3):CD001886.

70. Tenholder M, Cushner FD. Intraoperative blood management in joint replacement surgery. Orthopedics 2004;27(6 Suppl):s663.

71. Benoni G, Fredin H. Fibrinolytic inhibition with tranexamic acid reduces blood loss and blood transfusion after knee arthroplasty: a prospective, randomized, double-blind study of 86 patients. J Bone Joint Surg [Br] 1996;78:434.

72. Hiippala S, Strid L, Wennerstrand M. Tranexamic acid (Cyklokapron) reduces perioperative blood loss associated with total knee arthroplasty. Br J Anaesth 1995;74:534.

73. Hiippala ST, Strid LJ, Wennerstrand MI, et al. Tranexamic acid radically decreases blood loss and transfusions associated with total knee arthroplasty. Anesth Analg 1997;84:839.

74. Jansen AJ, Andreica S, Claeys M, et al. Use of tranexamic acid for an effective blood conservation strategy after total knee arthroplasty. Br J Anaesth 1999;83:596.

75. Tanaka N, Sakahashi H, Sato E, et al. Timing of the administration of tranexamic acid for maximum reduction in blood loss in arthroplasty of the knee. J Bone Joint Surg [Br] 2001;83:702.

76. Veien M, Sorensen JV, Madsen F, Juelsgaard P. Tranexamic acid given intraoperatively reduces blood loss after total knee replacement: a randomized, controlled study. Acta Anesth Scand 2002;46:1206.

77. Friederichs MG, Mariani EM, Bourne MH. Perioperative blood salvage as an alternative to predonating blood for primary total knee and hip arthroplasty. J Arthroplasty 2002;17:298.

78. Benoni G, Fredin H, Knebel R, Nilsson P. Blood conservation with tranexamic acid in total hip arthroplasty: a randomized, double-blind study in 40 primary operations. Acta Orthop 2001;72:442.

79. Ekback G, Axelsson K, Ryttberg L, et al. Tranexamic acid reduces blood loss in total hip replacement surgery. Anesth Analg 2000; 91:1124.

80. Zohar E, Fredman B, Ellis M, et al. A comparative study of the postoperative allogeneic blood-sparing effect of tranexamic acid versus acute normovolemic hemodilution after total knee replacement. Anesth Analg 1999;89:1382.

81. Zohar E, Fredman B, Ellis MH, et al. A comparative study of the postoperative allogeneic blood-sparing effects of tranexamic acid and of desmopressin after total knee replacement. Transfusion 2001;41:1285.

82. Rajesparan K, Biant LC, Ahmed M, et al. The effect of an intravenous bolus of transexamic acid on blood loss in total hip replacement. J Bone Joint Surg [Br] 2009;91:776-783.

83. Johansson T, Pettersson LG, Lisander B. Tranexamic acid in total hip arthroplasty saves blood and money: a randomized, double-blind study in 100 patients. Acta Orthop 2005;76:314-319.

84. Camarasa MA, Ollé G, Serr-Prat M, et al. Efficacy of aminocaproic, tranexamic acids in the control of bleeding during total knee replacement: a randomized clinical trial. Br J Anaesth 2006;96:576-582.

85. Kagoma YK, Crowther MA, Douketis J, et al. Use of antifibrinolytic therapy to reduce transfusion in patients undergoing orthopedic surgery: a systematic review of randomized trials. Thromb Res 2009;123:687-696.

86. Confalonieri N, Manzotti A, Pullen C. Is closed-suction drain necessary in unicompartmental knee replacement? A prospective randomized study. Knee 2004;11:399-402.

87. Holt BT, Parks NL, Engh GA, Lawrence JM. Comparison of closed-suction drainage and no drainage after primary total knee arthroplasty. Orthopedics 1997;20:1121.

88. Niskanen RO, Korkala OL, Haapala J, et al. Drainage is of no use in primary uncomplicated cemented hip and knee arthroplasty for osteoarthritis: a prospective randomized study. J Arthroplasty 2000;15:567.

89. Groh GI, Buchert PK, Allen WC. A comparison of transfusion requirements after total knee arthroplasty using the Solcotrans Autotransfusion System. J Arthroplasty 1990;3:281.

90. Jones HW, Savage L, White C, et al. Postoperative autologous blood salvage drains—are they useful in primary uncemented hip and knee arthroplasty? A prospective study of 186 cases. Acta Orthop Belg 2004;70:466.

91. Grosvenor D, Goyal V, Goodman S. Efficacy of postoperative blood salvage following total hip arthroplasty in patients with and without deposited autologous units. J Bone Joint Surg [Am] 2000;82:951.

92. Sharrock NE, Mineo R, Urquhart B, Salvati EA. The effect of two levels of hypotension on intraoperative blood loss during total hip arthroplasty performed under lumbar epidural anesthesia. Analg Anesth 1993;76:580.

93. Clark CR, Sprat KF, Blondin M, et al. Perioperative autotransfusion in total hip and knee arthroplasty. J Arthroplasty 2006;21:23-35.

94. Del Trujillo MM, Carrero A, Munoz M. The utility of the perioperative autologous transfusion system OrthoPAT in total hip replacement surgery: a prospective study. Arch Orthop Trauma Surg 2008; 128:1031-1038.

95. Mont MA, Low K, LaPorte DM, et al. Reinfusion drains after primary total hip and total knee arthroplasty. J South Orthop Assoc 2000;9:193.

96. Moonen AF, Thomassen BJ, van Os JJ, et al. Retransfusion of filtered shed blood in everyday orthopaedic practice. Transfus Med 2008;18:355-359.

97. Keating EM, Ritter MA. Transfusion options in total joint arthroplasty. J Arthroplasty 2002;17:125.

第31章
双侧单间室膝关节置换

Erik P. Severson, Rafael J. Sierra

要 点

- 双侧单间室膝关节置换对于有双侧单间室膝关节炎的患者是一种安全的选择。
- 必须向患者告知有 DVT 及 PE 的更高风险。
- 那些有 DVT、PE 病史及心脏病史的患者不是手术的理想对象。

引 言

膝关节置换术已经成为治疗顽固性膝关节疼痛的可靠、长期的疗法,并且越来越多地应用于更年轻的患者。在最近几年,单间室膝关节置换以每年 32.5% 的速度增长[1,2]。因为可以保留更多骨质、术后膝关节动力力学更为合理、术后康复更快、如需翻修也较为容易,这种治疗方式已经成为全膝关节置换术的一种替代疗法[3-7]。双侧单间室膝关节置换是对有症状性双侧的局限于胫股关节一个间室的膝关节炎患者的治疗选择(图31-1 及图 31-2)。本章将讨论双侧单间室置换术的适应证、疗效及限制其广泛应用的争议点,随后讨论我们所倾向的治疗方法。

基本原理

关于双侧单间室膝关节置换的数据很少,因此尽管TKA 的死亡率和风险与单间室膝关节置换有很大不同,我们还是可以从双侧全膝关节置换术(TKA)外推单间室置换术后讨论。关于双侧 TKA 有大量的调查研究。尽管一些作者质疑患者选择可以避免更高的并发症发生率,很多其他作者报道称同时进行双侧 TKA 会有更高的心肺并发症风险及更高的术后 30 天死亡率[8-13]。在最近的一项关于双侧 TKA 安全性的 meta 分析中发现,同时进行双侧 TKA,肺栓塞(PE)、心脏并发症及死亡率更高[11]。关于已知的并发症,一些作者强调了在进行双侧 TKA 术前通过拍 X 线片检查心肺疾病降低手术风险的重要性[9,12-17]。

尽管同时进行双侧 TKA 风险及并发症会增加,但是在一次麻醉下同时进行两侧关节置换也有其优势。很显然,仅需承担一次麻醉风险并只住一次院,因此住院期也会缩短,总的费用也会降低。另外,患者经历对称性恢复是同时行双侧 TKA 功能疗效较好的原因[11-13,18-22]。Zeni 等[22] 评价了同时行双侧 TKA 患者的功能效果并与行单侧 TKA 患者及健康患者进行了比较。这些患者性别、年龄及体重指数都相匹配,并且都回顾性观察了2 年。客观指标证明两个手术组的患者在膝关节功能评分、Short Form-36 体检评分、起立-行走计时测试及爬楼梯试验没有明显差别。两个手术组在最终疗效上没有明显差别。该研究的作者得出结论:如果有适合 TKA 的医学指标,则可进行这种治疗。

双侧单间室膝关节置换的成本 - 效益分析还未见文献发表,但关于双侧 TKA 及单侧单间室置换术已有报道[23]。Reuben 等[21] 使用一个基于医院的计算机系统比较了双侧同时进行、双侧分期进行及单侧 TKA 的费用。双侧同时进行的 TKA 比分期进行的 TKA 费用少 36%。关节假体在总住院费用所占的比例为 28% ~ 43%。住院时间、死亡率及总费用之间有明显相关,而这和患者的年龄、性别没有关系(除了在单侧膝关节手术患者)。作者推测双侧同时连续进行 TKA 可为每个进行全膝关节置换术的患者节省 10 000 多美元[21]。在 Mayo 诊所,我们特别调查了双侧单间室膝关节置换的总费用,我们接收了 20 名在同一天进行同时双侧单间室置换术或分期手术的患者并比较了两组患者的费用。分期进行双侧单间室置换术的患者总的费用比同时进行双侧单间室置换术的患者增加了 37%。分期治疗和同时进行双侧手术

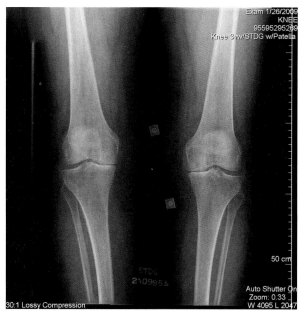

图 31-1 双侧单间室关节炎术前 X 线片。

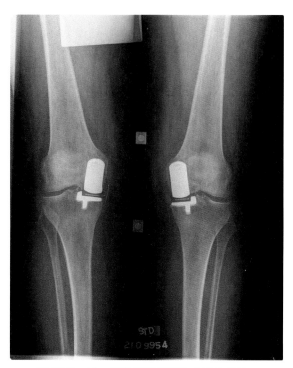

图 31-2 同一患者最近随访的术后 X 线片。

患者组相比，手术室费用增加了 20%，住院费及护理费增加了 28%，手术报销增加了 25%。但是，分期手术和一期手术相比医院的税收费用要多出 39%。

疗效

关于双侧单间室膝关节置换患者疗效的报道很少。

仅有的研究比较了同时行双侧和分期进行双侧单间室膝关节置换早期术后并发症情况[24]。Chan 等提供了比较双侧或分期进行双侧单间室膝关节置换术后主要并发症的回顾性研究，其中有 159 名患者（318 膝）行一期手术，而 80 名患者（160 膝）分两期行关节置换。双侧单间室膝关节置换的两组患者在年龄和 ASA 分级上相似。调查的主要并发症包括死亡率、PE、近端深静脉血栓形成（DVT）及术后 30 天内的心脏不良事件发生率。一期手术患者中有 13 名（8.2%）出现了主要并发症，而分期手术的患者没有出现并发症，这提示了统计学意义上的显著差别。该项研究作者据此认为一期进行双侧单间室膝关节置换的患者主要并发症发生率较高，因此外科医师在手术前要仔细考虑。

需要向读者指出的是，这项研究存在多种局限性。在他们的治疗方案中没有应用药物预防，而静脉血栓形成被列为主要并发症。在这些病例中有 10 个不同的外科医师参加了治疗，麻醉方案是全麻联合应用伤口浸润[24]。这些差异可能会使研究数据不被常规采纳药物预防及椎管内麻醉的北美杂志所接受。在 2009 年膝关节协会内部会议上，Berend 等提出了一个进行双侧单间室膝关节置换的庞大患者序列。他们比较了 141 名（282 膝）进行分期部分膝关节置换术的患者及 35 名（70 膝）同时进行双侧膝关节置换术的患者，评价了他们的围术期并发症及短期功能效果。研究中同时进行双侧膝关节置换术的患者手术时间明显较短（109 分钟 vs 122 分钟），住院期较短（1.7 天 vs 2.5 天），最近期膝关节协会评分较高（87.9 分 vs 72.9 分），低等极限运动范围评分较高（12.0 分 vs 10.2 分），而两组患者的并发症发生率没有差别。在这项研究中，同时进行双侧手术组的患者与分期手术患者组相比较为年轻，肥胖程度更轻，而这可能是研究中两组一些差别的原因。与 Chan 的研究不同的是，两组患者围术期并发症的发生率没有差别，这可能与两个研究的麻醉方式不同及后者使用了药物预防有关。Berend 应用椎管内麻醉及全麻和局部伤口浸润相结合的方式，所有患者都接受预防用药——如阿司匹林、低分子肝素或华法林（香豆素）——建立在术前风险分级基础上。

我们搜寻 Mayo 临床关节登记中心以分析相似的数据。从 2003 年 1 月至今共有 487 例（415 名患者）单间室膝关节置换。有 72 名患者进行双侧单间室膝关节置换。这 72 名患者被分为 3 个不同的小组：

● 1 组：在一次麻醉下行双侧单间室膝关节置换，共 29

名患者
- 2 组：在 3 个月内分期行双侧单间室膝关节置换，共 13 名患者
- 3 组：3 个月后行二期关节置换术，共 29 名患者

研究组患者的平均年龄为 62 岁（范围 42~88 岁），有 39 名男性，33 名女性。固定型衬垫及活动型衬垫都有使用。仅有的显著差别是 1 组的患者麻醉及手术时间较长。在 1 组，有 2 名患者出现主要并发症： 名患者由于术后动脉纤维化导致双侧动脉凝血，另一名患者出现深部感染。在 2 组出现 3 例并发症：一名患者出现伤口延迟愈合，一名患者出现深部感染，一名患者出现胫骨平台假体下沉。3 组出现 3 例并发症：两名患者出现伤口延迟愈合，一名患者出现胫骨平台假体下沉。除了 1 组的一名患者出现心房血栓，3 组患者没有出现和失血、心脏事件或血栓形成等有关的主要并发症。

作者倾向的治疗方法

单间室膝关节置换的医疗风险和 TKA 患者相比要小得多。手术创伤越小，则患者发生术后心肺并发症的危险性就越小。Lombardi 等曾报道了 1000 名单间室膝关节置换患者的并发症发生率，没有患者需要输血或发生心脏并发症，只有一名患者发生 DVT[25]。我们可能由此推测双侧单间室膝关节置换的风险要比双侧 TKA 小得多。但是根据 Chan 等的数据[24]，DVT 较高的风险需要向患者说明，并且那些有 DVT 或 PE 病史的患者不是同时行双侧单间室膝关节置换的理想患者。那些有严重心脏合并症的患者也不是理想的人选，对这些患者最好选择分期手术。

在我们机构，同时行双侧单间室膝关节置换的患者接受多种麻醉方案[26]。读者会得到这种技术的完整索引。患者仰卧，双腿自由放平，如果选择的是双侧活动型衬垫单间室置换术，那么患者双腿置于双侧大腿支撑器上，双腿远端悬垂在手术台的远端（图 31-3）。将手术台远端拆除以放置双腿。外科医师可决定在手术时两条腿都作准备并通过交错方式同时进行关节置换，也可以分别准备和包裹两腿并分别切开。在第一个膝关节缝合后，可伸直放在 Mayo 台上（图 31-4）。手术时，我们倾向于不对两条腿同时使用止血带。先在第一个膝关节使用止血带，关节假体固定后，则在未用止血带的情况下切开第二个膝关节，在第一个膝关节的止血带松开后，立即将第二个膝关节的止血带束紧。另一种方法

是仅在用骨水泥固定假体时使用止血带，因此两个手术小组可同时对两个膝关节进行手术，注意不要同时对两侧膝关节使用骨水泥。在患者住院期间，我们一般使用药物及物理方法预防 DVT。除非患者有合并症需要服用长效香豆素，患者要在 6 周内每天口服 2 次 325mg 剂量的阿司匹林。机械预防的方式是防血栓栓塞病（TED）长袜及加压装置，但这些方法仅在住院期间使用。术后恢复方案和双侧 TKA 的方案相似。术后患者如能耐受常规可允许负重。在术后当天如能耐受可平躺做伸直抬高下肢及屈曲伸直练习。股神经阻滞有助于术后止痛，但可能阻碍术后康复。在使用神经阻滞后应注意使用膝关节固定器。股神经阻滞常在术后 24~36 小时去除以利于更有效的康复。

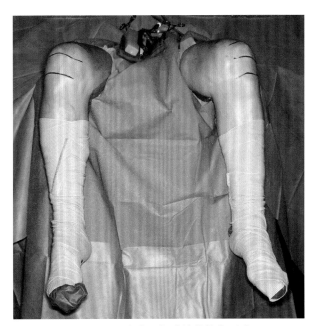

图 31-3 术中双侧膝关节体位照片。

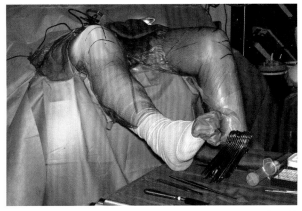

图 31-4 与术中照片所显示的一样，第一个膝关节缝合后伸直置于 Mayo 台上。

小　结

本章讨论了双侧单间室膝关节置换的适应证、疗效及限制其广泛应用的种种争议。在分析了现有文献后，我们发现单间室置换术的医疗风险要比 TKA 患者小；另外，手术创伤越小，患者术后发生心肺并发症的危险性就越小。但是根据最近提出的数据，必须向患者告知 DVT 的危险性，那些有 DVT 或 PE 病史的患者不是同时行双侧单间室膝关节置换的理想患者。那些有严重心脏合并症的患者也不是理想的人选，对这些患者最好选择分期手术。关于双侧单间室置换术的疗效还需要更多的数据，但是，现有数据证明如果选择患者适当，这种技术是安全和有效的。

（程立明　译　刘朝晖　校）

参考文献

1. Riddle DL, Jiranek WA, McGlynn FJ. Yearly incidence of unicompartmental knee arthroplasty in the United States. J Arthroplasty 2008;23:408.

2. Kurtz S, Ong K, Lau E, et al. Projections of primary and revision hip and knee arthroplasty in the United States from 2005 to 2030. J Bone Joint Surg [Am] 2007;89:780.

3. Dudley TE, Gioe TJ, Sinner P, Mehle S. Registry outcomes of unicompartmental knee arthroplasty revisions. Clin Orthop Relat Res 2008;(466):1666.

4. Kasodekar VB, Yeo SJ, Othman S. Clinical outcome of unicompartmental knee arthroplasty and influence of alignment on prosthesis survival rate. Singapore Med J 2006;47:796.

5. Laurencin CT, Zelicof SB, Scott RD, Ewald FC. Unicompartmental versus total knee arthroplasty in the same patient: a comparative study. Clin Orthop Relat Res 1991;(273):151.

6. Saito T, Takeuchi R, Yamamoto K, et al. Unicompartmental knee arthroplasty for osteoarthritis of the knee: remaining postoperative flexion contracture affecting overall results. J Arthroplasty 2003;18:612.

7. Scott RD. Three decades of experience with unicompartmental knee arthroplasty: mistakes made and lessons learned. Orthopedics 2006;29:829.

8. Leonard L, Williamson DM, Ivory JP, Jennison C. An evaluation of the safety and efficacy of simultaneous bilateral total knee arthroplasty. J Arthroplasty 2003;18:972.

9. Morrey BF, Adams RA, Ilstrup DM, Bryan RS. Complications and mortality associated with bilateral or unilateral total knee arthroplasty. J Bone Joint Surg [Am] 1987;69:484.

10. Parvizi J, Sullivan TA, Trousdale RT, Lewallen DG. Thirty-day mortality after total knee arthroplasty. J Bone Joint Surg [Am] 2001;83:1157.

11. Restrepo C, Parvizi J, Dietrich T, Einhorn TA. Safety of simultaneous bilateral total knee arthroplasty: a meta-analysis. J Bone Joint Surg [Am] 2007;89:1220.

12. Ritter MA, Harty LD, Davis KE, et al. Simultaneous bilateral, staged bilateral, and unilateral total knee arthroplasty: a survival analysis. J Bone Joint Surg [Am] 2003;85:1532.

13. Severson EP, Mariani EM, Bourne MH. Bilateral total knee arthroplasty in patients 70 years and older. Orthopedics 2009;32:316.

14. Borgwardt L, Zerahn B, Bliddal H, et al. Similar clinical outcome after unicompartmental knee arthroplasty using a conventional or accelerated care program: a randomized, controlled study of 40 patients. Acta Orthop 2009;80:334.

15. Borus T, Thornhill T. Unicompartmental knee arthroplasty. J Am Acad Orthop Surg 2008;16:9.

16. Bullock DP, Sporer SM, Shirreffs TG Jr. Comparison of simultaneous bilateral with unilateral total knee arthroplasty in terms of perioperative complications. J Bone Joint Surg [Am] 2003;85:1981.

17. Vince KG, Cyran LT. Unicompartmental knee arthroplasty: new indications, more complications? J Arthroplasty 2004;19(4 Suppl 1):9.

18. Lonner JH, Jasko JG, Bezwada HP, Booth RE Jr. Morbidity of sequential bilateral revision TKA performed under a single anesthetic. Clin Orthop Relat Res 2007;(464):151.

19. Malinzak RA, Ritter MA, Berend ME, et al. Morbidly obese, diabetic, younger, and unilateral joint arthroplasty patients have elevated total joint arthroplasty infection rates. J Arthroplasty 2009;24(6 Suppl):84.

20. Powell RS, Pulido P, Tuason MS, et al. Bilateral vs unilateral total knee arthroplasty: a patient-based comparison of pain levels and recovery of ambulatory skills. J Arthroplasty 2006;21:642.

21. Reuben JD, Meyers SJ, Cox DD, et al. Cost comparison between bilateral simultaneous, staged, and unilateral total joint arthroplasty. J Arthroplasty 1998;13:172.

22. Zeni JA Jr, Snyder-Mackler L. Clinical outcomes after simultaneous bilateral total knee arthroplasty comparison to unilateral total knee arthroplasty and healthy controls. J Arthroplasty 2010;25:541.

23. Soohoo NF, Sharifi H, Kominski G, Lieberman JR. Cost-effectiveness analysis of unicompartmental knee arthroplasty as an alternative to total knee arthroplasty for unicompartmental osteoarthritis. J Bone Joint Surg [Am] 2006;88:1975.

24. Chan WCW, Musonda P, Cooper AS, et al. One-stage versus two-stage bilateral unicompartmental knee replacement: a comparison of immediate post-operative complications. J Bone Joint Surg [Br] 2009;91:1305.

25. Lombardi AV, Berend KR, Tucker TL. The incidence and prevention of symptomatic thromboembolic disease following unicompartmental knee arthroplasty. Orthopedics 2007;30(5 Suppl):41.

26. Hebl JR, Dilger JA, Byer DE, et al. A pre-emptive multimodal pathway featuring peripheral nerve block improves perioperative outcomes after major orthopedic surgery. Reg Anesth Pain Med 2008;33:510.

索 引